Genetics of Male Infertility
A Case-Based Guide for Clinicians

男性不育遗传学
基于临床病例的实用指南

主　编　[卡塔尔] Mohamed Arafa

　　　　[卡塔尔] Haitham Elbardisi

　　　　[卡塔尔] Ahmad Majzoub

　　　　[美] Ashok Agarwal

主　译　李友筑　周辉良　沙艳伟

世界图书出版公司

西安 北京 上海 广州

图书在版编目(CIP)数据

男性不育遗传学:基于临床病例的实用指南 /(卡塔尔)穆罕默德·阿拉法(Mohamed Arafa)等主编;李友筑,周辉良,沙艳伟主译. — 西安:世界图书出版西安有限公司,2022.10

书名原文:Genetics of Male Infertility:A Case-Based Guide for Clinicians

ISBN 978-7-5192-7092-6

Ⅰ.①男… Ⅱ.①穆… ②李… ③周… ④沙… Ⅲ.①男性不育—遗传学 Ⅳ.①R698

中国版本图书馆 CIP 数据核字(2022)第 191411 号

书　　名	男性不育遗传学:基于临床病例的实用指南
	NANXING BUYU YICHUANXUE JIYU LINCHUANG BINGLI DE SHIYONG ZHINAN
著　　者	[卡塔尔]Mohamed Arafa　[卡塔尔]Haitham Elbardisi
	[卡塔尔]Ahmad Majzoub　[美]Ashok Agarwal
主　　译	李友筑　周辉良　沙艳伟
责任编辑	岳姝婷
装帧设计	前　程
出版发行	世界图书出版西安有限公司
地　　址	西安市锦业路 1 号都市之门 C 座
邮　　编	710065
电　　话	029-87214941　029-87233647(市场营销部)
	029-87234767(总编室)
网　　址	http://www.wpcxa.com
邮　　箱	xast@wpcxa.com
经　　销	新华书店
印　　刷	西安雁展印务有限公司
开　　本	787mm × 1092mm　1/16
印　　张	18
字　　数	360 千字
版次印次	2022 年 10 月第 1 版　2022 年 10 月第 1 次印刷
版权登记	25-2022-125
国际书号	ISBN 978-7-5192-7092-6
定　　价	225.00 元

医学投稿　xastyx@163.com ‖ 029-87279745　029-87279675

☆如有印装错误,请寄回本公司更换☆

主 编 Author Biographies

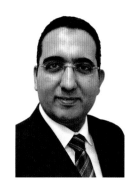

Mohamed Arafa

1996 年毕业于埃及开罗大学医学院。在完成开罗大学 Kasr Al Aini 医院的实习后,他成为住院医生,然后加入了男科。现在是开罗大学男科学和性病学副教授。2004—2011 年,他担任 Fakhry 和 Al Rajihi 医院的性病科负责人。自 2011 年起,他在卡塔尔哈马德总医院担任泌尿科/男性不育顾问。他还兼职卡塔尔威尔康奈尔医学院泌尿学助理教授。最近,他被选为美国俄亥俄州克利夫兰市克利夫兰诊所美国生殖医学中心助理科学家。

Arafa 博士对男性不育的诊断和治疗表现出极大的兴趣。他在男科实验室积累了丰富的经验,包括常规和高级精液分析和精子冷冻保存。他熟悉所有男科手术的相关技能,尤其是显微外科手术(睾丸活检、精索静脉曲张切除术、血管附睾造口术和血管造口术)。

Arafa 博士是许多国际男科杂志的审稿专家,也是一个中东性医学学会(MESSM)董事会普通理事和 MESSM 时事通讯主编。2012 年,他成为性医学多学科联合委员会的成员。

Arafa 博士在国际同行评议期刊上发表了 100 多篇文章,在 Google Scholar 上的 H 指数(h-index)为 18,引用次数为 1068 次。他的研究涵盖了男科学的所有领域,主要是男性不育的遗传学和蛋白质组学、精液中的氧化应激、性功能障碍和迟发性性腺功能减退。

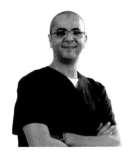

Haitham Elbardisi

1996 年毕业于埃及开罗大学医学院。2002 年,在哈马德医疗公司(HMC)加入实习项目,开始了在泌尿外科的职业生涯。自 2008 年以来,他一直是阿拉伯委员会认证的泌尿科医生。他还对男科学特别是男性不育感兴趣。2012 年,他完成了 HMC 的男科学研究计划。2012 年,他成为欧洲性医学多学科联合委员会的研究员。

自 2009 年以来,Haitham 博士一直在哈马德总医院(HGH)治疗男性不育。HGH 是卡塔尔的主要政府医院,是多哈唯一的专业男性不育医院和主要体外受精中心所在地。Haitham 博士及其团队,成功掌握了几乎所有男性不育领域的先进诊断技术及医疗和外科治疗。Haitham 博士是显微外科男性不育手术专家,包括精索静脉曲张切除术、重建手术、输精管切除术逆转、血管附睾造口术及睾丸活检。

他还参与了泌尿外科学术项目,自 2011 年起担任泌尿外科住院项目副总监。在同行评议的期刊和男科领域发表了 50 篇文章,在 Google Scholar 的 H 指数为 11,引用次数为 329 次。

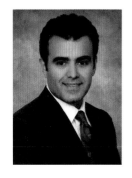

Ahmad Majzoub

男科和男性不育领域的专家,目前担任卡塔尔多哈哈马德医疗公司泌尿学顾问和男性不育部门项目总监。同时,他还担任卡塔尔威尔康奈尔医学院助理教授。Majzoub 于 2005 年从贝鲁特阿拉伯大学获得 MBChB 学位,并在卡塔尔完成了泌尿外科住院培训,成为阿拉伯委员会认证的泌尿科医生。

Majzoub 博士在哈马德医疗公司接受了为期两年的男科学和男性不育专业培训,并在世界著名的格利克曼泌尿和肾脏研究所及美国克利夫兰诊所基金会的生殖医学中心获得了男科临床和研究二等奖学金。他也是欧洲性医学委员会会员。

Majzoub 博士从事普通泌尿科、男科和男性不育治疗,擅长内镜、显微外科、重建和阴茎支撑体植入手术。他还对男性慢性骨盆疼痛综合征的治疗感兴趣,并在当地开设了第一家专门的骨盆疼痛诊所。

Majzoub 博士在医学研究方面一直非常活跃,在同行评议的期刊上发表了 120 多篇研究论文,并出版了几本关于男科学和男性健康的著作。截至 2019 年 7 月,他的 Google Scholar H 指数为 12,引用次数为 795 次。根据 ResearchGate,Majzoub 在 153 篇出版物和 790 篇引文中的 RG 得分为 33.59 分。

他是几家高影响力医学期刊的审稿专家,也是美国泌尿外科协会、美国生殖医学协会、男性生殖研究学会、欧洲和国际性医学学会和阿拉伯泌尿协会会员。他在许多科学期刊担任编辑职务,并曾在国内和国际会议上发言。Majzoub 曾担任与男性不育症相关的科学期刊两期特刊的编辑,并参与编辑了 5 本教科书,重点是精子冷冻保存、精索静脉曲张、精子提取和制备、精子功能研究和男性不育遗传学。他于近期成立了男性线上诊所,这是一个专门为男性患者提供性教育和生殖健康教育的在线平台。

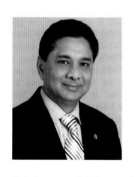

Ashok Agarwal

美国生物分析委员会(ABB)高精复杂临床实验室主任(HCLD),美国胚胎学会(ACE)胚胎学实验室主任(ELD),EMB(EMBCOL)。自 1993 年起担任克利夫兰诊所美国生殖医学中心男科中心主任和研究主任,同时也是凯斯西储大学克利夫兰临床 Lerner 医学院外科(泌尿学)教授。他曾在 Brigham and Women 医院和哈佛医学院接受男性不育和男性学培训,1988—1992 年在哈佛大学担任泌尿学助理教授。他在男性不育诊疗和生育保存服务方面拥有 26 年的经验。他在同行评议的科学期刊上发表了 730 多篇科学论文和评论,根据同行评议出版物的数量、引文得分(Scopus,32001;Google Scholar,67039)和 H 指数,被 Scopus 评为男性不育/男科学和人类辅助生殖领域的"世界第一作者"(Scopus,96;Google Scholar,125)。目前他编著了 39 本医学教科书/手册,这些教科书/手册涉及男性不育、辅助生殖技术(ART)、生育力保存、DNA 损伤、抗氧化剂。同时,他还活跃于基础和临床研究,他的实验室培训了来自美国及其他 55 个国家的 1000 多名科学家、临床医生、研究生和本科生。他目前的研究方向包括男性不育的蛋白质组学和男性生殖病理生理学中氧化应激和 DNA 完整性的分子标记。

原著作者 Contributors

Ibrahim A. Abdel-Hamid, **MD**   Department of Andrology, Mansoura Faculty of Medicine, Mansoura University Hospital, Mansoura, Egypt

Ashok Agarwal, **PhD**   American Center for Reproductive Medicine, Cleveland Clinic, Cleveland, OH, USA

Mohamed Arafa, **MD**   Department of Urology, Hamad Medical Corporation, Doha, Qatar

Kenneth I. Aston, **PhD**   Department of Surgery, University of Utah School of Medicine, Salt Lake City, UT, USA

Elisabetta Baldi, **PhD**   Experimental and Clinical Medicine, University of Florence, Florence, Italy

Joshua Bitran, **BS**   Department of Urology, University of Miami, Miami, FL, USA

Douglas T. Carrell, **PhD**   Departments of Surgery (Andrology) and Human Genetics, University of Utah School of Medicine, Salt Lake City, UT, USA

Julie W. Cheng, **MD**, **MA**   Department of Urology, Loma Linda University Health, Loma Linda, CA, USA

Ronald G. Crystal, **MD**   Department of Genetic Medicine, Weill Cornell Medical College, New York, NY, USA

Simon Dadoun, **BS**   Department of Urology, University of Miami, Miami, FL, USA

Igor Faria Dutra, **MD**   Department of Reproductive Medicine, ORIGEN-Center for Reproductive Medicine, Rio de Janiero, Brazil

Department of Surgery, Division of Urology, Antonio Pedro University Hospital, Fluminense Federal University, Rio de Janiero, Brazil

Haitham Elbardisi, **MD**   Department of Urology, Hamad Medical Corporation, Doha, Qatar

Moustafa A. Elsaied, **MD**   Department of Andrology, Mansoura Faculty of Medicine, Mansoura University Hospital, Mansoura, Egypt

Ezzat S. Elsobky, MD   Genetics Unit, Pediatrics Department, Ain Shams University, Medical Genetics Center, Cairo, Egypt

Khalid A. Fakhro, PhD   Department of Genetic Medicine, Weill Cornell Medicine-Qatar, Doha, Qatar

Human Genetics Department, Sidra Medicine, Doha, Qatar

David Fisher, PhD   Department of Medical Bioscience, University of the Western Cape, Bellville, South Africa

Rahul Krishnaji Gajbhiye, MBBS, PhD   Department of Clinical Research, ICMR-National Institute for Research in Reproductive Health, Mumbai, Maharashtra, India

Jingtao Guo, PhD   Huntsman Cancer Institute and Andrology Lab, Department of Oncological Sciences and Surgery, University of Utah School of Medicine, Salt Lake City, UT, USA

Ralf Henkel, PhD   Department of Medical Bioscience, University of the Western Cape, Bellville, South Africa

Emma Rae James, BS   Department of Surgery, University of Utah, Salt Lake City, UT, USA

Timothy G. Jenkins, PhD   Department of Surgery, University of Utah, Salt Lake City, UT, USA

Meghali Joshi, Mtech   Division of Endocrinology, CSIR-Central Drug Research Institute, Lucknow, Uttar Pradesh, India

Kareim Khalafalla, MD, MBBCh   Department of Urology, Hamad General Hospital, Doha, Qatar

Shagufta Khan, PhD   Department of Clinical Research, ICMR-National Institute for Research in Reproductive Health, Mumbai, Maharashtra, India

Edmund Y. Ko, MD   Department of Urology, Loma Linda University Health, Loma Linda, CA, USA

Joseph T. Mahon, MD   Genitourinary Reconstruction & Men's Pelvic Health, Department of Urology, Loyola University Medical Center, Maywood, IL, USA

Ahmad Majzoub, MD   Department of Urology, Hamad Medical Corporation, Doha, Qatar

Vineet Malhotra, MD   Department of Urology and Andrology, Diyos Hospital, New

Delhi, Delhi, India

Sara Marchiani, **PhD** Andrologia, Endocrinologia femminile e Incongruenza di Genere—Dipartimento Materno Infantile, Azienda Ospedaliero Universitaria Careggi, Florence, Italy

Marlon P. Martinez, **RMT**, **MD** Philippine Urological Association, Department of Surgery, Section of Urology, University of Santo Tomas Hospital, Sampaloc, Manila, Philippines

Deepak Modi, **PhD** Molecular and Cellular Biology Laboratory, National Institute for Research in Reproductive Health—Indian Council of Medical Research, Mumbai, Maharashtra, India

Monica Muratori, **PhD** Experimental and Clinical Biomedical Sciences "Mario Serio", University of Florence, Florence, Italy

Manesh Kumar Panner Selvam, **PhD** American Center for Reproductive Medicine, Cleveland Clinic, Cleveland, OH, USA

Robert A. Petrossian, **MD** Department of Urology, Southern Illinois University School of Medicine, Springfield, IL, USA

Ranjith Ramasamy, **MD** Department of Urology, University of Miami, Miami, FL, USA

Amal Robay, **PhD** Department of Genetic Medicine, Weill Cornell Medicine-Qatar, Doha, Qatar

Juan L. Rodriguez-Flores, **PhD** Department of Genetic Medicine, Weill Cornell Medical College, New York, NY, USA

Matheus Roque, **MD**, **PhD** Department of Reproductive Medicine, Mater Prime-Reproductive Medicine, São Paulo, Brazil

Peter N. Schlegel, **MD** Department of Urology, New York Presbyterian/Weill Cornell, New York, NY, USA

Pallav Sengupta, **PhD** Department of Physiology, Faculty of Medicine, Bioscience and Nursing, MAHSA University, Jenjarom, Selangor, Malaysia

Rupin Shah, **MS**, **MCh** Department of Andrology, Lilavati Hospital and Research Centre, Mumbai, Maharashtra, India

Neha Singh, **MSc** Molecular and Cellular Biology Laboratory, National Institute for Research in Reproductive Health-Indian Council of Medical Research, Mumbai, Maharashtra, India

Rajender Singh, **PhD** Division of Endocrinology, CSIR-Central Drug Research Institute, Lucknow, Uttar Pradesh, India

Nicholas N. Tadros, **MD** Department of Urology, Southern Illinois University School of Medicine, Springfield, IL, USA

Lara Tamburrino, **PhD** Experimental and Clinical Medicine, University of Florence, Florence, Italy

Lorena Rodrigo Vivó, **PhD** PGD Molecular Cytogenetics, Igenomix, Valencia, Spain

译者名单 Translators

主 译

李友筑 （厦门大学附属第一医院）

周辉良 （福建医科大学附属第一医院）

沙艳伟 （厦门大学附属妇女儿童医院/厦门市妇幼保健院）

译 者（按姓氏笔画排序）

王 雄 （烟台毓璜顶医院）

王家雄 （苏州市立医院）

叶圆圆 （厦门大学附属第一医院）

庄 炫 （厦门大学附属第一医院）

刘 敏 （赣南医学院第一附属医院）

刘子明 （厦门大学附属中山医院）

刘文生 （广东省生殖科学研究所/广东省生殖医院）

刘雨欣 （南昌大学生命科学研究院）

江素华 （福建省妇幼保健院）

纪智勇 （厦门大学附属第一医院）

杜生荣 （福建省妇幼保健院）

李 涛 （福建省立医院）

李 琳 （首都医科大学附属北京妇产医院/北京妇幼保健院）

李培勇 （厦门大学附属第一医院）

李慧玲 （福建省妇幼保健院）

杨 蓉 （福建医科大学）

杨 雷 （福建省妇幼保健院）

杨慎敏 （苏州市立医院）

吴金香 （福建医科大学附属第二医院）

余　哲（福建医科大学附属第二医院）

张　朵（中国人民解放军联勤保障部队第九〇〇医院）

张正绵（福建省妇幼保健院）

张芮腾（厦门大学药学院）

张学宝（烟台毓璜顶医院）

张晓雅（厦门大学药学院）

陈厚仰（江西省妇幼保健院）

林　煌（福建省立医院）

林典梁（福建省妇幼保健院）

罗　韬（南昌大学生命科学研究院）

施祝贤（厦门大学附属妇女儿童医院/厦门市妇幼保健院）

徐文清（南昌大学生命科学研究院）

陶　萍（厦门大学附属第一医院）

黄志清（福建省妇幼保健院）

黄吴键（中国人民解放军联勤保障部队第九〇〇医院）

曾小棋（福建医科大学）

谢远志（福建医科大学附属第二医院）

蔡颖丽（福建医科大学）

薛理烨（中国人民解放军陆军第七十三集团军医院）

魏晓利（云南大学医学院）

序 Foreword

　　生殖医学和遗传学的技术发展,特别是高通量测序技术的广泛应用,以及CRISPR/Cas9基因编辑技术在动物模型中的应用,促进了基因和分子层面的男性生殖基础研究和临床转化,有力地指导了临床诊疗。例如,引起精子头部畸形的大头多尾精子症、圆头精子症、无头精子症等,引起精子尾部异常的原发性纤毛运动障碍与鞭毛多发形态异常等,以及精子顶体超微结构改变导致的受精障碍,均与特定的基因变异相关联,也是分子遗传学在生殖医学领域应用的典型案例。人类精子结构的复杂性导致其相关致病基因的高度遗传异质性,迄今仍有相当比例的特发性男性不育患者未明确致病原因。

　　原著由 Mohamed Arafa、Haitham Elbardisi、Ahmad Majzoub 和 Ashok Agarwal 主编,汇集了众多男科、生殖医学、遗传学领域知名专家的临床经验,从男性生殖的遗传基础、相关基因检测、基因变异引起男性不育的分子机制、临床案例与诊疗新方法等方面进行了详细深入的阐述,为生殖医学的医生和研究人员提供了基础理论和临床实践的参考。

　　该书由李友筑、周辉良和沙艳伟三位教授主译,并组织了众多男科、胚胎学、遗传学等专业的临床医生和科研工作者,历时1年半,共同完成翻译及校对工作。他们拥有丰富的临床实践经验和科研经历,保证了对原文的准确理解和翻译。

　　感谢李友筑等教授出色地完成了这项工作。他们在繁忙的医教研工作之余,不辞辛苦,任劳任怨,相信该书的出版必将对我国生殖医学的发展起到积极的促进作用。

2022 年 10 月

郑重声明

由于医学是不断更新拓展的领域，因此相关实践操作、治疗方法及药物都有可能会改变，希望读者审查书中提及的器械制造商所提供的信息资料及相关手术的适应证和禁忌证。作者、编辑、出版者或经销商不对书中的错误或疏漏及应用其中信息产生的任何后果负责，关于出版物的内容不作任何明确或暗示的保证。作者、编辑、出版者和经销商不就由本出版物所造成的人身或财产损害承担任何责任。

原 序 Foreword

男性不育症的治疗正在逐渐改变。男性不育遗传学领域的新知识可能带来新的重要治疗机遇。本书基于案例讨论了影响男性生育能力的条件，涵盖的主题范围广泛，并且与理解男性不育诊疗的重要条件相关。每个章节都对主题进行了广泛的概述，并附文献检索。所有章节都提供了结构化的主题讨论，通常以案例讨论为重点，其中概述内容与特定的临床情况相关联，以增强本章的临床相关性。

有些主题是基础信息，对于全面了解男性生殖功能至关重要。例如，第 1 章、第 4 章、第 7 章、第 17 ~ 19 章是关键章节，介绍了男性生殖发育或功能所涉及的遗传因素的重要基础。作者们强调了开发更恰当的基因诊断检测的潜力，这将有助于我们更好地了解男性不育。

其他章节，如第 2 章、第 8 章、第 10 章、第 16 和第 22 章，围绕对了解男性不育遗传学重要但尚不适用于不育男性治疗的领域进行了讨论。这些领域中的每一个都为制定新的男性生殖干预措施奠定了重要基础。例如，如果我们不能辩证理解精子发生的分子基础，就无法为成熟停滞的男性提供分子或治疗干预，因为这些男性的精液或睾丸组织中提取不出来精子。通过 CRISPR 技术可能实现的遗传干预基于对男性不育患者的潜在遗传病因有更深入的了解，尤其是对于患有严重男性不育的男性，如非梗阻性无精子症。如果我们不能更好地了解男性生殖功能障碍的遗传原因，即使有干细胞技术，也可能无法治疗不育男性。

对男性生育问题感兴趣的临床医生和学者，可以在第 3 章、第 5 章、第 6 章、第 9 章、第 11 ~ 15 章、第 20 和 21 章中了解到重要的临床相关症状。这些内容对于评估遗传病的临床治疗及其有效管理至关重要。

书中的每一章都介绍了重要的背景知识。总之,它们为男性生殖遗传学提供了极好的理论基础。

Peter N. Schlegel, **MD**

Weill Cornell Medicine

New York, NY, USA

前 言 Preface

不孕不育症是影响全球多达 1.9 亿对夫妻的重要公共卫生问题,由与男性和(或)女性因素相关的多种病因引起,其中男性因素所占比例高达 50%。在过去的20 年中,生殖医学领域的广泛研究揭示了大量导致不孕不育症的病理生理机制。然而,尽管学者们做出了诸多努力,仍有多达 30% 的不孕不育患者病因不明。我们有理由认为,这类特发性病例可能有明确的遗传基础。

男性遗传疾病可导致精子发生受损、精子功能缺陷和精子输送障碍。从临床医生的角度来看,男性不育症的遗传原因和治疗通常难以在临床环境中被理解、解释和实施。因此,本书的主要目的是解决这些困难,并将男性不育症的遗传异常及其治疗作为一种易于应用的临床管理策略。此外,了解男性不育症的遗传基础可以为患者提供有关治疗选择和潜在后代风险的适当咨询。

这本书具有独特性,因为它对男性不育的遗传原因进行了全面回顾。来自 11个不同国家的 43 位专家为本书成为生殖医学领域的重要参考指南做出了贡献。本书分为 4 个部分:第 1 部分探讨男性生殖的遗传学基础;第 2 部分讨论遗传异常对精子质量和男性不育的各种影响;第 3 部分介绍了临床病例中男性不育症的各种遗传病因,重点介绍了疾病的临床表现,以及可以为患者提供的诊断和治疗方式;第 4 部分概述了管理男性不育遗传原因的未来方向。

我们相信,这本书将成为临床医生、遗传学家、科学家、胚胎学家和其他从事不育患者护理的医护人员的实用指南。此外,对于希望进一步了解该主题的学生和研究人员来说,这也是一个宝贵的资源。非常感谢作者们的辛勤工作,他们贡献了内容新颖、语言简练、研究充分的著作,没有他们的积极推动,这本书就无法出版。

衷心感谢 Springer 的策划编辑 Elizabeth Orthmann 的组织和管理，以及 Springer 的资深编辑 Kristopher Spring 对本书出版工作的指导和全力支持。

这本书也献给我们的父母、家人、导师及患者。

Mohamed Arafa
Haitham Elbardisi
Ahmad Majzoub
Ashok Agarwal

目　录 Contents

第 1 部分

生殖的遗传学基础

第1章 睾丸决定的分子遗传学

Neha Singh，Deepak Modi

缩略词

ALC	成人睾丸间质细胞
AMH	抗米勒管激素
ATRX	α型地中海贫血/智力迟缓综合征
BPES	睑裂狭小综合征
CAH	先天性肾上腺皮质增生症
CBX2	染色体框同源物
CGD	完全性性腺发育不良
CYP2681	细胞色素P450,26家族,b亚家族,多肽1
DAX1	X染色体DDS-AHC决定区基因

N. Singh · D. Modi (✉)

Molecular and Cellular Biology Laboratory，National Institute for Research in Reproductive Health-Indian Council of Medical Research，Mumbai，Maharashtra，India

e-mail：modid@ nirrh. res. in

© Springer Nature Switzerland AG 2020

M. Arafa et al.（eds.），*Genetics of Male Infertility*，

https：//doi. org/10. 1007/978－3－030－37972－8_1

DAZL	类无精症缺失基因
DDX4	DEAD（Asp-Glu-Ala-Asp）盒多肽 4
DHH	沙漠刺猬因子
DMRT1	dsx-和 mab3 相关的转录因子 1
DSD	性发育障碍
E	胚胎日
EMX2	空通气孔同源框 2
FGFR2	FGF 受体 2
FLC	胎儿间质细胞
FOG2	GATA 助手蛋白 2
FOXL2	叉头框 L2
GADD45G	生长阻滞和 DNA 损伤诱导蛋白 45γ
GATA4	GATA 结合蛋白 4
GD	特纳综合征
HMG	高迁移率族
LHX9	LIM 同源框 9
LOF	功能缺失
NR0B1	核受体亚家族 0，B 组，基因 1
NR55A1/SF1	核受体亚家族 5，A 组，基因 1/类固醇生成因子 1
PGC	原始生殖细胞
PGD	部分性性腺发育不良
PMCS	管周肌样细胞
PTCH1	补丁受体 1
RSPO1	R-spondin 家族 1
SIX1/4	SIX 同源盒蛋白 1/4
SOX	Sry 相关的 HMG 盒
SOX10	Sry 相关的 HMG 盒 10
SOX9	Sry 相关的 HMG 盒 9
SRY	Y 染色体上的性别决定基因
WES	全外显子组测序
WNT4	无翅型 MMTV 整合位点家族，成员 4
WT1	肾母细胞肿瘤 1

要　点

- 性别决定是由双潜能性腺分化为卵巢或睾丸来确定的。
- Y 染色体上的 *SRY* 基因是睾丸的主要调控因子。
- 性别决定后,SRY 首先诱导支持细胞分化,之后诱导睾丸间质细胞、内皮细胞、管周肌样细胞和间质分化。
- 睾丸间质细胞产生睾酮,导致输精管和附睾的分化,支持细胞产生抗米勒管激素(AMH)使米勒管退化。
- 睾酮还有助于阴囊和阴茎的分化,导致男性化。

简　介

　　成年的两性在生理上是不同的,但在生命开始时并非如此。在人类发育第 5 周[1]和小鼠妊娠中期[妊娠 21d 的第 9.5 个胚胎日(E)],胚胎同时发育雄性和雌性结构[2]。随后,在肾脏系统的发育中,两个性腺嵴的凸起和两对导管一起出现,即构成子宫和输卵管的米勒管和构成男性生殖系统附睾、输精管和精囊的中肾管。在人类发育第 6 周时和小鼠发育 E10.5 时,性腺开启了形成卵巢或睾丸的发育道路。如果性腺发育成睾丸,它分泌睾酮使雄性导管发育,也引导外生殖器发育成男性化的阴囊和阴茎。睾丸还分泌抗米勒管激素(AMH)使米勒管衍生物退化。如果性腺分化为卵巢,睾酮的缺乏会导致中肾管退化,并且 AMH 的缺失使米勒管衍生物得以保留,这些衍生物后来分化为女性生殖系统。性腺从双潜能状态发育的整个过程被称为性别决定,性腺的成熟和各自导管系统的发育被称为性别分化。这些过程中的任何一个变化都可能对个体性别(表型)的发育产生显著影响,导致性发育障碍(DSD)。

双潜能性腺的组成

　　胚胎发育过程中,哺乳动物的性腺是由体腔上皮细胞增厚发展而来的。性腺由中肾细胞和生殖嵴组成,它们由来自增殖上皮细胞的体细胞和来自邻近中肾细胞的迁移细胞组成。这些细胞形成成年性腺的支持细胞、颗粒细胞和类固醇生成细胞。有趣的是,这个性腺不包含作为未来的精原细胞或卵原细胞的生殖细胞。生殖细胞是起源于胚胎外的细胞,从尿囊基部经后肠迁移至性腺。重要的是,无论胚胎染色体是 XX 还是 XY,发育出来的性腺总是具有双潜能的,即它有分化为睾丸或卵巢的能力。

一些基因已经被确定是双潜能性腺发育所必需的,这些基因包括 *Lhx9*、*Wt1*、*Gata4*、*Sf1* 或 *Nr5a1*、*Cbx2*（*M33*）、*Emx2*、*Six1*、*Six4*,以及编码胰岛素受体的基因（*Igf1r/Irr/Ir*）。这些基因在小鼠中的缺失会导致双潜能性腺发育失败;然而,这些小鼠经常表现出其他相关的表型,主要是肾发育不全,因为大多数这些基因也是肾原基形成所必需的。表 1.1 总结了其丢失后性腺形成失败而导致性腺发育不良和不育的小鼠基因。在这些基因中,人类 *WT1* 的突变导致了 WAGR 综合征（肾母细胞瘤、无虹膜、泌尿生殖系统异常和智力发育迟缓）、德尼 – 德拉什综合征（包括性腺异常和肾衰竭）和弗雷泽综合征（46,XY 特纳综合征合并肾小球病）,这些突变与 DSD 相关[3]。小鼠双潜能性腺发育所需的其他基因在人类中是否也需要尚不清楚。这可能是由于这些基因在许多其他器官系统的发育中是必需的,但它们的突变可能导致胚胎死亡。

表 1.1　参与睾丸发育的基因

类型	所需基因
双潜能性腺形成	*Lhx9*, *Wt1*, *Gata4*, *SF1*, *Cbx2*, *Emx2*, *Igrf1/Igr/Irr*
支持细胞特化	*Sry*, *Gadd45g*, *Fog2*, *Gata4*, *Six1*, *Six4*
分化和肾小管形成	*Sox9*, *Sox10*, *Fgf9*, *Pdgfr*, *Pdgs*, *Dmrt1*, *Amh*
血管形成	*VEGF*, *FGF*, *Robo4*, *Flk1*, *Jag1*, *Pdgfr*
间质细胞特化和功能	*Pdgfr alpha*, *Dhh/patched*, *Arx*, *androgen receptors*
生殖细胞性别决定	*Ckit*, *SSea1*, *Vasa*, *DazL*, *Nanos2*, *Cyp26b1*

性别决定

一旦双潜能性腺形成,它们就必须确保发育成两性中的任何一个。双潜能性腺发育成睾丸或卵巢的过程被称为性别决定。在人类和大多数哺乳动物中,由于 *SRY*（Y 染色体上的性别决定区域）基因的存在,Y 染色体是一个主导的性别决定因素。*SRY* 属于一个高迁移率族（HMG）盒,通过结合和改变 DNA 来控制靶基因的表达。通过筛选核型为 46,XX 表型的男性,首次发现 *SRY* 是人类睾丸决定基因。在人类 Y 染色体中发现了一个小的 35 千碱基对(Kb)区域,它们易位到 X 染色体上[4]。对该序列的分析发现了一个少 1 kb 内含子的基因,称为 *SRY*。证明 *SRY* 是一种真正的性别决定基因的证据来自对小鼠的研究,其中 XX 胚胎在注射 *SRY* 基因后发育为雄性,并由睾丸代替卵巢[5]。从 Swyer 综合征患者的研究中可明显看出 *SRY* 是一个真正的睾丸决定基因,该研究中近 15% 的病例存在 *SRY* 基因缺失或失活突变。Swyer 综合征表现为 XY 性腺发育不良,是一种性腺功能减退症,个体核型为 46,XY,但表型为女性,有条索状性腺。Swyer 综合征也与参与 *SRY* 基因突变(见下文)和参与支持细胞发育的基因突变相关。这些基因包括 *ARX*、*ATRX*、*CBX2*、*DHH*、*DMRT*1、*GATA4*、*MAMLD*1、*MAP3K*1、*NR0B*1、*NR5A*1、*SOX9*、*WT*1、*WWOX*、*SRY*、*WNT4*[6]。

但重要的是,所有物种的性别决定最初都是由体细胞驱动的,其他细胞类型是随后驱动的。在迄今为止研究的所有哺乳动物物种中,*SRY* 都由前支持细胞表达。在小鼠中,*Sry* 的表达始于 E10.5,据报道,人类中 *SRY* 的早期表达约在妊娠 6.5 ~ 7 周[7]。在小鼠中,*Sry* 在一个严格的发育窗口期(E10.5 ~ E12.5)中决定睾丸,任何延迟都可能导致雄性到雌性的性腺性逆转或形成卵巢体(双性腺)。这一短暂的表达期与 *Sry* 在协调睾丸决定初始阶段的作用一致,但不参与随后的分化,因为其表达在 E12.5 消失。相比之下,人类 *SRY* 在性别决定后于支持细胞中持续表达,成年也持续表达,表明 *SRY* 具有一些物种特异性功能[7]。

Sry 的正常表达需要许多基因,包括 *Gata4/Fog2*、*M33*(*Cbx2*)、*Six1/4*、*Map3k4*、*Jmjd*1*a* 及 *Gadd45g*。基于广泛的生化和遗传学研究,3 个独立的基因模块已经被提出来激活双潜能性腺中的 *SRY*(图 1.1)[8]。第 1 个模块包含胰岛素受体 *Gadd45g*、*Map3k4*、*Six1/4*、*Fog2*,它们共同调节 *Gata4* 并激活 *Sry* 转录。第 2 个模块的中心有 *Nr5a*1(也称为 *Sf* - 1)。该模块由 *Lhx*9、*Cbx2*、*Cited*2 和 *Six1/4*(来自模块1)组成,它们协同激活 *Sry*。最后,我们目前了解较少的模块是 *Wt*1 模块。*Wt*1 的缺失使 *Sry* 表达降低[9],导致卵睾体的形成,但是什么激活了 *Wt*1 或调节其活性尚不清楚。这时我们必须了解,我们对 *Sry* 激活的理解来自对缺乏这些基因的小鼠的研究,它们与人类 *SRY* 激活的相关性迄今尚未确定。然而,值得注意的是,*MAP3K4*(模块 1 的成员)、*NR5A*1、*GADD45G* 和 *CBX2* 的突变导致人类 46,XY DSD[6,10]。

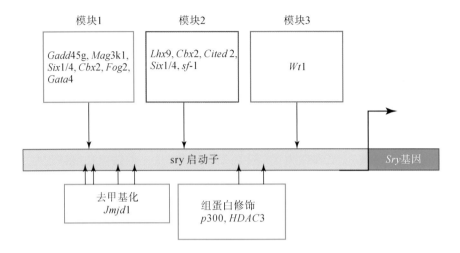

图 1.1　激活 Sry 所需的基因。形成一个激活转录因子 Gata4、Sf-1 和 Wt1 的基因网络,这些基因在发育中的性腺中协同激活 Sry。此外,Sry 转录需要活跃的去甲基化和组蛋白修饰

Sry 的激活还涉及表观遗传调控。基因的精准表达需要大量转录因子的参与,同时也需要 DNA(染色质)通过组蛋白修饰和去甲基化等表观遗传修饰来实现。Sry 激活(至少在小鼠中)需要组蛋白去甲基化酶 Jmjd1a[11]。在人类中,组蛋白乙酰转移酶 p300 诱导了 SRY 基因的乙酰化,这有助于 SRY 的核定位,而 HDAC3 的特异性去乙酰化诱导了 SRY 的核定位,这表明了组蛋白修饰在调节 SRY 活性中的重要性[12]。除了组蛋白修饰外,DNA 去甲基化也与 SRY 的激活相关。在小鼠性腺中,Sry 的启动子在 E10.5 之前被高甲基化,当 Sry 表达达到峰值时,它在性腺 E11.5 被低甲基化,但在不表达 Sry 的组织中仍被高甲基化[13]。这表明,Sry 启动子的去甲基化也是其激活所必需的。然而,这一过程所需的去甲基化酶尚不清楚。

支持细胞的特化

一旦 SRY 被激活,支持细胞通过表达 SOX9 从支持谱系中分化出来。SOX9(SRY-box9)是一种睾丸决定所必需的 HMG 盒蛋白。Sox9 在 XY 和 XX 性腺中均有低水平表达,但随后在 XY 性腺中迅速上调,在 XX 性腺中约于 E11.5 时消失[14]。与 SRY 一样,SOX9 的表达仅限于前支持细胞和支持细胞,以启动脊髓的形成。在这一过程中,支持细胞被上皮化,并表现出顶端基底极性,组织成生精小管。在 XX 性腺中 Sox9 的缺失可导致小鼠的 XY 性别逆转,而在 XX 性腺中强制表达

*Sox*9 可导致睾丸分化[15]。人类 *SOX9* 突变导致弯肢发育不全,这些患者中的一部分与 XY 性别逆转相关,进一步说明了 *SOX9* 在人类性别决定中的重要性[16]。

一旦 SRY 激活了 *SOX*9,它就需要成纤维细胞生长因子 9(*FGF*9)来维持其表达[14]。*FGF*9 是一种分泌型生长因子,在 XY 小鼠胚胎中 *Fgf*9 的缺失会导致性别逆转。在这些小鼠中,虽然 *Fgf*9 缺失并没有改变 *Sry* 的表达,并上调 *Sox*9 的转录,但并不能维持 SOX9 蛋白的表达水平[14]。*FGF*9 由 *SRY* 和 *SOX*9 阳性的支持细胞产生,主要通过维持 *SOX*9 和抵制卵巢前信号在支持细胞分化中发挥作用[14]。*FGF*9 还通过招募支持谱系的支持细胞确保有足够数量的支持细胞来实现支持细胞的功能,并防止性逆转。在人类女性中,*FGF*9 的增加导致 46,XX 睾丸 DSD[17]。支持细胞分化所需的其他基因见表 1.1。

性别分化

目前还不能明确界定睾丸决定完成和性别分化的开始。解剖学上,睾丸的分化是通过将支持细胞组织成生精小管和产生让米勒管退化的 AMH 来进行的。同时,睾丸分化涉及间质细胞产生睾酮和男性化。一旦 *SRY* 激活了 *SOX*9,高表达 *SOX*9 的支持细胞会与生殖细胞聚集形成体细胞生殖细胞团(SGCM)。此时,生殖细胞表达 E‐钙黏蛋白,通过细胞间桥紧密连接。这使生殖细胞形成大簇,支持细胞围绕簇组织并分化形成坚实的睾丸索,以间质和基底层为界。同时,内皮细胞的迁移导致血管化,与睾丸索一起分隔间充质。生殖细胞类似一个支架,允许支持细胞排列其上,从而形成生精小管。

与睾丸决定和分化相关的两个基因是 *DMRT*1(doublesex 和 mab‐3 相关转录因子 1)和 *DAX*1(NR0B1,核受体亚家族 0,B 组,基因 1)。DMRT1 是一种转录因子,而 *DAX*1 是一种孤儿核激素受体。*Dmrt*1 和 *Dax*1 都不是小鼠主要性别决定所需要的基因,因为缺乏这些基因的 XY 小鼠出生时就有睾丸[18]。然而,在没有 *Dmrt*1 的情况下,睾丸不能维持,支持细胞在出生后进行重编程为颗粒样细胞[19]。此外,在小鼠 XX 胚胎性腺中强制过表达 *Dmrt*1 会导致支持细胞分化[20‐21]。人类染色体 9p24(包含 *DMRT*1 基因)的缺失和 *DMRT*1 基因的突变与 46,XY DSD 相关[6,10]。

人类 Xp21 中含有 *DAX*1 的剂量敏感性性别(DSS)逆转位点的重复与 46,XY 性腺发育不良有关,而在这些患者中,过量的 *DAX*1 被认为抑制这些患者的睾丸决定[22]。Xp21 缺失的人类表现为先天性肾上腺发育不全(AHC),睾丸发育正常,但个体睾丸素紊乱和低促性腺激素性性腺功能减退症[23]。在 XY 小鼠中,高水平的 $Dax1$ 表达可以通过抑制 $Sox9$ 的激活[3]而导致性腺性别逆转[24]。

睾丸分化的一个特征是产生 AMH。小鼠从 E12.5 开始,人类约 7 周,支持细胞产生的 AMH 标志着其终分化[25]。在缺乏 AMH 的 XY 小鼠中的研究表明,性别决定或睾丸分化并不需要 AMH。在这些小鼠中,有正常的支持细胞形成和生精小管组织,除了这些 XY 小鼠中的米勒管没有退化外,没有明显的性别逆转表型[26]。因此,在妊娠后期,睾丸的下降有一个物理障碍,导致隐睾症而引起不育。在人类中,AMH 失活突变导致 46,XY 男性中持续的米勒管永存综合征(PMDS),AMH 激活突变导致 46,XX 女性的米勒管发育不全[6]。因此,AMH 并不是初级性腺性别决定或分化所必需的,而是体细胞性别正确分化所必需的。

雄性性别分化还需要米勒管的退化和中肾管的增殖。支持细胞产生的 AMH 作用于米勒管上的 AMH 受体,导致其凋亡,胎儿间质细胞(见下文)将产生睾酮作用于中肾管,分化为雄性导管系统和外生殖器的男性化。

通过中肾细胞迁移、管周肌样细胞形成和睾丸血管生成分割睾丸索

睾丸的形态发生需要将支持细胞组织到睾丸索中。然而,这些支持细胞需要被定向,不同来源的多种细胞类型发挥着核心作用。原始的管状结构被称为"原索",然后迅速自组织形成生精小管的索,垂直于睾丸的长轴,像"甜甜圈"一样呈环状,在整个长度中厚度均匀。睾丸索在其圆周上与睾丸网对应的一个点上连接在一起。

啮齿类动物的研究表明,脊髓形成需要血管内皮细胞。中肾中含有富含内皮细胞的血管丛(MVP)。在小鼠胚胎的 E12.5 左右,MVP 可能被发育中的睾丸的分泌物分解,内皮细胞流迁移和划分支持细胞和生殖细胞簇[28]。增殖的支持细胞在生殖细胞簇周围形成更强的接触,脊髓拉长。分子和物理因素的共同作用有助于睾丸索生长成环状结构。随着空间的限制,生长中皮索的进一步延伸成为成年睾丸中复杂的"意大利面"样睾丸小管。内皮细胞的迁移不仅有助于睾丸索的分隔,而且还能导致血管化。第一个血管由来自中肾血管丛的迁移内皮细胞发育而来,形成体腔血管或主动脉—性腺—中肾(AGM)。依赖于 VEGF,体腔血管分支,并延伸到睾丸间质和被膜,连接到睾丸网。关于睾丸器官发生过程中的静脉发育情况,我们知之甚少。静脉血管系统似乎起源于中肾,可能伴随已经建立的动脉网。

在这一阶段,睾丸索也形成管周肌样细胞(PMC)外层,并沉积细胞外基质(ECM)。这一边界有助于将生精小管和间质分离,并作为收缩组织促进精子输出——通常由 PMC 和 ECM 组成。PMC 谱系被认为起源于迁移的中肾细胞,但这些细胞的确切来源尚不清楚。

在小鼠中,睾丸索的修剪可能是由卵黄囊来源的巨噬细胞与内皮细胞一起迁移而发生的,这些巨噬细胞定植于 XY 性腺,吞噬 PMC 和支持细胞;它的消耗会导致脐带形成紊乱[29]。但巨噬细胞是否定植于发育中的人类睾丸并有助于小管形成尚不清楚。

正常血管化所需的基因包括沙漠刺猬因子(DHH)、血管内皮生长因子(VEGF)、血小板源性生长因子(PDGF)、AMH、FGF9 和神经营养因子。Dhh 敲除的小鼠显示 PMC 发育障碍和胎儿间质细胞(FLC)分化发育受损。在人类中,DHH 的突变会导致 XY 性逆转[30]。有趣的是,DAX1 敲除的 XY 胚胎中发育中的睾丸也显示出 FLC 和 PMC 的发育紊乱[31]。然而,DAX1 如何控制 PMC 和 FLC 的迁移尚不清楚。参与这些睾丸发育过程的基因见表1.1。

间质细胞的特化

雄性性腺的发育需要间质细胞的特化,而间质细胞是类固醇激素的主要来源。多年来的研究表明,胎儿睾丸中的间质细胞并没有发育为成人的间质细胞,这两种类型的细胞具有不同的功能和不同细胞起源[32]。FLC 谱系的起源是有争议的,目前的证据表明,FLC 来源于一个共同的前体细胞池。基于对 XX 和 XY 发育性腺单细胞的分析,有学者提出 FLC 来源于 SF-1 阳性细胞,这些细胞早期被标记为前支持细胞。似乎没有获得 SRY 激活的 SF-1 阳性细胞向 FLC 谱系分化,而 SF-1 阳性和 SRY/SOX9 阳性细胞向支持谱系分化[33]。此外,一小部分 FLC 似乎从中肾—性腺连接的 SF-1 阴性血管周围祖细胞中招募[34-35]。如上所述,来自支持细胞的 DHH 也可以作为 FLC 分化的旁分泌触发器;Notch 信号也会影响 FLC 的分化[36]。值得注意的是,Notch 信号似乎并不影响 E13.5 后分化的 FLC,而是维持祖细胞谱系。

FLC 产生的雄激素是性别分化所必需的,包括中肾管的发育和外生殖器的男性化,睾丸下降,以及性别特定的大脑模式[37-38]。雄激素生物合成的缺失或雄激素受体(AR)的突变导致 XY 胚胎外生殖器的女性化和隐睾,导致睾丸的女性化,也被称为雄激素不敏感综合征（AIS）。AIS 是一种罕见的 X 连锁隐性疾病，男性新生儿中发病率为 1:（2 万~6.4 万）。尽管 XY 核型正常，*SRY* 基因完整，但受影响的男性有盲阴道、无子宫，女性附件区伴有腹部或腹股沟睾丸。部分雄激素不敏感综合征（PAIS），也称为赖芬斯坦综合征，导致尿道下裂和小阴茎伴男性乳房发育。大多数患有 AIS 或 PAIS 的患者都有 *AR* 基因突变，是这种疾病的一个诊断特征。

除了 *AR* 外，*SF-1* 似乎是一个突变可导致性逆转的关键基因。如上所述，需要 *SF-1* 来特化支持细胞和 FLC。从完全 XX 和 XY DSD 到男性不育的一系列疾病中都可以观察到 *SF-1* 基因的突变[39]。

睾丸中的淋巴管生成

在成人睾丸中观察到淋巴管，其可能是由淋巴管生成发展而来的。这大约发生在 E17 的小鼠，其妊娠相对较晚，起源于沿输精管和附睾建立的丰富的淋巴网[32]。然而，在这一过程中所需的基因尚未被发现。目前还没有关于人类性腺发育过程中淋巴管发育的数据。

生殖细胞的性别决定

生殖细胞是精子和卵母细胞的前体，如上所述，它们并不是起源于性腺，而是在发育中的双潜能性腺中迁移和定植于性腺。原始生殖细胞一旦进入生殖腺就失去了迁移潜能，通过表达 DAZL 决定配子体命运[40]。与体细胞一样，生殖细胞也是双潜能分化的，可以接受这两种命运中的任何一种。然而，生殖细胞的性别决定发生得稍晚一些，小鼠妊娠 E12.5 后，人类妊娠 10~12 周。在胎儿卵巢中，生殖细胞进入减数分裂，并发育为卵原细胞。在胎儿睾丸中，它们不会进入减数分裂，但经历有丝分裂停滞，并发育为精原细胞。在人类的发育过程中，似乎需要在卵巢而不是睾丸中保持适当数量的生殖细胞。研究结果表明，人类胎儿卵巢中近 6%~8% 的生殖细胞因细胞凋亡而死亡；如果患有特纳综合征，这种速度会加快，导致胎儿出生时没有生殖细胞的卵巢[41]。

体细胞的性别决定是细胞自主的，而生殖细胞的性别决定取决于体细胞。对小鼠和人类发育中的性腺的研究表明，生殖细胞进入减数分裂依赖于体细胞（中肾细胞)分泌的视黄酸。视黄酸影响下的 DAZL 阳性生殖细胞表达减数分裂前蛋白 STRA8。一旦生殖细胞表达 STRA8,它们就会致力于进入减数分裂并进入卵原细胞的阶段。然而,在睾丸中,生殖细胞被阻止进入减数分裂,进入精原细胞的阶段,此阶段取决于支持细胞。在小鼠和人类中,SOX9 阳性的支持细胞大量产生 CYP26B1 酶,可积极降解视黄酸。在缺乏视黄酸信号的情况下,小管内的生殖细胞不启动减数分裂级联,生殖细胞在有丝分裂阶段停滞,进入精原细胞阶段[42]。敲除 Cyp26b1 的小鼠虽然睾丸发育正常,但是生殖细胞不发育为精原细胞,而是进入减数分裂并最终死亡[43]。

在阻止进入减数分裂的同时,生殖细胞也通过激活 RNA 结合蛋白 NANOS2 的表达来启动一个雄性程序。由支持细胞产生的 FGF9 有助于诱导 NANOS2,从而阻止参与卵子发生的基因产物的翻译。对基因敲除小鼠的研究表明,NANOS2 对于促进雄性特异性生殖细胞的某些方面是必要和充分的[42]。虽然 NANOS2 对于识别发育中的性腺中的男性生殖系至关重要,但尚未报道这些基因的突变与性别逆转或不孕不育相关。DAZL 的突变与严重的精子发生失败相关,并与男性不育症相关[44]。参与生殖细胞性别决定的关键基因见表 1.1。

睾丸和卵巢通路的拮抗作用

几年来,人们一直认为雌性发育是性腺的默认程序,直到雄性发育被 SRY 主动开启。然而,由于积极促进卵巢发育和抑制睾丸程序的基因的发现,卵巢发育是一种被动默认选择的观点受到了质疑,其中包括 WNT4 和 RSPO1。这两个基因不仅对卵巢发育至关重要,而且是上述睾丸机制的主要抑制因子。根据目前的模型,双潜能性腺分化为睾丸或卵巢是拮抗雄性和雌性途径的结果,它们竞争控制支持细胞前体的分化(图 1.2)。根据该模型,SOX9 是支持细胞中 WNT4、RSPO1 和 β 联蛋白等卵巢命运基因的强抑制因子。在 XY 性腺中 SOX9 激活缺失或减少的情况下,体细胞通过表达 WNT4 和 RSPO1,不进入雄性通路而进入雌性发育程序,一些生殖细胞进入减数分裂,导致卵睾性发育障碍。相反,在 XX 条件下,WNT4、RSPO1 或 β 联蛋白的缺失可激活 SOX9,导致支持细胞分化,生殖细胞不能进入减数分裂(卵原细胞命运)。此外,性腺细胞在发育过程中的决定作用也需要在成年后得到维持。在成年睾丸和卵巢中,支持细胞和颗粒细胞的命运之间可能会发生转分化,这分别

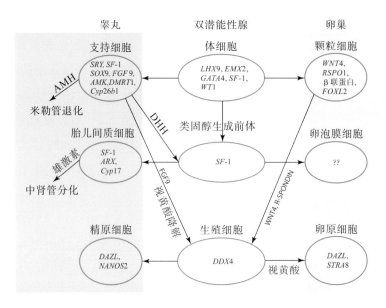

图 1.2　性腺性别决定是两个相互对立的结果之间的选择。生殖器嵴包含双潜能前体体细
胞和生殖细胞。*LHX9*、*EMX2*、*GATA4*、*SF－1* 和 *WT1* 是体细胞发育所必需的。当体细胞启动
SRY-SOX9-FGF9 的表达时，它们将决定支持细胞的命运，并指导睾丸的分化（左侧框）。*DM-
RT1* 是维持支持细胞命运所必需的。支持细胞分泌 DHH，并触发 *SF－1* 阳性（*SOX9* 阴性）
类固醇生成前体向胎儿间质细胞的分化。FGF9 的分泌和 CYP26B1 从支持细胞中降解视黄
酸，促进 *DDX4* 和 *DAZL* 阳性生殖细胞与 *NANOS2* 阳性精原细胞分化。支持细胞分泌 AMH
使米勒管退化，胎儿间质细胞分泌睾酮（雄激素）使中肾管分化。没有 *SRY* 的情况下，在
WNT4、*RSPO1* 和 β 联蛋白的影响下，体细胞转变为颗粒细胞，导致卵巢分化（右侧框）。
FOXL2 是维持颗粒细胞发育所必需的。颗粒细胞分泌 WNT4 和 R-Spondin，与视黄酸一起诱
导 *DDX4* 和 *DAZL* 阳性生殖细胞中的 STRA8，引导卵原细胞发育。卵巢中卵泡膜细胞差异的
触发因素尚不清楚。在雌性性腺中同时没有 AMH 和雄激素的情况下，中肾管退化，米勒
管增殖

需要 *DMRT1* 和 *FOXL2*。在小鼠出生后的卵巢中，*FOXL2* 通过抑制 *Sox9* 的表达来
抑制雄性通路，当 *Foxl2* 在成年卵巢中丢失时，颗粒细胞转分化为支持细胞，该细
胞也开始产生类似间质细胞一样的睾酮[19]。成人睾丸中 *FOXL2* 的拮抗剂信号是
DMRT1。在小鼠中，DMRT1 促进睾丸基因如 *SOX9* 的表达和维持，并抑制卵巢促
进基因如 *FOXL2*、*WNT4* 和 *RSPO1*。DMRT1 也能拮抗视黄酸的影响，这表明睾丸
或卵巢的维持是成年生活中一个活跃的过程。虽然这些在小鼠模型研究里非常明
确，但 *DMRT1* 和 *FOXL2* 在维持成年人类性腺命运中的作用迄今尚不清楚。携带

FOXL2 基因突变的人类女性会发展为先天性睑裂狭小综合征（BPES），容易发生卵巢功能早衰，但不携带在小鼠中观察到的明显的性别逆转表型。然而，最近对人类发育中的性腺（妊娠中期胎儿）的研究中发现，人类性腺的可塑性很明显，其中 *DMRT*1 的表达减少导致支持细胞功能受损，引起睾丸发育不良和诱导 *FOXL2* 的卵巢标志物表达[45]。

总　结

　　睾丸的发育包括支持细胞级联表达 SRY-SOX9-FGF9 轴，启动支持细胞特化，触发生精小管的组织，间质和管周肌样细胞的分化，最终导致血管化。与此同时，生殖细胞通过支持细胞降解视黄酸并进入精原细胞的途径来抑制减数分裂。然而，双潜能性腺形成睾丸的决定并不是不可逆转的，需要通过 *DMRT*1 来维持。在缺乏参与支持细胞发育和维持的关键基因的情况下，性腺会受到损伤，而细胞可以选择另一种命运（卵巢）。这一知识有助于我们了解各种 DSD 的病因学（表 1.2）。虽然睾丸发育和性别分化所需的遗传网是清楚的，但我们无法解释大多数病例中 DSD 的病因。我们需要更好地了解睾丸分化过程的"参与者"，以制定合理诊断和管理 DSD 的策略。

表 1.2　与 DSD 相关的基因突变

染色体组型	外部表型	性腺表型	基因突变
46,XY	女性	性腺发育不全	无 *SRY*，*SRY*、*GADD45G*、*SOX9*、*DAX1* 重复的突变
46,XY	女性	卵睾两性	*SRY* 易位
46,XY	女性	腹股沟隐睾	雄激素受体和 *Cyp17A* 的突变
46,XY	男性不明确	卵睾两性	*NR 5A1*、*CBX2*、*DHH*、*MAP3K1* 的突变；*DMRT*1 或 *EMX2* 的删除；*DAX1* 的复制
46,XY	男性	米勒管永存综合征	*AMH*，*AMHR*
46,XX	男性不明确	遗传性发育或卵睾两性	*DAX1* 的复制；*X* 染色体上的 *SRY* 易位；*SOX10* 的复制；*RSPO1* 和 *WNT4* 的突变

续 表

染色体组型	外部表型	性腺表型	基因突变
46,XX	不明确	卵巢伴有先天性肾上腺皮质增生症	*CAH*,*Cyp17A* 突变
45,X	女性	性腺发育不全或卵巢功能不全	X 染色体丢失
46,XX	女性	米勒管发育不全	*AMH* 激活突变

检索标准

- 在 PUBMED 中检索了章名"睾丸测定的分子遗传学(The Molecular Genetics of Testis Determination)"一章的标题——7824 个结果。
- 在 PUBMED 检索章名的结果中审查综述——283 个结果。
- 在 283 篇综述中,只筛选与人类和小鼠相关的——138 个结果。
- 完整的综述和引用的参考文献——138 和 10 个结果。
- 本章引用参考文献——45 个。

参考文献

请登录 www.wpxa.com 查询下载,或扫描二维码查询。

第2章　精子发生过程的分子调控

Meghali Joshi，Rajender Singh

要　点

- 精子发生的过程包括精原干细胞(SSC)的增殖和减数分裂后的分化。
- 精原干细胞的增殖和分化受到许多内在和外部因素的调控。
- 支持细胞产生的神经胶质细胞源性神经营养因子(GDNF)和成纤维细胞生长因子2(FGF2)，是SSC增殖和分化的外部因子。
- 视黄酸启动了未分化精原细胞的分化过程。
- 在分化过程中，参与分化的基因表达上调，如 *Sohlh*1、*Sohlh*2、*Kit*、*Ccnd*2 及 *Sall*4。
- 视黄酸通过激活 *Stra*8 启动睾丸内精母细胞的减数分裂。
- 在精子发生的过程中，轴丝和微管轴结构形成，染色质重塑。
- 精子发生过程中，相关基因突变可能引起微管轴结构、鞭毛运动功能和染色质凝聚发生缺陷。

M. Joshi・R. Singh (✉)

Division of Endocrinology，CSIR-Central Drug Research Institute，

Lucknow，Uttar Pradesh，India

e-mail：rajender_singh@ cdri. res. in

© Springer Nature Switzerland AG 2020

M. Arafa et al. （eds.），*Genetics of Male Infertility*，

https：//doi. org/10. 1007/978 − 3 − 030 − 37972 − 8_2

简 介

精子发生是一个复杂的过程,发生在睾丸中的生精小管内。生精小管内有两种细胞——生殖细胞和支持细胞。支持细胞提供适宜的微环境,对精子的持续产生具有非常重要的作用。生精小管间的间质细胞(Leydig 细胞)产生生长因子和睾酮。管周髓系细胞等细胞围绕着生精小管,提供结构支持和生长因子,并帮助体液和精子通过生精小管腔[1]。在精子发生过程中,精原干细胞进行有丝分裂增殖以维持其群体,或者进入分化,最终产生精子。整个过程分为 3 个主要阶段:第一阶段是精原干细胞的自我更新,第二阶段是精母细胞减数分裂产生单倍体圆形精子细胞,第三阶段是圆形精子细胞分化为成熟的单倍体精子[1]。

已有一些研究报告了基因异常会导致男性不育,不育症影响着大约 15% 的夫妻,其中一半的病例与男性因素相关[2]。不育症的原因可能是由于没有精子产生(无精子症)、低精子计数(少精子症)、精子活力低(弱精子症)、形态异常(畸形精子症)或合并出现上述多种情况。无精子症的遗传原因包括 Y 染色体微缺失、染色体异常,以及性染色体和常染色体上存在基因的特异性突变或缺失[3-4]。据报道,DAZ 基因(Yq11.23)突变可引起少精子症和无精子症[5-6],导致男性不育。在另一项报道中,RBMY 基因(Yq11.223)的突变可导致减数分裂阻滞,最终导致无精子症[6-7]。Y 染色体上的无精子症因子(AZF)区域是男性不育症中研究最多的区域[8-9]。

在男性不育症中也有报道其他突变。例如,人类 SYCP3 基因(12q23)的突变,导致在减数分裂阶段出现阻滞[10]。已有报道称生殖细胞特异性基因 KLHL10(17q21)的错义和剪接突变会导致少精子症[11]。该基因对精子发生至关重要,并以剂量敏感的方式发挥作用[11]。19q13 位点的极光激酶 C(AURKC)在睾丸中高表达[12-13],并参与有丝分裂、减数分裂和胞质分裂[14-15]。AURKC 基因突变导致巨精子症(大头多倍体精子)和男性不育[16-17]。同样,HSF2(热休克转录因子)基因的突变与人类特发性无精子症有关[18]。在最近的一项研究中,我们报道了 PSA/KLK3 突变与男性不育的关联[19]。

在本章中,我们将讨论参与精原干细胞自我更新和分化的重要基因,以及参与减数分裂和精子发生的基因。此外,我们还详细介绍了这些基因的突变及其与精子发生受损和男性不育的关系。

精原干细胞(SSC)

在胚胎发育过程中,原始生殖细胞(PGC)迁移到生殖嵴分化为精原细胞前体,并在 13.5 ~ 15.5 dpc(性交后天数)进入有丝分裂停滞[20]。出生后,男性生殖细胞进入有丝分裂。随后,其中一个子集进入分化过程,进而进行减数分裂和精子发生。在前体细胞(即 SSC)池自我更新的作用下,男性的一生可持续产生精子[21-22]。在出生后第 3 ~ 4 天,精原细胞群体具有异质性,有未分化(A_{undiff})和分化(A_{diff})精原细胞[23]。一小部分未分化精原细胞包含有 SSC,估计成年小鼠睾丸中每3000个细胞中有 1 个 SSC。基于对小鼠睾丸的形态学分析,以单个形态存在的 SSC(A_{single})和成行或成对形态存在的 SSC(A_{paired}和$A_{aligned}$)被统称为未分化的 A 型精原细胞[25]。

SSC 的两个最重要的特征是自我更新和分化。SSC 的分裂可以产生类似的细胞来维持它们自己的群体,或者产生精原祖细胞来进一步分化。这些分化的精原细胞具有相对较大的管状连接,称为细胞间桥或胞质桥,由胞质分裂不完全所致[26]。单个精原细胞被称为 A_{single},而那些通过细胞间桥连接的精原细胞被称为 A_{paired}。由未分化向分化精原细胞的转变即为减数分裂开始的标志,第一个分化的精原细胞被称为 A_1 型。A_1 型细胞通过有丝分裂形成 A_2 型细胞,进而分裂产生 A_3 型细胞,其继续分裂产生 A_4 型精原细胞。接下来,经两次有丝分裂形成中间型和 B 型精原细胞(图 2.1)[27]。下面我们将讨论参与 SSC 自我更新和分化的外部和内在因素,以及基因调控的机制。

外部因素

体内和体外研究均证实,神经胶质细胞源性神经营养因子(GDNF)在 SSC 自我更新中发挥关键作用。GDNF 由生精小管中的支持细胞分泌,以剂量依赖的方式调节未分化的精原细胞[28]。具有 GDNF 无效等位基因的基因靶向小鼠其未分化精原细胞缺失,而过表达 GDNF 的小鼠则表现出未分化精原细胞的积聚[28]。GDNF 通过由 GFRA1 和 RET 组成的多组分受体复合物来调节自我更新,当这两种受体缺失时,会导致与 GDNF 缺失相似的表型[29]。GDNF 通过激活不同的信号通路来促进 SSC 的增殖。据报道,在体外培养和移植试验中,GDNF 可以激活 PI3K-

AKT 信号通路[30-32]。GDNF 还能激活 Src 家族激酶(SFK)信号通路,部分通过 AKT 信号通路促进自我更新。据报道,在使用 AKT 抑制剂的情况下,SSC 的增殖被完全破坏;而存在 SFK 抑制剂时,SSC 的增殖被部分破坏。这表明在调节 SSC 的自我更新中,AKT 信号通路较 SFK 通路发挥了更主导性的作用。He 等人发现 GD-NF 也激活 RAS/ERK1/2 信号通路,通过增加 CREB/激活转录因子 1 家族成员的磷酸化,并上调 c-FOS 转录因子的表达来调节自我更新和增殖[33]。另一个重要的外在因子是成纤维细胞生长因子 2(FGF2),它与 GDNF 一起促进 SSC 的自我更新。FGF2 通过激活 MAP2K1 通路来促进细胞增殖。另外 3 个转录因子(Bcl6b、ETV5 和 Lhx1)被 MAP2K1 失活下调,表明它们作用于 FGF2 通路的下游[34]。

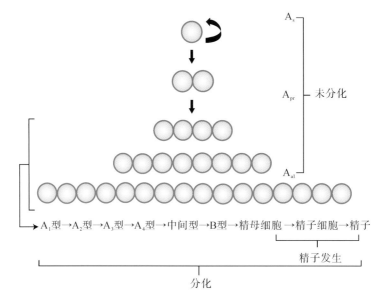

图 2.1　精子发生的形成阶段。A$_{single}$(A$_s$)带来 A$_{paired}$(A$_{pr}$)和 A$_{aligned}$(A$_{al}$),分化为 B 型精原细胞,然后形成精母细胞。精子细胞在减数分裂完成后,最终分化为精子

内部因素

已知有 6 个基因(Bcl6b、Etv5、Lhx1、Egr2/3 和 Tspan8)在 SSC 的自我更新和增殖中发挥重要作用。这些基因在缺乏 GDNF 的培养基中表达下调,在添加 GDNF 的培养基中表达上调[35]。通过 siRNA 敲减 Bcl6b 表达及敲除实验可导致细胞活力下降、凋亡增加,表明 Bcl6b 在 SSC 的更新和维护中发挥重要作用[35]。当使用 Etv5 特异性 siRNA 敲减 THY[+1] 培养的精原细胞的 Etv5 基因表达时,也发现类似的表

型,即 SSC 数量减少[36]。一项微阵列研究报道,Etv5 的 siRNA 的缺失会导致 SSC 增殖基因 Bcl6b、Lhx1、Brachyury 的下调[37]。另一个重要的转录因子是由 GDNF 诱导的 ID4,它是 DNA 结合蛋白 4 的抑制剂[38]。在 ID4 敲除研究中,小鼠呈现出年龄依赖性的生殖细胞丢失,表明 ID4 在 SSC 维持中发挥作用[38]。另一个 GDNF 诱导的基因 Nanos2 是一种锌指 RNA 结合蛋白,在 SSC 的维持中起着重要作用。敲除 Nanos2 的小鼠表现为生殖细胞丢失,而 Nanos2 过表达可导致小鼠早幼粒细胞白血病锌指(PLZF +)精原细胞的积聚[39]。精原干细胞的维持和自我更新可以独立于 GDNF 进行调控。PLZF 仅在未分化的精原细胞中表达,并是最先被报道的一个重要的 SSC 维持因子。PLZF 由 Zbtb16 基因编码,Zbtb16 的无义突变可引起小鼠不育和生殖细胞丢失[40]。据报道,PLZF 通过与 c-kit 启动子区域结合并抑制其表达来抑制精原细胞分化[41]。此外,Hobbs 等人的研究表明,SALL4 抑制 PLZF,SALL4 表达的增加引发 c-kit 转录。因此,SALL4 和 PLZF 的相互作用维持了 SSC 自我更新与分化之间的平衡[42]。

Taf4b 是一种在精原细胞和支持细胞中均表达的转录因子,在诱导性年龄依赖的生殖细胞丢失小鼠中 Taf4b 也存在缺失[43],这证明其在 SSC 维持中发挥重要作用。此外,将正常的 SSC 移植到 Taf4b 缺失的睾丸后可有正常的精子发生,这表明 Taf4b 是以细胞自主的方式发挥作用。FOXO1 在 SSC 维护中发挥着至关重要的作用。据报道,FOXO1 缺失的小鼠睾丸具有与其他维持因素(如 PLZF、Taf4b、Etv5)异常时相似的 SSC 维持缺陷,即精子发生呈年龄依赖性的下降和生殖细胞丢失[44]。Shinohara 等人报道,Myc 是一个重要的转录因子,Myc 的过表达增加了自我更新,维持了 SSC 自我更新和精原细胞分化之间的平衡,而 Myc 结合伴侣 Max 的破坏启动了减数分裂[45]。此外,他们发现 myc/mycn 双敲除 SSC 不仅会损害自我更新,还会影响糖酵解。抑制糖酵解可减少 SSC 的分裂,而化学刺激糖酵解可恢复 SSC 的自我更新(图 2.2)[45]。

精原细胞的分化

分化过程从 A_{al} 向 A_1 型精原细胞的转变开始,这一过程受到严格的时间调控。精原细胞分化的机制仍有待探索。分化形成 A_1 型精原细胞由视黄酸启动,据报道,在维生素 A 缺乏的动物中,未分化的精原细胞不能分化为 A_1 型精原细胞,这说明了视黄酸在精原细胞分化中的重要性[46-49]。视黄酸由两个连续的反应产生:首先,视黄醇被视黄醇脱氢酶转化为视黄醛,然后视黄醛被视黄醛脱氢酶转化为视黄酸。在支持细胞与生殖细胞视黄醇脱氢酶10(Rdh10)条件性缺失的小鼠中,未分化的精原细胞未能分化为 A_1 型精原细胞[50]。有趣的是,在第一次精子发生之前,在幼鼠(年龄<7周)中一直能观察到这一缺陷,此后,基因敲除(KO)雄性小

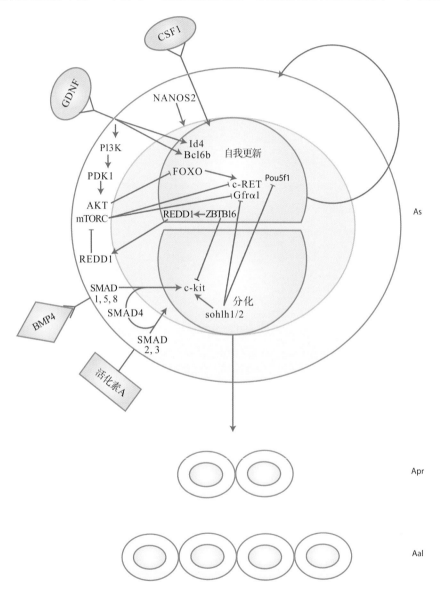

图2.2　在啮齿类动物精子发生过程中参与自我更新和分化过程的重要通路。
GDNF:神经胶质细胞源性神经营养因子

鼠表现出正常的生育能力和睾丸组织学,表明成年小鼠视黄醇向视黄醛的转化是由另一种视黄醇脱氢酶完成的。此外,在小鼠支持细胞中[51],3 种视黄醛脱氢酶(Aldh1a1-3,以前称为 Raldh1-3)的条件性缺失会导致精原细胞分化的丧失;然而,用视黄酸(RA)或视黄酸受体(RAR)选择性激动剂治疗小鼠可重新启动精子发生。研究发现,在第一次精子发生过程中,Sohlh1、Sohlh2 和 Sox3 缺失会阻碍或损害精原细胞分化,Sox3 KO 睾丸缺陷严重,但 Sox3 KO 睾丸的缺陷随着小鼠年龄的增长而改善[36,52-55]。在精原细胞分化时,未分化的精原细胞下调参与自我更新的基因,并上调参与分化的基因,如 *Sohlh1*[36]、*Sohlh2*[56]、*Stra8*[57]、*Kit*[58]、*Ccnd2*[59]和 *Sall4*[60]。通过 A_{al} 分化为 A_1 型精原细胞[58],可诱导酪氨酸激酶受体 *c-kit* 的表达。此外还观察到,在 *c-kit* 白色斑点基因座杂合突变或配体干细胞因子(SCF)突变的小鼠生殖细胞中,A_{al} 型精原细胞不能分化为 A_1 型精原细胞[61-62]。另一个基因 *CCND2*(*Cyclin D2*)具有与 *c-kit* 相似的表达模式,即其在 A_{al} 向 A_1 型转化过程中被诱导表达,并进一步维持到精母细胞形成,这反映了其在减数分裂期间的重要性[59]。

精母细胞减数分裂

减数分裂是精子发生的一个关键过程,由 B 型精原细胞(二倍体)分裂为前细线期精母细胞并进一步分化产生单倍体精子细胞开始。在这一过程中,一轮 DNA 复制和连续两轮染色体分离减数分裂 Ⅰ 和减数分裂 Ⅱ 产生单倍体圆形精子细胞。减数分裂通过视黄酸诱导 Stra8 的表达(由视黄酸基因 8 刺激)而启动。据报道,在 Stra8 缺陷小鼠睾丸中,生殖细胞无法进入减数分裂前期[63]。然而,精原细胞的早期有丝分裂未受到干扰,因此 Stra8 是启动精子发生减数分裂所必需的[63]。

在第一次减数分裂过程中,为了实现同源染色体的正确定位和后续分离而形成了染色体交叉。交叉的形成是 DNA 双链断裂(DSB)、同源识别和减数分裂重组发生的关键过程。在同源染色体联会过程中,形成了拉链状结构,被称为联会复合体(SC)[64]。在细线期精母细胞中,联会复合体沿着同源染色体的姐妹染色体外侧形成纤维轴向组分。轴向组分的 3 个主要成分是 SYCP1、SYCP2 和 SYCP3。SYCP1 是联会复合体中的横向组分,在同源染色体之间形成桥梁[65],而 SYCP2 和 SYCP3 存在于姐妹染色单体上,并作为外侧组分。为了研究这 3 种联会蛋白 Sycp1、Sycp2 和 Sycp3 在哺乳动物中的功能,有研究设计了基因敲除小鼠模型[65-67]。

在 Sycp2 突变的雄性小鼠中,减数分裂失败,因为 Sycp2 突变蛋白阻止了 Sycp3 与外侧组分的结合[67]。此外,Sycp2 基因的突变导致偶线期精母细胞凋亡。在 Sycp2 和 Sycp3 缺陷的雄性小鼠中,同源染色体不能形成联会[66]。在 Sycp1 缺陷小鼠中,大部分初级精母细胞被阻滞在粗线期,随后进入凋亡[65]。

Hormad1 存在于未联会的染色体轴上,参与减数分裂过程中 DSB 和联会复合体的形成[68-70]。Hormad1 对正常哺乳动物配子的发生至关重要。Hormad1 缺陷的雄性小鼠不育,并在粗线期早期显示减数分裂阻滞[70]。然而,Hormad1 阴性睾丸对 Sycp2 和 Sycp3 等联会复合体蛋白的定位没有任何影响,但会破坏同源染色体配对。此外,在 Hormad 基因缺陷小鼠睾丸中,DSB 的形成和早期重组也会被破坏[70]。

当同源染色体配对在一起时,减数分裂特异性的 HORMA 结构域蛋白 Hormad1 和 Hormad2 会被检查点蛋白 TRIP13 从染色体轴上移除[68]。这些 HORMA 结构域蛋白仍然存在于未配对的染色体轴上,并招募激酶 ATR[71-72],并与其他蛋白如 BRCA1 和 γH2AX 一起,导致未配对的染色体区域的转录沉默。这种沉默被称为减数分裂沉默[73-74]。通常,X 和 Y 性染色体中除假常染色体区域(PAR)外仍保持未联会状态,并经历减数分裂沉默,从而形成 XY 体,其中性染色体被 ATR、BRCA1 和 γH2AX 沉默[75-76]。然而,在广泛的常染色体未联会的情况下,这些蛋白不能沉默性染色体,并导致Ⅳ期粗线期阻滞。Royo 等人研究表明,Y 染色体基因 Zfy1 和 Zfy2 缺乏适时的沉默会导致小鼠精母细胞凋亡[73]。据观察,刺激 ATR 活性需要与包含 ATR 激活域(AAD)的配体直接相互作用。研究人员后来发现这个含有 AAD 的配体是 DNA 损伤和检查蛋白 TOPBP1[77]。在 Topbp1 基因完全敲除雄性小鼠中,可观察到重组缺陷和联会复合体形成[77]。

在减数分裂过程中,一些 DNA 损伤蛋白参与了 DSB 的形成和修复。已有一些研究确定了它们在减数分裂过程中的功能[78-81]。据观察,这些蛋白的破坏导致了Ⅳ期粗线期阻滞[82]。不同小鼠突变体的精母细胞表现出不同的细胞学终点,但它们在精子发生的同一阶段都被消除[83]。例如,Atm 缺陷的精母细胞可达到细线期[84-85],而 Dmc-/-[83,86]、Spo11-/-[83,87] 和 Msh5-/- 精母细胞可达到偶线期[88]。在 Sycp1-[65] 和 Smc1β 缺陷[89] 的精母细胞中,联会受到干扰,在发生凋亡之前受阻于粗线期阶段[90]。但所有的精母细胞在第Ⅳ期都被消除。因此,在Ⅳ期的细胞学终点和精母细胞从生精上皮中的消除似乎是两个独立的事件。

精子细胞与精子发生

在生精小管中,第二次减数分裂的完成产生了被称为精子细胞的单倍体细胞。最初,精子细胞是圆形的和静止的细胞,后来分化为可运动的精子。这种分化的过程被称为精子发生。在精子发生过程中,这些细胞经历了显著的形态学和细胞学变化。从形态学上看,这些圆形的精子细胞发育出独特的头部、中部和尾部区域。在细胞学上,它们经历了染色质重塑,大部分细胞质脱去,顶体形成。

轴 丝

精子发生的第一步[1],是精子尾部或鞭毛开始在圆形精子细胞中发育,并分为中段、主段和末端。鞭毛由一个中心粒发育而来,该中心粒存在于圆形精子细胞的一极,由一种被称为轴丝的细胞骨架结构组成[91]。一些突变研究表明,轴丝形成的缺陷可导致男性不育[92]。轴丝形成的缺陷可引起精子运动功能的丧失。Spag17 编码一种存在于轴丝复合体(成对存在,位于中央)中的蛋白质[93]。Spag17 的缺失与精子运动缺陷引起的不育有关[93]。此外,蛋白质运输和微管轴微管被破坏,从附睾尾收集的精子无运动性,尾部和头部形态存在缺陷。在 Sox30 − / − 睾丸中,生殖细胞的发育在减数分裂后的阶段停止[94]。此外,轴丝发育异常,无法进一步成为长形精子细胞与成熟精子。参与轴丝形成的 HOP、SPAG6 和 TEKSTIN-T 的缺失,导致了运动缺陷[95 - 97]。

微管轴结构形成和脱细胞质

在核伸长过程中,形成了一个被称为微管轴的短时裙样结构(图 2.3)[98]。微管轴由微管和肌动蛋白丝组成,在形成细胞核和精子头部中起着至关重要的作用[98]。据报道,许多参与微管轴形成的基因的缺失会导致微管轴形成缺陷[99 - 101]。小鼠中 Azh(异常精子头)的缺失导致微管轴形成缺陷,导致尾部弯曲和卷曲、精子头断裂[99]。Hook1 是一个促进微管轴结构和细胞核发生连接的基因[99 - 100]。Hook1 的突变会出现鞭毛活力和精子头断裂的缺陷[99]。富亮氨酸重复序列和含有亚型 1 的鸟苷酸激酶结构域(LRGUK − 1)是基体附着于质膜、精子头部形成和轴丝形成所必需的[101]。LRGUK − 1 的缺失与异常微管轴结构形成、运动性能以及启动基体处轴丝的生长缺陷有关[101]。据报道,LRGUK-1 与其他蛋白协同发挥作用,如 Rab 相互作用的分子结合蛋白(RIMBP)-3、驱动蛋白轻链(KLC)-3 和 HOOK 蛋白家族成员(HOOK-1~HOOK-3)。所有这些蛋白都定位于微管轴,并负责细胞内蛋白运输[102]。

　　脱细胞质是精子发生的一个关键过程,确保了致密纤细精子细胞的发育。基因 *Spem*1(精子细胞成熟基因)编码的蛋白在小鼠睾丸第 14~16 步延长精子细胞的细胞质中表达[103]。*Spem*1 的缺失导致了精子细胞头颈部细胞质残留物的保留,阻碍了精子头颈部的变直和拉伸,导致精子变形和男性不育[103]。在另一项研究中发现,Repro32 无效的小鼠不育,精子无运动性,附睾精子浓度低,并伴有头部缺陷[104]。正常情况下,在小鼠中,盖帽蛋白(肌动蛋白丝)肌 Z 线 α3(CAPZA3)与 F-肌动蛋白相互作用,并在脱细胞质中发挥作用。研究发现,Repro32 无效小鼠存在 *CAPZA*3 基因突变,导致脱细胞质异常[104]。

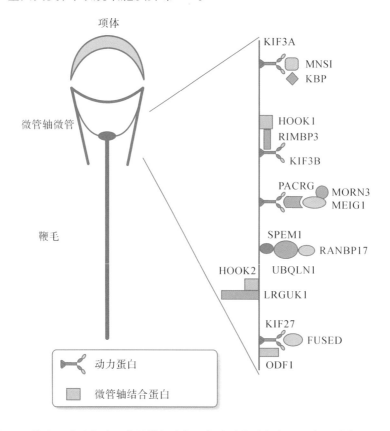

图 2.3　精子细胞延长过程中微管轴结构及相关蛋白质复合体形成的模式图

染色质重塑

染色质重塑是精子发生中最重要的阶段,其中组蛋白被精子特异性鱼精蛋白取代,形成成熟精子高度致密的染色质结构。这就导致了核的凝聚和转录沉默。在哺乳动物中,首先吸收核过渡蛋白(Tnps)以取代组蛋白;随后 Tnps 被鱼精蛋白(Prms)取代[105]。据报道,为了使 Tnps 被吸收进来[106-107],组蛋白被高乙酰化和磷酸化修饰以自行去除[108-109]。参与组蛋白乙酰化和磷酸化的基因(如 *pygo2* 或 *Sstk*)发生突变,可导致染色质凝聚缺陷,进而导致男性不育[106-107]。与 Tnp2 缺陷小鼠相比,Tnp1 缺陷小鼠表现出更严重的生精缺陷。这是由于野生小鼠睾丸中 Tnp1 高表达[105]。此外,Tnps 和 Prms 转录所需的蛋白,如 CREM 和 TRF2 被破坏,会导致染色质凝聚缺陷和男性不育[110-111]。Prms 的翻译后修饰对于其并入染色质非常重要。据报道,参与 Prm2 磷酸化的激酶 CAMK4 的缺失会抑制其磷酸化,阻止其并入染色质,导致男性不育[112]。据报道,染色质解旋酶 DNA 结合蛋白 5(Chd5)是组蛋白-鱼精蛋白染色质重塑的主调控因子,Chd5 的缺失与小鼠染色质凝聚缺陷和雄性不育有关[113]。*Sly* 基因由小鼠 Y 染色体编码,仅在减数分裂后的生殖细胞中表达。据报道,*Sly* 与参与染色质调控的性染色体和常染色体上的基因启动子结合。*Sly* 的缺失导致染色质重塑的改变,影响组蛋白到鱼精蛋白的交换,并最终影响精子基因组的完整性[114]。

结论与展望

精子发生的过程是高度协调和复杂的。SSC 是精子发生的起源,因此 SSC 自我更新和分化的任何缺陷都可能导致严重的不育。本章中提到的一些动物研究为精子发生的分子控制提供了主要的观点。SSC 的增殖和分化从内在上受干细胞本身的调控,并受周围支持细胞产生的因子的调控。GDNF 是支持细胞产生的一个重要的外在因子。GDNF 及其由 GFRA1 和 RET 组成的多组分受体复合物可以调节 SSC 的自我更新。GDNF 通过激活多个信号通路,如 PI3K-AKT、Src 家族激酶(SFK)和 RAS/ERK1/2 信号通路来促进增殖。另一个外在因子 FGF2 通过激活 MAP2K1 信号通路促进自我更新。微阵列研究已经确定了几个对 SSC 自我更新很重要的基因,如 *Bcl6b*、*Etv5*、*Lhx*1、*Egr2/3*、*Tspan8* 和 *Brachyury*。大量的基因敲减研究已经证明了一些基因在 SSC 增殖中的关键作用(*ID4*、*Nanos*、*Zbtb*16、*Taf4b*、*Foxo*1

和 *Myc*）。

接下来是未分化精原细胞的分化。这一步是由视黄酸启动的,参与视黄酸合成的基因(*Rdh*10、*Aldh*1a1 – 3)的缺失会导致精原细胞分化的丧失。在分化过程中,未分化的精原细胞下调自我更新基因,上调参与分化的 *Sohlh*1、*Sohlh*2、*Stra*8、*Kit*、*Ccnd*2 及 *Sall*4 等基因。此外,分化的精原细胞经历减数分裂Ⅰ,形成二倍体精母细胞,减数分裂Ⅱ产生单倍体圆形精子细胞。减数分裂是由视黄酸激活 Stra8 启动的。在减数分裂过程中,发生了 DNA 双链断裂(DSB)、同源识别和减数分裂重组。一些蛋白参与了这一过程,如联会复合体蛋白(Sycp1 – 3)、减数分裂特异性 HORMA 结构域蛋白(hormad1 和 hormad2)和 DNA 损伤蛋白(Dmc、Spo11、Msh5)。性染色体失活是减数分裂的一个重要步骤,参与减数分裂沉默过程中的基因是 *Brca*1、γH2AX、*ATR*、*TOPBP*1、*Zfy*1 和 *Zfy*2。这些基因缺失的突变小鼠在精子发生的不同阶段表现出停滞。

雄性生殖细胞成熟的最后一步是精子发生,其中圆形精子细胞分化为可运动的精子。在这个过程中,轴丝与微管轴结构形成,染色质重塑。参与轴丝形成的基因(*Spag*17、*Sox*30、*Spag*6、*Hop*、Tekstin-T)的突变会导致精子运动缺陷。微管轴结构的形成和脱细胞质是精子发生的重要过程。参与微管轴形成的基因(*Azh*、hook1、lrguk1)的缺失导致微管轴结构缺陷、鞭毛运动缺陷和精子头部断裂。同样,*Spem*1 和 *Repro*32 基因的缺失导致发育中精子头颈部的脱细胞质异常。参与染色质重塑基因的损坏,包括 *Pygo*2、*Sstk*、*Tnp*1、*Prms*、*Camk*4、*Chd*5 和 *Sly*,可导致染色质凝聚缺陷,进而引起男性不育。

全基因组研究的出现加速了对男性不育致病基因鉴定的研究。在最近的一项研究中,对 78 例患者进行了全外显子组测序,发现了 *DNAH*1、*CFAP*43 和 *CFAP*44 基因的突变[115]。随后是 CRISPER-Cas9 介导的 *Cfap*43 和 *Cfap*44 基因敲除研究,表明被敲除的雄性小鼠不育并伴有严重的鞭毛缺陷。同样,通过全基因组基因分型和测序鉴定了 *TDRD*9 基因的突变,该基因的突变阻止精子产生[116]。小鼠基因敲除研究提供了大量的数据,并在过去的几十年里持续在鉴定不育候选基因方面发挥了重要作用。然而,人类不育症中偶尔和随机出现的精子发生缺陷为我们提供了不育的自然模型。为了阐明精子发生的复杂分子调控机制,我们需要在人类不育病例中进行聚焦于识别与不育相关的新基因的现代全基因组研究,这不仅能加快对致病基因的识别,还将确定其治疗的靶点。

检索标准

• PubMed 搜索"spermatogonial stem cells(精原细胞干细胞)""spermatogonial differentiation(精原细胞分化)""mice(小鼠)"和"human(人类)"($n = 204$)。

  – 通过标题和摘要筛选出的文章：

    排除其他动物的研究($n = 96$)；

    排除与其他器官中的干细胞相关的文章($n = 32$)。

  – 本次搜索共引用了 76 篇文章

• PubMed 二次检索"spermatocytes(精母细胞)""spermatids(精子细胞)""molecular regulation(分子调控)""mice(小鼠)"和"human(人类)"($n = 78$)。

  – 通过标题和摘要筛选出的文章：

    排除其他动物的研究($n = 25$)；

    排除与所使用的关键词无关的文章($n = 12$)。

  – 本次搜索共引用了 41 篇文章。

• 共引用了 117 篇文章。

致　谢

作者感谢印度科学和工业研究委员会(CSIR)提供的资金帮助及 CSIR 药物研究中心提供的工作平台。

参考文献

请登录 www.wpxa.com 查询下载，或扫描二维码查询。

第3章 精子染色质结构：在精子功能和受精中的作用

Sara Marchiani，Lara Tamburrino，Monica Muratori，Elisabetta Baldi

要 点

- 染色质浓缩发生在精子发生和附睾运输的最后阶段。在染色质浓缩过程中，大约90%的组蛋白被鱼精蛋白取代。
- 染色质浓缩对于保护精子DNA在进入卵母细胞过程中免受外部损伤至关重要。

S. Marchiani

Andrologia，Endocrinologia femminile e Incongruenza di genere-Dipartimento Materno Infantile，Azienda Ospedaliero Universitaria Careggi，Florence，Italy

L. Tamburrino・E. Baldi (✉)

Experimental and Clinical Medicine，University of Florence，Florence，Italy

e-mail：elisabetta. baldi@ unifi. it

M. Muratori

Experimental and Clinical Biomedical Sciences "Mario Serio"，University of Florence，Florence，Italy

© Springer Nature Switzerland AG 2020

M. Arafa et al.（eds.），*Genetics of Male Infertility*，

https://doi. org/10. 1007/978 − 3 − 030 − 37972 − 8_3

- 染色质浓缩不当是精子发生异常的标志,影响精子受精和胚胎发育的能力,且与辅助生殖结局不良有关。
- 精子染色质状态可以通过简单的测试来评估,其结果与辅助生殖结局相关。

简 介

青春期开始后,精子发生的过程被认为是在男性的整个生殖周期中产生和维持完全分化的精子的过程。这个过程的特点是生精过程中的各个时期共存:从1个未成熟的二倍体精原细胞到睾丸中的4个单倍体精子。在精子成熟过程结束时,相对于体细胞核,精子的特征是其DNA极度浓缩。为了达到这种浓缩程度,发育中的精子细胞发生了重组,其中绝大多数体细胞组蛋白被称为鱼精蛋白1和2的小型碱性蛋白质所取代,从而形成高度浓缩的染色质。精子形成后,精子将在附睾运输期间完成成熟过程,在那里它们获得逐渐移动的能力,同时终止了染色质浓缩过程。

在精子进入卵母细胞的过程中,需要染色质浓缩来保护父本基因组,并使精子能够发挥其主要功能,即作为单倍体将父本基因组传递给卵母细胞,从而开始新的生命。

不育男性中鱼精蛋白和组蛋白含量的变化,以及鱼精蛋白1/鱼精蛋白2比值的变化证明了染色质包装对精子功能的重要性。这种改变也对辅助生殖技术(ART)的成功产生负面影响(表3.1),ART对大多数不育者来说是最佳选择。父本基因组被认为是不活跃的,最近研究阐述了保留的组蛋白的作用,表明胚胎遗传的精子组蛋白传递表观遗传标记,参与胚胎发生关键基因的激活[1]。因此,精子的染色质状态可能不仅会影响卵母细胞受精的过程,还会影响后代的发育和健康,这表明精子染色质的作用比我们以前了解的更为复杂。因此,精子染色质状态的评估可能有助于预测和提高ART的成功率。

目前,很少有检测可用于评估精子染色质状态,检测多用于研究精子在ART受精和胚胎发育中的作用。

本章我们阐述了精子染色质的结构和组织。此外,我们还描述了人类成熟精子中常见的精子染色质异常,回顾了文献中关于精子染色质异常与男性不育,以及自然和辅助生殖结局之间关联的相关内容。

最后,我们介绍了实验室中用于检测精子染色质异常的实际测试,以了解它们在临床中诊断男性生殖健康的潜在价值。

表 3.1　精子染色质状态与 ART 结果的关系(根据染色质成熟度检测方法)

检测		与 ART 结果的关系		参考文献
色霉素 A3	污染指数	低鱼精蛋白	低 FR	[64,83 - 86]
			低 EQ	[68,87,88]
			低 PR	[64,67,89]
苯胺蓝	组蛋白保留指数	异常组蛋白保留	低 FR	[68,88]
			低 EQ	[69]
			低 PR	[66,69,90]
甲苯胺蓝	染色质凝聚的指标	染色质凝聚不良	低 FR	[91]
			低 EQ	[92]
			低 LBR	[87]
P1/P2 比值	鱼精蛋白含量的指标	变化率	低 FR	[40,60,93]
			低 EQ	[40,93]
			低 PR	[40,63,94]
PRM1 和 PRM2	一种对鱼精蛋白转录产物的测量	鱼精蛋白 mRNA 增加	高 FR 和高 EQ	[79]
		鱼精蛋白 mRNA 比例正常	高 FR	[62]
H2B 与鱼精蛋白的比例	组蛋白置换指标	更高的比例	低 EQ	[95]

FR:受精率;EQ:胚胎质量;PR:妊娠率;LBR:活产率

染色质结构和组织

在体细胞中,染色质由蛋白质、DNA 和 RNA 构成,这些蛋白质、DNA 和 RNA 以高度浓缩的形式组装,以便在细胞核中包装基因组[2]。在人类中,这些分子的长度远超过细胞核的直径,但它们被组织成名为"核小体"的重复单元,使自身紧密浓缩。核小体由 2 个超螺旋 DNA 组成,它们包裹在由 H2A、H2B、H3 和 H4 的 2 个拷贝形成的 8 个组蛋白核心周围[3]。核小体通过物种特异性长度的"连接 DNA"

相互连接，该 DNA 由富含赖氨酸的连接组蛋白 H1 结合，帮助染色质折叠成更高级的结构。这些核小体浓缩在螺线管中，然后在环域中进一步浓缩[4]。尽管体细胞中的 DNA 包装是一个高效的过程，但对于需要在受精前保护父本基因组的精子来说，这还不够。为了向卵母细胞提供父本的"安全"基因组，精子将其 DNA 浓缩为体细胞的 10 倍（图 3.1）。在精子发生过程中，通过用富含精氨酸和半胱氨酸的蛋白质（称为鱼精蛋白）替换大部分精子组蛋白来达到这种浓缩水平（图 3.2）[5]。当减数分裂完成时，鱼精蛋白转录发生在圆形精子细胞中，但通过 RNA 抑制蛋白与 3'-UTR 或 poly（A）尾的结合，翻译过程会被抑制几天。在细长的精子细胞中，阻遏蛋白被去除，鱼精蛋白开始合成[6]。所有脊椎动物都表达鱼精蛋白 1（P1），而只有一些哺乳动物物种（如人类男性和小鼠）表达鱼精蛋白 2（P2）[7]。染色质重塑是一个渐进的过程，从组蛋白变体的并入开始，然后发生组蛋白过度乙酰化，促进核小体分解和组蛋白的替换，首先是过渡核蛋白，最后是鱼精蛋白[8]。在生殖细胞发育过程中，组蛋白变体在时间和空间上的不同表达促进组蛋白向鱼精蛋白的转变[1]。例如，在减数分裂前期核小体不稳定的时期，睾丸特异性组蛋白变体 TH2B 取代了，典型的 H2B 组蛋白[9]。此外，组蛋白的氨基末端会发生翻译后修饰（如泛素化、乙酰化、甲基化和磷酸化），这些修饰涉及其活性的调节，特别是 H2A、H2B 和 H4 组蛋白在减数分裂前期细胞（精原细胞和初级精母细胞）中的乙酰化，在减数分裂后期细胞（次级精母细胞）和大多数圆形精子细胞中乙酰化不足。组蛋白在精子发生的最后阶段（细长精子细胞）变得高度乙酰化，可能有利于染色质凝聚[10]。

核蛋白（TP）是富含精氨酸和赖氨酸的蛋白质，主要作用在于伸长和凝聚精子细胞的细胞核。主要的 TP 是 TP1 和 TP2，它们分别由单拷贝基因 Tnp1 和 Tnp2 编码。Tnp1 或 Tnp2 缺失小鼠可能是可育的[11]，因为补偿机制可能会被激活；相反，双敲除 Tnp1 和 Tnp2 的小鼠是不育的，尽管核鱼精蛋白沉积正常，但其染色质凝聚发生了改变，且其精子细胞中存在 DNA 断裂[11-12]。基因敲除（KO）动物研究表明，鱼精蛋白（P1 和 P2）对于小鼠产生结构和功能完整的精子至关重要[13-14]。P1 由 49~50 个氨基酸组成，包含一个中央富含精氨酸的 DNA 结合域，两侧是含有半胱氨酸残基的短肽。P2 与 P1 的序列同源性为 50%~70%（取决于物种），但 P2 的组氨酸和赖氨酸含量更高。P2 作为 103 个氨基酸的前体合成，在与 DNA 结合后进行蛋白水解加工[15]。在人类中，P1/P2 比值约为 0.9~1.0，并且受到严格调控，这对人类生育状态至关重要[16]。P1 和 P2 都是高度碱性的，这一特征会导致具有负电荷的 DNA 主链出现强烈的分子间吸引力。结合后,聚阴离子 DNA 转化为中性聚合物,其中相邻的 DNA 分子紧密聚在一起。在附睾运输期间,通过在鱼精蛋白半胱氨酸的众多残基之间形成二硫键,这种结构得到进一步稳定。最后,精子染色质被折叠成环形,由一个 50 kb 的 DNA 环组成。环面通过 DNA 链相互连接,DNA链对核酸酶的作用比结合鱼精蛋白的环面中的 DNA 更敏感(图 3.1)。这种 DNA链,称为"环形连接区域",是 DNA 与核基质在所谓的基质附着区(MAR)中的附着位点[5]。在成熟精子中,大约 85% 的 DNA 与鱼精蛋白相关,而 15% 仍然与组蛋白或其他蛋白质相关(图 3.2)[17]。Wykes 和 Krawetz 已经证明,组蛋白和鱼精蛋白不是随机分布在精子核中,而是位于某些重复序列中[18]。特别是,Wykes 和 Krawetz提出组蛋白大多位于 MAR 中,这使其更容易受到核酸酶的影响[18]。组蛋白和鱼精蛋白在繁殖过程中功能特定且各不相同。事实上,鱼精蛋白致力于保护父本基因组,精子 DNA 对机械损伤的抵抗力也证明了这一点[19]。另外,犬的实验中发现,如果将圆形精子细胞(缺乏鱼精蛋白)注射到卵母细胞中,能够获得正常幼犬,这一事实表明胚胎发生不需要鱼精蛋白[20]。相反,富含组蛋白的区域似乎包含对受精后早期胚胎发育至关重要的基因[21-22]。然而,这些结果尚未得到其他学者的证实,他们认为大多数假定的核小体结合位点位于远端基因间和内含子区域[23]。尽管对其在精子染色质中的位置缺乏共识,但组蛋白似乎经过各种翻译修饰后在控制胚胎基因表达方面发挥着作用,这些修饰代表了一种能够影响胚胎发育的表观遗传密码[1]。这种表观遗传特征在受精时被转移到卵母细胞,从而允许转录因子进入 DNA 以在胚胎早期发育期间调节基因的表达[24]。

总的来说,表观遗传通过 4 种不同的分子机制转移到卵母细胞:染色质及其成分的复杂重组,以及精子基因组和非编码 RNA 的 DNA 甲基化[1]。

生殖细胞发育产前阶段的特点是 DNA 完全去甲基化,而在产后阶段,CpG 甲基化增加[25]。

在精子发生过程中,男性生殖细胞中存在不同类型的小 RNA。例如,粗线期精母细胞和早期精子细胞富含 miRNA,可能在精子发生过程中基因的转录沉默中发挥作用,以允许在合适的时间进行转录[26]。

印记错误可能会导致胚胎发育及后代出现问题[27-28]。已有研究证明,毒物暴露、某些营养物质、精神压力和吸烟可能会导致精子表观遗传修饰出现跨代传递,从而产生新的表型[29]。

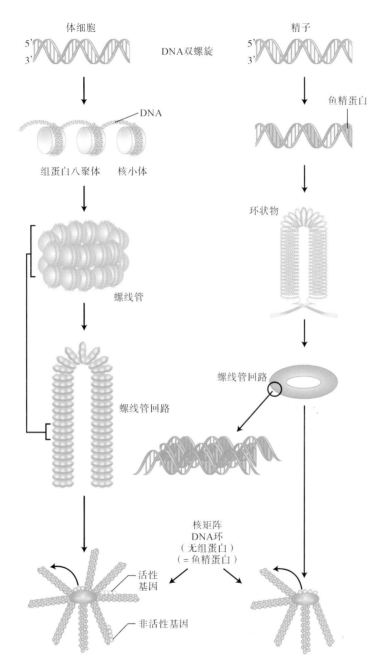

图 3.1　体细胞和精子细胞 DNA 结构示意图。在体细胞中,DNA 被组织成名为"核小体"的重复单元。然后,这些复合物被凝聚在螺线管中,而螺线管又在环域中进一步浓缩。在精子中,组蛋白被鱼精蛋白取代。鱼精蛋白结合的 DNA 缠绕在环状物中,以形成致密的结构。每个环状物代表一个环状结构域,它附着在精子核基质上[4]

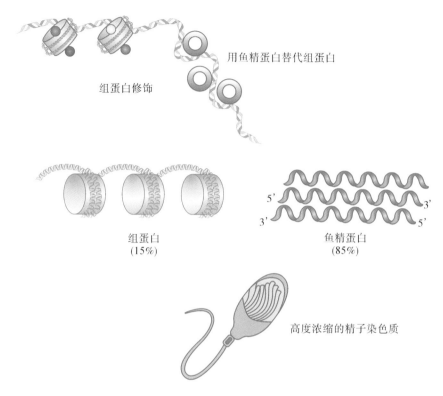

用鱼精蛋白替代组蛋白

组蛋白修饰

组蛋白
(15%)

鱼精蛋白
(85%)

高度浓缩的精子染色质

图3.2　人类精子中的组蛋白被鱼精蛋白取代。在精子发生过程中，大多数精子组蛋白被富含精氨酸和半胱氨酸的鱼精蛋白所取代。这种替换是通过翻译后的组蛋白修饰来实现的。正常情况下，成熟精子保留一定比例的组蛋白，但不同物种比例不同。在人类中，组蛋白保留率不超过 15%。染色质重塑可以获得高度浓缩的精子结构，以保护父本基因组

染色质损伤的起源和机制

　　如前所述，精子正常的染色质结构和完整的 DNA 对于成功受精和胚胎发育非常重要。临床研究表明，与有生育能力的男性相比，不育男性精子的 DNA 损伤及染色质结构异常明显更常见[16,30-31]。精子发生过程中错误的染色质包装，可能是由于该过程中所涉及的分子机制的改变或鱼精蛋白和组蛋白基因的突变。此外，外源性因素可能会改变精子染色质或 DNA 的结构，如男性泌尿生殖道感染或接触有毒物质。在人类中，由于 P1/P2 比值的改变与不育症有关，因此存在等量的 P1 和 P2 可以保证染色质结构的稳定[32]。P1/P2 比值增加可能是由于 P2 前体的异常加工[33]或鱼精蛋白置换组蛋白失败[34]。事实上，与可育男性相比，不育男性中

发现的 P2 前体[33]和组蛋白[35]水平更高。另一个导致 P1/P2 比值改变的可能机制是,编码鱼精蛋白的基因(*PRM1* 和 *PRM2*)发生突变。研究者在 *PRM1* 和 *PRM2* 中发现了可能与精液质量差有关的不同 SNP。在 *PRM1* 中发现的最常见的变异是精氨酸的 34 位点带有丝氨酸残基,但其致病性尚未得到明确证实[36]。

鱼精蛋白失调可以发生在多个步骤中,包括转录过程。Aoki 等人观察到鱼精蛋白 mRNA 的保留量增多与不育男性患者鱼精蛋白表达异常有关[37]。mRNA 含量的增加可能是由鱼精蛋白翻译过程的调节缺陷导致的[37]。此外,还需要适当的 P2 磷酸化来替代 TP2。事实上,已经有研究报道,由 TP2 的保留和 P2 的缺失,敲除 *Camk*4(编码负责 P2 裂解前磷酸化的蛋白质的基因)的小鼠出现了不育[38]。因此,鱼精蛋白比例的改变可能在一定程度上反映了这些辅助蛋白的缺陷或功能异常,导致蛋白质加工不完整和 DNA 结合不成功。

鱼精蛋白是染色质浓缩和维持稳定性所必需的物质,鱼精蛋白的缺乏会导致分子间和分子内二硫键减少,从而增加精子对 DNA 损伤的易感性。据报道,鱼精蛋白含量降低或 P1/P2 比值异常的男性表现出 DNA 碎片化增加,其特征是单链或双链 DNA 断裂[39-40]。此外,已分类的 DNA 碎片化精子表现出了更高的组蛋白持久性[41-42]。还应考虑到,为了促进组蛋白向鱼精蛋白的转变,拓扑异构酶Ⅱ也被引入了临时切口以松弛 DNA。尽管接下来此类断裂的 DNA 会重新链接,但如果修复系统发生改变,DNA 碎片化的精子可能会随精液排出体外[43]。一项系统综述报道,鱼精蛋白缺乏与精子 DNA 碎片化增加显著相关[44]。

然而,精子染色质包装的改变并不是精子 DNA 碎片化的唯一原因,还有可能是细胞凋亡失败导致的,而氧化应激也会导致 DNA 损伤[42]。细胞凋亡失败的观念源于存在具有凋亡迹象的精子及精液中的 DNA 断裂,这表明有缺陷的精子无法完成程序性细胞死亡这一过程[45]。当产生的活性氧(ROS)相对于抗氧化剂过量时,它们可能对精子产生致病作用,其中包括产生 DNA 制动和碱基氧化[46]。

众所周知,包括体重、吸烟、饮食、运动、心理压力、咖啡因、酒精和环境污染物暴露在内的多种生活方式因素会影响精液质量,从而改变精子形态和运动能力及染色质和 DNA 的完整性。对动物模型的研究表明,酗酒会损伤精子染色质成熟度和 DNA 完整性[47-48]。据报道,在人类中,吸烟会引起 P1/P2 比值的增加而影响鱼精蛋白水平[49]。此外,Yu 及其同事的一项研究表明,吸烟可能会干扰鱼精蛋白 mRNA 的转录,从而导致精子组蛋白转换异常[50]。

人类精子染色质不仅易受环境因素的影响,而且易受病理生理条件的影响,如男性泌尿生殖道感染,这被认为是男性不育的重要原因。一些细菌,如大肠杆菌、解脲支原体、人支原体和沙眼衣原体可与精子相互作用,破坏其DNA[51]。一项针对感染不同细菌的精液样本进行的研究发现,受感染患者的精子可出现鱼精蛋白缺乏[52]。

此外,癌症本身及其后期的治疗也可能通过改变精子DNA来影响男性生育能力。O'Flaherty等人将霍奇金淋巴瘤或睾丸癌患者的精子DNA质量与健康志愿者进行了比较,发现与健康男性相比,患者的精子显示出了更高的DNA损伤率[53]。几年后,同一作者报道,化疗会显著损伤精子DNA,在治疗后长达2年时间内仍可损伤其结构和完整性[54]。精子冷冻保存是体外受精(IVF)方案中广泛使用的一种技术,是精子DNA损伤的另一个原因。冻融后,精子DNA的完整性会下降,尤其是在那些精液质量差的受试者中,这些精子可能染色质凝聚较少,因此对低温的抵抗力较差[55-56]。

精子染色质与男性不育

鱼精蛋白表达异常或结构异常会对男性生育能力产生不利影响。动物研究表明,敲除P1的一个等位基因会导致精子出现染色质去浓缩、形态异常、活动力降低和顶体反应增强等改变[57]。PRM2 $^{-/-}$ 小鼠无法繁殖[58]。人体研究表明,P1/P2比值对生育能力的影响比P1和P2的绝对数值更重要。事实上,许多研究报道,与对照组相比,不育受试者的异常发生率更高[59-61]。此外,最近的一项meta分析表明,与对照组相比,不育男性患者的鱼精蛋白mRNA和P1/P2比值更高[44]。P2低表达导致的鱼精蛋白比值增加占87%,而由于P1过度表达导致的增加仅占13%[44]。此外,异常P1/P2比值的男性可能会表现出精子浓度、活力降低和正常形态的改变[16,39]。如上所述,除了浓缩DNA以产生保护作用外,鱼精蛋白还具有传递受精后重新激活父本基因组所必需的表观遗传信息的作用。因此,鱼精蛋白表达异常可能对胚胎发育产生负面影响。一项包括338名受试者(32名精子正常的志愿者和306名接受ART助孕的患者)的研究表明,与卵细胞质内单精子注射(ICSI)组相比,对照组精子的鱼精蛋白mRNA比例明显更高,并且mRNA比例正常的男性在IVF和ICSI中具有更高的受精能力[62]。在研究鱼精蛋白的表达时也发现了类似的结果,异常的P1/P2比值与低受精率和胚胎质量差有关[40]。关于P1/P2比值与妊娠率之间的关系,目前结论尚不一致[40,63]。总体而言,这些结果证明P1/P2比值是一个良好的妊娠结局指标,除了标准精液分析之外,还可用于男性不育症的诊断。

P1 和 P2 之间的平衡不仅会因鱼精蛋白的异常表达而发生变化,还会因组蛋白的异常转换而改变。组蛋白的持久性更多的代表了染色质的不成熟,这会不利于 IVF。大多数研究报道表明,染色质不成熟与受精和妊娠成功呈负相关[64-68]。Simon 等人没有发现组蛋白保留与早期 ART 结果之间的任何关联,尽管发现组蛋白保留与第 2 天和第 3 天的胚胎发育显著相关[69]。需要注意的是,这些研究中的大多数没有考虑也会影响 ART 结果的女性因素。在包括女性年龄和女性因素在内的混杂因素的调整模型中,精子染色质状态已被证明可以预测优质胚胎的发育,其比值比(OR)为 6.6[68]。

如上所述,鱼精蛋白含量异常或组蛋白转换异常也可能影响 DNA 的稳定性,使 DNA 更容易受到损伤[40,70]。几项 meta 分析探讨了自然和辅助生殖中精子 DNA 碎片化与妊娠结局之间的关联。结果表明,DNA 损伤与自然或 ART 中较低的妊娠率有关[71-73]。DNA 碎片化水平低的男性体外受精后的活产率较高[74],而 DNA 损伤严重的受试者的流产率增加[75]。尽管最近的一项 meta 分析报告 ICSI 对临床妊娠也有负面影响,但 DNA 损伤与 ICSI 妊娠结局之间的关系尚不明确[76]。

评估精子染色质状态的方法

从上述研究中可以清楚地看到,精子染色质结构影响体内和体外受精的结果,这使它可能成为男性不育检查中有价值的标志物。因此,近年来评价精子染色质质量的技术越来越成熟,已有多种评估精子染色质结构和包装的方法。一些方法简单、容易执行、成本低、不需要复杂的仪器,这些特点使它们几乎在所有的临床实验室都能使用。在这些测试中,使用最多的是基于染色方法的测试,包括色霉素 A3(CMA3)、苯胺蓝(AB)和甲苯胺蓝(TB)。CMA3 是一种鸟嘌呤胞嘧啶特异性荧光色素,与精蛋白竞争结合到 DNA 小沟。CMA3 可以染色缺乏鱼精蛋白的精子 DNA,因此它是 DNA 包装不良的指标[41]。另一种用于评估精子染色质成熟度的方法是 AB 测试。这是一种非常简单和快速的方法,包括用 AB 染色固定样品,它能够结合组蛋白赖氨酸残基,从而测量组蛋白保留程度。高度染色的精子,头部呈深蓝色,间接表明鱼精蛋白含量较低[41]。与需要荧光显微镜的 CMA3 测试不同,AB 染色可以在光学显微镜下检测。这两种技术都可以作为精子未成熟核的指标。应当指出的是,这些测试是客观的,也是依赖于操作者的,因此可能存在观察者间和实验室间偏差。

TB 染色是鉴别染色质结构异常精子(TB 阳性)和染色质包装正常精子(TB 阴

性)的可靠方法。当染色质蛋白与 DNA 的静电结合比较松散时,TB 就会与 DNA 链的磷酸基团结合,而高度包装的染色质则不能被染色。因此,TB 染色也被用于精子 DNA 完整性的间接测量[77]。

其他用于评估精子染色质结构更费力且不太常用的方法,可以预测与 DNA 相关的核蛋白的测量。这些方法,通过使用去浓缩缓冲液从精液样品中提取核蛋白质,然后根据蛋白质的分子量通过凝胶电泳分离蛋白质。对凝胶进行染色和扫描以测量与鱼精蛋白相关的条带强度[21]。其他学者使用特异性抗体通过蛋白质印迹评估鱼精蛋白条带[49]。在这两种情况下,P1 和 P2 的浓度是根据每个凝胶中包含的人鱼精蛋白标准生成的标准曲线计算的。在人类组蛋白同种型中,通常评估主要的 H2B 变体,结果表示为 P1/P2 比值或 H2B 与鱼精蛋白比值[49,78]。一些学者还报道了通过实时 PCR 对 cDNA 进行定量分析的 PRM1/PRM2 比值[79]。

表 3.1 总结了文献中关于上述实验检测到的精子染色质状态与 ART 结果之间的关联的数据。我们可以观察到,大多数研究报告与受精率(FR)或胚胎质量(EQ)有关。然而,差异的存在取决于用来评估染色质成熟的分析方法。

结　论

在过去的 10 年中,越来越多的研究调查了精子染色质在男性因素不育中的作用。精子染色质具有高度致密的结构,发挥几个关键作用,包括以符合人体工程学和流体动力学的形状修改精子核,以克服到达卵母细胞并使其受精的障碍,保护精子 DNA 免受物理和化学损伤、去编程,并在受精前使父本基因组失活[80,81]。精子成熟过程中从组蛋白到鱼精蛋白的转变实现了这些精子细胞的独特功能。组蛋白转换不当或鱼精蛋白缺失不仅是精子发生异常的标志,而且影响卵母细胞受精和生殖结果。目前已有几种检测方法用来确定染色质成熟度状态,这些检测可能有助于男性不育检查,从而为标准精液分析提供进一步的信息。特别是,在传统分析未发现精液质量改变且未诊断出明显的女性生殖系统病变的特发性不育症患者中,使用这些技术可能会有所帮助。在这种情况下,患者通常会求助于 ART,这种技术可以实现染色质异常的精子使卵母细胞受精。鉴于父本组蛋白在胚胎发育中的作用,异常的染色质结构可能导致后代发生表观突变的风险增加。大量研究表明,鱼精蛋白缺乏与 FR、EQ 及临床妊娠率(PR)之间存在关联。然而,目前检测精子染色质状态的方法在临床实践中的有效性仍存在争议,部分原因是它们具有一定的缺点[82],为了开发更具体和敏感的方法,还需要进一步的研究。

最后,最近的研究表明,雄配子不能再被视为是卵母细胞的父本基因组的沉默载体,因为它在受精卵受精后的表观遗传重编程中起着至关重要的作用。这些新发现表明,对人类精子染色质结构复杂性质的认知需要进一步提高,这样不仅可以回答基本的细胞生物学的问题,而且还可以指导临床医生管理不育症患者。

检索标准

对有关精子染色质和生殖的文献进行了系统综述。我们搜索了以下主题标题和关键词:

(#1)"sperm chromatin structure(精子染色质结构)"OR"sperm chromatin integrity(精子染色质完整性)"OR"sperm chromatin maturity(精子染色质成熟度)"OR"sperm chromatin status(精子染色质状态)"OR"sperm protamination(精子增殖)"OR"sperm histone retention(精子组蛋白保留)"。

(#2)"spermatogenesis(精子发生)"AND(#1)

(#3)"male infertility(男性不育)"AND(#1)

(#4)"assisted reproduction(辅助生殖)"AND(#1)

我们考虑了过去 25 年在 PubMed 数据库中发表的原始研究文章和综述,并选择了与我们章节相关的文章。我们还记录了用于评估精子染色质压实的主要分析方法,并总结了这些测试检测到的精子染色质状态与辅助生殖结果之间的关联数据。

参考文献

请登录 www.wpxa.com 查询下载,或扫描二维码查询。

第4章 精子发生内分泌调节的遗传基础

Julie W. Cheng, *Edmund Y. Ko*

要 点

- 下丘脑—垂体—性腺轴通过黄体生成素(LH)和卵泡刺激素(FSH)促进睾丸激素的产生和精子发生,可因卡尔曼综合征或先天性垂体功能低下等疾病而受影响。

- 睾酮通过一系列生化反应合生。LH 受体或参与睾酮合成的酶不足会导致精子发生功能低下,从而导致精子发生受损。

- 生发上皮内的高睾酮水平和支持细胞中的功能性雄激素受体是精子发生所必需的。雄激素受体紊乱会导致雄激素不敏感,进而影响精子发生。

- 雌激素作为生殖细胞的存活因子,调节男性生殖系统内的流体动力学,并有助于下丘脑—垂体—性腺轴的反馈抑制,从而促进精子发生。

- 下丘脑—垂体—性腺轴受睾酮、雌激素和抑制素的负反馈调节。外源性激素引起的雄激素过多或先天性肾上腺增生症可引起该系统内分泌功能障碍。

J. W. Cheng (✉) · E. Y. Ko

Department of Urology, Loma Linda University Health, Loma Linda, CA, USA

© Springer Nature Switzerland AG 2020

M. Arafa et al. (eds.), *Genetics of Male Infertility*,

https://doi.org/10.1007/978-3-030-37972-8_4

简 介

精子发生需要内分泌系统和睾丸实质之间协调的相互作用。下丘脑—垂体—性腺(HPG)轴参与这一过程的激活和调节,而内分泌功能障碍会损伤精子发生。除后天原因外,遗传紊乱还会影响激素产生、激素释放,以及激素与受体功能之间的结合,最终影响精子发生。本章的目的是描述精子发生中激素调节的遗传基础,讨论影响精子发生的内分泌调节的遗传紊乱。

HPG

HPG 轴(图 4.1)是内分泌系统的一个组成部分,驱动性发育和生殖。下丘脑位于大脑的底部,对昼夜模式和环境条件做出反应。下丘脑通过正、负激素反馈环路调节体内平衡[1],通过垂体门脉系统向垂体后叶提供直接的神经信号,向垂体前叶提供激素信号。促性腺激素释放激素(GnRH)由下丘脑以脉冲式释放[1-3],作用于垂体前叶。

垂体前叶位于颅底蝶鞍内,毗邻下丘脑。在负责产生几种基本激素的细胞中,促性腺激素包含由 *GNRHR* 和 *GNRHR*2 基因编码的 GnRH 受体,这两个基因分别位

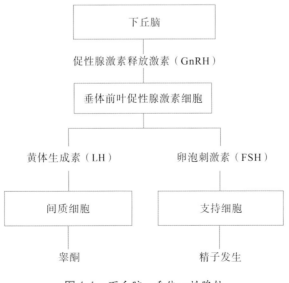

图 4.1　下丘脑—垂体—性腺轴

于染色体 8p11.2 ~ p21 和 20p13[4]。促性腺激素通过产生黄体生成素(LH)和卵泡刺激素(FSH)来响应 GnRH。这些激素被释放到脑下垂体传出静脉,进入体循环并作用于睾丸。LH 和 FSH 作为糖蛋白多肽激素,通过与 G 蛋白偶联受体结合,激活腺苷酸环化酶,增加细胞内环状 AMP 的浓度,作用于睾丸的不同成分。FSH 作用于支持细胞,促进精子发生。

HPG 轴紊乱

当 GnRH 的产生或活性受损时,下游的 LH 和 FSH 活性降低,导致促性腺功能减退。这种情况发生在卡尔曼综合征、先天性促性腺功能减退症和特发性低促性性腺功能减退症患者中。多种遗传缺陷与卡尔曼综合征有关,该综合征可具有常染色体显性遗传、常染色体隐性遗传和 X 连锁遗传模式[5]。KAL1 是位于染色体 Xp22.3 的一个 X 连锁基因,是与卡尔曼综合征相关的比较常见的基因之一[6]。由于 GnRH 缺乏,性腺功能减退症患者表现出青春期延迟、性特征不明显、无精子症[5]。卡尔曼综合征患者还伴有嗅觉丧失,而嗅球异常可以在这类患者的影像学检查中得到证实[7]。

当垂体前叶的促性腺激素对 GnRH 信号没有反应时,也会发生促性腺功能减退症。先天性垂体功能减退症是由 3 号染色体短臂上的 PIT - 1 转录因子紊乱引起的一种罕见疾病[8]。突变损伤垂体前叶的分化,并导致功能障碍[9]。由于缺乏垂体激素,包括生长激素、促甲状腺激素和催乳素,患者表现为身材矮小[9]。虽然促性腺激素缺乏可影响生长激素、甲状腺激素和催乳素的分泌,但其主要引起低睾酮血症和精子发生障碍[10]。

雄激素的产生

LH 与位于 2p21 的 LHCGR 基因编码的 LH 受体结合后,激活间质细胞并刺激睾酮的产生[11]。LH 的刺激使胆固醇进入线粒体,在线粒体中转化为孕烯醇酮。然后孕烯醇酮被运输到光滑的内质网,并经过一系列反应生成 17α - 羟基孕烯醇酮、脱氢表雄酮(DHEA)、雄烯二酮,最后合成睾酮(图 4.2)。作为一种类固醇激素,睾酮能够直接通过细胞膜扩散。

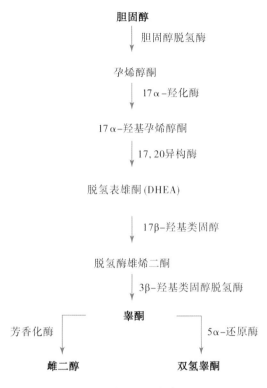

图 4.2　胆固醇生物合成睾酮的途径

　　睾酮从间质细胞扩散到局部毛细血管,进入体循环。这种激素通过与性激素结合球蛋白和白蛋白可逆地结合以进行运输。当这些循环蛋白释放出来时,睾酮直接扩散到细胞内,结合细胞核内的雄激素受体,并启动蛋白质合成的转录。虽然睾酮是主要的男性性激素,有助于性发育和维持性功能,但它也可以通过 5α – 还原酶转化为双氢睾酮(DHT),该酶由位于 2p23 的 *SRD5A2* 基因编码[12]。睾酮和 DHT 在胚胎时期、青春期及成年后发挥雄激素的作用。尽管睾酮在全身多处都能发挥作用,但其对精子发生的影响主要是通过生发上皮和睾丸间质内邻近组织的旁分泌信号。

雄激素分泌紊乱

　　LH 受体或任何与雄激素产生有关的酶的异常或缺陷均可限制睾酮的产生(图4.2),随后导致低男性化表现。虽然罕见,但 LH-β 位点特发性突变的患者存在 LH 缺乏,限制了 LH 的功能,导致低睾酮水平和男性女性化体质[13-14]。睾酮不足也可由酶的缺陷引起。由于已发现这些酶有多种突变[15-19],各种表型的表达和低男性化表现可因相关酶的缺陷和随之睾丸激素的缺乏程度而发生改变。5α - 还原酶缺乏可限制睾酮向 DHT 的转化。低 DHT 可导致外生殖器男性化不完全,患者随后出现外生殖器女性化[20]。5α - 还原酶缺乏使患者更加女性化,且睾丸活检显示精子发生受损,精子生成不规律[21]。

生发上皮激素的影响

生发上皮由支持细胞和生殖细胞组成,它们围绕在生精小管中央管腔周围(图 4.3)。支持细胞是一种柱状细胞,位于生精小管基膜上。支持细胞之间的紧密连接形成血睾屏障,分隔出生精小管的近腔室和基底室,并将生殖细胞固定在基膜上以维持生殖细胞系。发育中的精子细胞存在于支持细胞之间,它们经历增殖、精子发生和细胞凋亡。支持细胞通过 FSH 和睾酮的作用来支持精子发生。

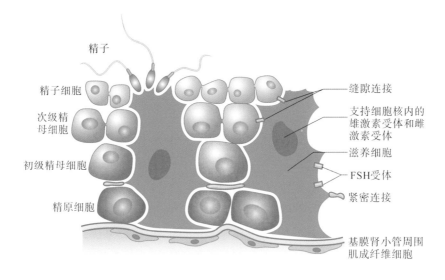

图 4.3　生发上皮由支持细胞和生殖细胞组成

FSH 结合支持细胞上的相应受体以促进细胞生长、蛋白质的产生和精子发生。人类 FSH 受体的 *FSHR* 基因位于 2p32 ~ p16[23-24]。虽然 FSH 受体敲除已被证明可以抑制卵泡发育并导致雌性小鼠不孕[25-26],但这并不会导致雄性小鼠不育[25-27]。然而,这些雄性小鼠的睾丸体积缩小了[25,26],并且精子质量也有所下降[28]。此外,FSH 受体突变同样会损伤女性的生育能力,但不会完全损伤男性的生育能力[29-30]。与 LH 缺乏症类似,单纯性 FSH 缺乏症男性为 FSH β 位点突变,表现为生殖功能正常,睾酮水平正常,但由于 FSH 水平低导致精子数量和活力降低[31-33]。虽然 FSH 主要优化精子发生和生殖细胞数量,但它可能不是男性生育所必需的。相反,FSH 对精子发生的作用可能是间接的,通过刺激支持细胞表达雄激素结合蛋白和雄激素受体,将睾酮隔离到生发上皮,随后创造促进生发细胞发育的睾丸微环境[34]。

睾丸微环境含有较高水平的睾酮。雄激素结合蛋白由睾丸支持细胞产生,它将睾丸内睾酮隔离,从而将睾丸内的睾酮水平维持在血清水平的 40 倍左右[35]。这些高水平的睾酮是精子发生所必需的[35-36]。睾丸内的睾酮水平降到血清水平会导致精子数量显著下降98%[35]。相反,补充睾酮和 DHT 可以作用于雄激素受体并修复精子发生,即使在 GnRH 遗传缺陷的性腺功能低下的小鼠中也是如此[37]。

人雄激素受体是一种核受体,由位于 X 染色体 q11~12 上的 *AR* 基因编码[38-40],表达于支持细胞、间质细胞和肾小管周围肌样细胞[41,42]。由于生殖细胞不表达功能性雄激素受体[41],雄激素对精子发生的调节主要是由支持细胞通过其与生殖细胞之间存在的缝隙连接介导的[43-45]。

精子发生需要雄激素直接刺激支持细胞[36,42-43,46-47]。虽然雄激素受体基因敲除(ARKO)小鼠具有对雄激素完全不敏感的表型,睾丸支持细胞中出现雄激素受体的阻断也会导致不育,但腹腔内性腺小、胚胎发育异常和生殖细胞发育中断也可以导致不育[42]。尽管睾丸下降、生殖道发育、支持细胞数量、激素水平、管周肌样细胞和间质组织的雄激素受体均无异常[36,42],但支持细胞雄激素受体基因敲除(SCARKO)小鼠在精子发生过程中仍表现出减数分裂阻滞[36,42]。精母细胞、圆形精子细胞和细长精子细胞明显减少[42]。此外,生殖细胞凋亡率也升高了[42]。这表明雄激素是支持细胞促使生殖细胞发育和生存所必需的。

失去雄激素对支持细胞的刺激也会导致 SCARKO 小鼠生发上皮和睾丸微环境的结构变化[42-43,47]。体视学分析显示支持细胞核移位,生精小管直径缩小,提示液体分泌功能障碍[42-43]。此外,ARKO 和 SCARKO 小鼠的睾丸间质细胞发育和功能均受损[43,47],同时睾丸重量减少28%[43]。

在睾丸内的管周肌样细胞中也发现了雄激素受体。虽然这些特定受体对精子发生的影响仍未被彻底阐明,但这些细胞对男性生育能力的作用可能被低估了。在管周肌样细胞中敲除雄激素受体基因可导致雄性小鼠生殖细胞减少86%,支持细胞功能受损,最终导致不育[48]。尽管这些细胞对精子发生有作用,但雄激素仅作用于这些细胞而不刺激支持细胞时,似乎不足以促进精子发生[36]。

雄激素受体紊乱

雄激素不敏感可能是由于雄激素受体功能丧失而导致的。雄激素受体基因的600多个突变已被证实[49],这些突变可表现为完全性或部分性雄激素不敏感综合征。完全性雄激素不敏感的患者在胚胎发育期间没有睾酮刺激,随后表现为女性,具有46,XY核型和隐睾性腺[50-51]。相反,部分性雄激素不敏感的患者对雄激素的反应程度有所不同。患有轻度雄激素不敏感综合征的男性可能表现为男性化不足,并伴有不育症和生殖器发育异常[51-52]。

雌激素在精子发生中的作用

睾酮可以通过芳香化酶转化为雌激素,后者也可以显著促进精子发生,因为芳香化酶和雌激素受体已被证实存在于睾丸实质和生殖细胞中[53-54]。即使睾酮水平正常,这些蛋白质中的任何一种都仍然能损伤精子的产生、运动和功能[55-57]。

芳香化酶是细胞色素 P450 酶的组成部分,由位于染色体 15q21.1 上的 cyp19 基因编码[55,58]。芳香化酶基因敲除小鼠在支持细胞、早期生殖细胞或雄激素和 FSH 等激素水平上没有表现出任何异常[55]。然而,这些小鼠最终仍发展为不育小鼠,因为精子发生过程在生精阶段停止,圆形和细长精子细胞显著减少[55]。这表明芳香化酶是精子发生所必需的,可能是通过雌激素的直接作用[55],而雌激素可能是生殖细胞的生存因子,因为 17β - 雌二醇可抑制精母细胞和精子细胞的凋亡[54]。

17β - 雌二醇可以激活两种形式的核雌激素受体。雌激素受体 α(ERα)由位于染色体 6q25.1 上的 ESR1 基因编码[59],雌激素受体 β(ERβ)由位于染色体 14q22~24 上的 ESR2 基因编码[60]。通过免疫组化和蛋白质印迹法分析,这两种雌激素受体都位于男性生殖组织,包括支持细胞、生殖细胞、间质细胞和附睾[41,54,60]。雌激素受体基因敲除(ERKO)小鼠在青春期前睾丸正常,最初没有表现出解剖和功能异常[56]。然而,与芳香化酶基因敲除的小鼠相似,ERKO 小鼠后来由于精子活力和功能的降低而表现出精子发生过程的中断,因此这些小鼠逐渐进展为不育[56]。雌激素还可能调节生精小管、附睾和输精管内关于精子运输的管腔流体动力学,因为这些组织结构在 ERKO 小鼠中扩张并在以后的生活中逐渐退化[56-57,61]。虽然这些小鼠的睾酮水平在 LH 和 FSH 水平正常的情况下会出现升高,但它们的睾丸出现了萎缩,雄性小鼠交配的频率下降[56]。然而,另一项研究发现,ERα可能不是生殖细胞发育或功能所必需的[62],还需要进一步的研究来确定雌激素在精子发生中的作用。雌激素除了直接影响生发上皮外,还通过调节HPG轴影响精子发生。

HPG轴的调节

HPG轴是通过反馈抑制来调节的(图4.4)。间质细胞产生的睾酮和支持细胞产生的抑制素B向HPG轴提供负反馈,从而抑制促性腺激素的释放。激活素和抑制素是支持细胞产生的激素,它们分别作用于HPG轴,促进或抑制垂体前叶的FSH分泌。抑制素B抑制FSH的分泌,而睾酮则向下丘脑和垂体提供负反馈,分别抑制GnRH和LH的分泌。睾酮已经被证实可以改变下丘脑内神经元放电模式的阈值和频率[63-64]。睾酮对HPG轴的影响已经被一些研究证实,这些研究用各种方法来评估睾丸内睾酮的降低水平,例如通过合成代谢类固醇的使用、睾酮替代疗法,以及补充外源性睾酮以达到男性避孕的目的[65-68]。

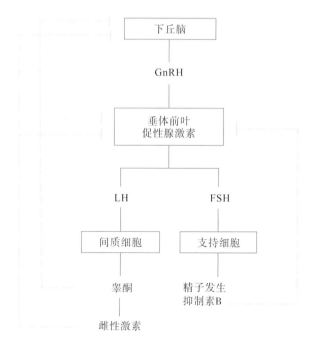

图4.4　下丘脑—垂体—性腺轴的反馈抑制

睾酮还以雌激素的形式间接向下丘脑和垂体前叶提供负反馈。与睾酮类似,雌二醇也通过影响 GnRH 神经元活动模式[64]和 mRNA 的表达[69]来介导负反馈。去势的雄性小鼠表现出下丘脑 GnRH 神经元内兴奋性超极化电流的增加,而雌二醇的替代疗法通过减少这些电流并将下丘脑 GnRH 神经元的放电模式恢复到基线水平来逆转去势的影响[63-64]。此外,缺乏雌激素产生及其抑制作用的芳香化酶基因敲除小鼠表现出 LH 水平升高,并伴随间质细胞增生[55]。

HPG 轴调节障碍

过量的雄激素导致 HPG 轴的反馈抑制,限制睾酮的合成和精子发生。这可能与肾上腺分泌的雄激素增加有关。21 - 羟化酶缺乏是先天性肾上腺增生最常见的原因[70]。21 - 羟化酶位于染色体 6p21.3 上的 cyp21 基因上,参与肾上腺醛固酮和皮质醇的合成。缺乏这种或其他肾上腺酶限制了盐皮质激素和糖皮质激素的产生,相反,雄激素的产生会增加。这会导致婴儿脑性耗盐综合征、女性男性化和男性性早熟。内源性雄激素的增加会导致 HPG 轴的负反馈。先天性肾上腺增生的男性可表现出不同的生育能力,这些患者中也有少精子症和无精子症[71-72]。

结　论

内分泌功能障碍原因众多,如循环中的激素浓度异常或其各自的受体功能异常等。来自下丘脑的激素信号在到达睾丸之前激活促性腺激素释放进入体循环。然后,睾酮由胆固醇通过一系列的生化反应产生,并被生发上皮内的支持细胞隔离,以维持睾丸内较高的睾酮水平。建立有利于生殖细胞发育的睾丸微环境是支持细胞的又一重要作用。整个过程最终通过 HPG 轴的反馈抑制来保持平衡。各种遗传性疾病(表 4.1)可以改变内分泌系统激活和调节精子发生的能力。随着人们对遗传功能和疾病的认识不断加深,需要更进一步的研究来阐述精子发生内分泌调节的遗传学基础。

表4.1 内分泌紊乱通过促性腺激素减退影响精子发生

疾病	基因(位点)	生育障碍	临床表现
卡尔曼综合征	*KAL*1(Xp22.3)	缺乏 GnRH	面部中线缺损、嗅觉障碍、肾发育不良
先天性垂体功能减退症	*PIT* − 1(3p)	罕见的 LH 和 FSH 缺乏	垂体功能减退和身材矮小
单纯 LH 缺乏症	未知	LH β 亚基	类无睾体习性
单纯 FSH 缺乏症	未知	FSH β 亚基	正常男性化和睾酮水平
FSH 受体突变	*FSHR*(2p21 ~ p16)	FSH 信号受损	正常男性化和睾酮水平
睾酮缺乏	*cyp*17(10q24.3)	酶缺陷导致睾酮合成受阻	变异性低男性化
5α − 还原酶缺乏症	*SRD5A2*(2p23)	胚胎发育过程中缺乏 DHT 转化	具有女性外生殖器和男性内生殖道
雄激素不敏感综合征	*AR*(Xq11 ~ 12)	雄激素受体	完全性:表型女性, 46, XY 核型 部分:变异性低男性化
先天性肾上腺增生	*cyp*21(6p21.3)	过多的雄激素产生导致 HPG 轴的反馈抑制	婴儿盐耗综合征, 女性男性化, 男性性早熟

检索标准

● 在 PubMed 搜索"hypothalamic-pituitary-gonadal axis(下丘脑—垂体—性腺轴)""endocrine dysfunction affecting spermatogenesis(影响精子发生的内分泌功能障碍)"和"hypogonadotropic hypogonadism(促性腺激素性腺功能减退症)"($n = 122$):

　　– 通过标题和摘要筛选出的文章:

　　　　排除与非激素性睾丸功能障碍相关的文章($n = 38$)。

　　　　排除了与女性生殖有关的文章($n = 35$)。

　　　　排除了与医疗管理相关的文章($n = 12$)。

　　– 在最初的搜索过程中,共引用了 37 篇文章。

● PubMed 二次搜索寻找受体和酶的特定定位基因,以及影响精子发生内分泌调节的特定疾病:

–通过标题和摘要筛选的文章($n=123$)。

排除了没有特定基因和染色体位置的文章($n=45$)。

排除了其他无内分泌功能障碍的精子发生遗传性障碍的文章($n=43$)。

–有13篇文章涉及受体和酶的特定基因,22篇文章涉及影响内分泌调节的特定疾病。

• 共引用了72篇文章。

参考文献

请登录 www.wpxa.com 查询下载,或扫描二维码查询。

第5章 遗传性男性不育的流行病学研究

Marlon P. Martinez, Haitham Elbardisi, Ahmad Majzoub, Mohamed Arafa

要　点

- 尽管学者们在确定男性不育症的确切原因上做了很多努力,但仍有许多人被诊断为特发性男性不育症。
- 关于男性不育症的真实发病率和病因仍然缺乏研究和表征。
- 地域差异被认为是男性不育发病率不同的原因。
- 导致男性不育的主要遗传变异有染色体异常、倒位、易位、Y 染色体微缺失和基因突变。
- 在进行辅助生殖技术(ART)治疗之前,应该对夫妻中的男性进行全面的评估,以发现可能存在的问题。
- 大规模的前瞻性流行病学研究有助于我们了解遗传性男性不育。

M. P. Martinez

Philippine Urological Association, Department of Surgery, Section of Urology, University of Santo Tomas Hospital, Sampaloc, Manila, Philippines

H. Elbardisi · A. Majzoub · M. Arafa (✉)

Department of Urology, Hamad Medical Corporation, Doha, Qatar

© Springer Nature Switzerland AG 2020

M. Arafa et al. (eds.), *Genetics of Male Infertility*,

https://doi. org/10. 1007/978 - 3 - 030 - 37972 - 8_5

简 介

国际辅助生殖技术监测委员会(ICMART)最近制定了一套以共识为基础、以证据为导向的术语,其中将不孕不育症定义为"一种疾病,其特征是由于个人或其伴侣的生育能力受损,在规律且无保护性生活12个月后仍未确定临床妊娠"[1]。在有生育需求的夫妻中,15%的夫妻受到不孕不育症的影响[2]。仅因男性因素导致的不孕不育在所有患者中占20%,而因男女双方因素导致不孕不育的比例可达20%~30%[3]。另一项针对5个欧洲国家的不育男性开展的研究表明,6.4%~42.4%的不孕不育症是由男性因素导致的[4]。

男性不育症的病因是多样的。在30%~40%的病例中,男性不育的原因仍不明确,称为特发性男性不育症[5]。特发性不育症中50%的患者可能是由于已知或未知的基因异常导致的[6]。已知的基因异常的频率随着生精缺陷的严重程度而增加。数目和结构缺陷是主要的染色体异常,占不育男性的6%[7]。无精子症男性的染色体异常率更高,高达15%。

随着体外受精(IVF)和卵细胞质内单精子注射(ICSI)等辅助生殖技术(ART)的发展,临床医生必须了解遗传因素在复杂男性不育患者中的影响[8]。通过ART治疗,遗传突变的频率是否会改变及其对后代的影响还没有完全研究清楚。

男性因素导致的不育症非常复杂,其潜在病因仍未研究透彻[5]。未来有必要对精子生成和功能的遗传学和分子缺陷进行研究,以提高检测水平。这将使我们能够对基因异常的男性进行更有针对性的治疗。基因异常的普遍存在提醒了临床医生基因检测对男性不育的重要性。本章将重点讨论导致男性生殖潜能低下的常见遗传疾病的流行病学及其临床应用。

不育症的流行病学

男性不育的真实发病率和病因仍然缺乏相关证据[9]。2007年,Boivin等人从25项人口调查中对不孕不育症的患病率进行了国际评估[10]。据估计,约有7240万人不育。在这一群体中,大约有4050万人在寻求不孕不育的治疗。Mascarenhas

等人估计了 1990—2010 年间 190 个国家的不孕不育症患病率[11]。作者统计了 277 项人口和生殖健康调查的数据,并获得了个人层面的问卷答复。在这项系统的调查分析中,患有不孕不育症夫妻的绝对数有所增加,从 1990 年的 4200 万对增加到 2010 年的 4850 万对。在美国,估计每年有 700 万对夫妻在寻求不孕不育症的治疗[12]。在美国疾病控制和预防中心为确定男性不育症发病率而进行的全国调查中,对 11 067 例男性的调查数据显示,只有 18% 的夫妻没有完成男性不育症的评估;而对 25 846 例女性进行调查时,这一比例上升到了 27%。这相当于 37 万 ~ 86 万例男性在不孕不育症评估时没有被检查到。在 Agarwal 等人发表的最新研究结果中,至少有 3000 万男性被认为患有不育症[13]。非洲和东欧的发病率最高。纵观全球,澳大利亚与中欧/东欧的不育男性人数最多,分别占 8% ~ 9% 和 8% ~ 12%。其他地区,如北美(4.5% ~ 6%)、撒哈拉以南非洲(2.5% ~ 4.8%)和欧洲(7.5%),统计出的不育男性比例较低。

研究者对影响男性不育的因素进行了基于人群研究的系统综述和 meta 分析的文献检索[13]。在 86 篇相关文章中,有 16 篇被纳入研究。全球患者中患有不育症的比例为 2.5% ~ 12%(表 5.1)。统计出的全球数据显示,20% ~ 70% 的不育原因可归因于男性因素[13]。与根据对法国 3 个地区 1686 对夫妻进行的多中心调查得出的 20% 相比,上述百分比的范围很广[3]。在 Agarwal 最近的研究中,全球男性不育症患者的百分比是基于对当前文献的回顾分析而得出的。目前这项研究显示了由男性因素造成的不育比例(表 5.2),这些地区包括亚洲(37%)、撒哈拉以南非洲地区(20% ~ 40%)、大洋洲(40%)、非洲(43%)、欧洲(50%)、北美洲(50%)、拉丁美洲(52%)、中欧/东欧(55.73%)和中东(60% ~ 70%)。

表 5.1　全球不育男性占比[13]

地区	不育男性比例
撒哈拉以南非洲地区	2.5% ~ 4.8%
北美洲	4.5% ~ 6%
欧洲	7.5%
澳大利亚	8% ~ 9%
中欧/东欧	8% ~ 12%

表5.2　全球不同地区的男性因素占比[13]

地区	男性因素比例
亚洲	37%
大洋洲	40%
撒哈拉以南非洲地区	20%～40%
非洲	43%
北美洲	50%
欧洲	50%
拉丁美洲	52%
中欧/东欧	55.73%
中东	60%～70%

　　地域差异被认为是男性不育症发病率不同的原因。Ikechebelu 等人评估了尼日利亚东南部 314 对不孕不育夫妻生育能力低的病因[14]。其中 35%（n = 110）的病例属于继发性不孕不育,65%（n = 204）的病例属于原发性不孕不育。男性因素不育占 42.4%。男性不育最常见的原因是少精子症和弱精子症,分别占 35.9% 和 32.3%。在西伯利亚西部,Philippov 等人进行的一项流行病学研究发现,在 2000 对随机选择的已婚夫妻中,有 333 对（16.7%）被诊断为不孕不育[15]。从接受检测的男性的精液分析来看,45.7% 的人有可识别的异常,而 54.3% 的人属于特发性的。男性附属性腺炎症性疾病是男性不育最常见的原因,占 12.9%,其中 8.6% 的炎症性疾病可导致梗阻性无精子症。Aflatoonian 等人研究了伊朗亚兹德不孕不育患者的人口统计学特征[16]。5200 对夫妻中有 277 对患有不孕不育症,占 5.52%。在这些不孕不育患者中,原发占 3.48%,继发占 2.04%。居住在城市地区的夫妻不孕不育患病率高于居住在农村地区的夫妻,但这一差异无统计学意义（P = 0.001）。在波兰一项纳入了 1517 人的多中心研究中,18.9% 的夫妻都出现了生育能力低下,15.99% 的病例为特发性不育。男性因素不育症占 55.73%。英国 Datta 等人对 16～74 岁年龄段的 8869 例女性和 6293 例男性进行了横断面人口生育状况调查[18]。在这组数据中,大约 10% 的男性有不育症。在推迟生育的夫妻中,不孕不育症的患病率较高。此外,因不孕不育问题寻求治疗的男性中,57.3% 具有较高的文化程度和职业地位。2004 年,Bayasgalan 等人确定了在蒙古国一家不孕不育医院就诊的 430 对不孕不育夫妻的临床类型和主要原因[19]。男性因素导致的不育占 25.6%,其中梗阻性无精子症（8.4%）和后天睾丸损伤（5.4%）的患

病率高于其他原因。在印度，2009 年估计有 1500 万～2000 万对夫妻患有不孕不育症[20]。

与发展中国家相比，在澳大利亚、欧洲和北美等发达国家可以得到更准确的不孕不育率。这些国家有一些组织，如美国家庭增长调查协会[21]、澳大利亚卫生与福利研究所[22]和欧洲泌尿协会（EAU）[23]，它们提供了关于不孕不育症问题最详细的数据报告。尽管有这些数据，但由于证据的方法学质量较低，很难确定全球、某个国家或地区人口中的男性不育症患病率[24]。

遗传性不育症的一般流行病学

导致男性不育症的情况是复杂而多因素的，男性不育症的病因可以是获得性的或先天性的。尽管我们在寻找男性不育症的确切原因上已经做了许多努力，但是目前仍然有许多人被诊断为特发性男性不育症，其中一些原因可以用遗传异常来解释[25]。在检测具有潜在临床应用价值的复发性遗传因素时，对"隐匿性"遗传因素的检测普遍无效[26]。

遗传异常，包括染色体数目和结构异常，与不明原因的少精子症和无精子症有关[27]。染色体异常的发生率与精子浓度间接成正比[28]。与少精子症（5%）或无精子症（10%～15%）相比，精子浓度正常的男性出现染色体异常的情况较少（<1%）。

15% 生育能力较差的男性为无精子症[29]。无精子症可以分为梗阻性无精子症（OA）和非梗阻性无精子症（NOA）。40% 的无精子症男性表现为 OA，其余 60% 是 NOA，后者通常与睾丸功能衰竭有关。部分 NOA 的病因未知，可能是遗传缺陷继发引起的。导致无精子症的遗传异常可分为两大类，即染色体异常和非染色体异常[30]。染色体异常可进一步细分为染色体结构异常［包括染色体倒位、易位和 Y 染色体微缺失（YCMD）］及数目异常（非整倍体）。非染色体异常包括精子线粒体基因组缺陷和基因组的表观遗传学改变。NOA 患者的非整倍体发生率较高。在对接受 ICSI 助孕的无精子症患者进行的染色体分析中，NOA 患者的总体非整倍体率为 11.4%（$P = 0.000\,1$），显著高于 OA 患者附睾精子（1.8%）和射出的精子（1.5%）[31]。正如这些不育男性染色体异常率所表明的那样，细胞遗传学分析在男性不育症中具有重要意义，特别是对于那些接受 ART 助孕的夫妻[32]。

一些流行病学研究是基于某些导致男性不育症患者生育力低下的遗传学基础

上进行的。在对包含了 9766 例严重少精子症和无精子症男性的 11 项调查的早期回顾中得出,染色体异常的发生率为 5.8%[33]。在这些男性中,有 1.5% 的人检测到常染色体异常。另外,无精子症和不育男性的性染色体异常发生率较高,为 4.2%。在另一组对 94 465 例新生男婴的研究中,与表型正常的新生儿相比,染色体异常的发生率为 0.38%($n = 366$)。在这些染色体异常中,0.25% 的患者($n = 232$)被诊断为常染色体异常,0.14% 的患者被诊断为性染色体异常($n = 131$)。在另一项研究中,法国对精子浓度低的不育男性进行了长达 25 年的细胞遗传学调查[34]。总共有 13 154 名男性接受了临床检查和生物学检查,以确定他们的不良生殖结局是否由基因异常导致。在这些不育男性中,7.7% 有体细胞遗传学异常。NOA 患者组的异常发生率最高(16.7%, $n = 108$),其次为精子浓度 $< 5 \times 10^6/\text{mL}$ (9.7%, $n = 63$)、$(5 \sim 10) \times 10^6/\text{mL}$ (4.3%, $n = 27$) 和 $> (10 \sim 20) \times 10^6/\text{mL}$ (0.5%, $n = 3$) 的患者组。与少精子症和 OA 患者相比,NOA 患者性染色体异常更常见(77.1%, $P < 0.001$)。Nagvenkar 等人测定了 88 例印度不育男性的染色体构成,其中包括 42 例无精子症男性和 46 例接受 ICSI 助孕的严重少精子症患者[35]。结果发现,10.2% 的人有染色体异常;与严重少精子症男性相比,无精子症男性的发病率更高(65% vs. 14.3%);其中发现了一例罗伯逊易位的患者。在 Samli 等人的一项研究中,对 819 例患有无精子症($n = 383$)和少精子症($n = 436$)的男性进行了以遗传因素为其不育症原因的评估[28]。12%($n = 47$)的无精子症男性和 4%($n = 20$)的少精子症男性被诊断出染色体异常。在无精子症组中,19%($n = 9$)的染色体异常是常染色体异常,而 80%($n = 38$)属于性染色体异常。在意大利 2710 对接受 ART 助孕的夫妻中,发现了 74 例异常核型[36]。男性核型异常占总数的 1.5%($n = 40$)。大多数观察到的染色体异常(2.2%)都来自接受 ICSI 助孕的男性,这比接受宫腔内人工授精(IUI)助孕的男性(0.3%)和接受 IVF 助孕的男性(1.1%)要高。在巴西的另一项研究中,Mafra 等人对 143 例不育男性进行了回顾性遗传评估,其中包括 100 例患有严重少精子症的男性和 43 例患有 NOA 的男性[37]。在 18.8% 的不育男性中检测到基因异常。9 例男性有染色体异常,其中 4 例来自无精子症组,5 例来自少精子症组。在 4.2% 的男性中发现了 YCMD,所有这些都在无精子症和少精子症组中被发现。中东的一项研究显示,511 例患者的染色体异常发生率为 9.59%[38]。179 例卡塔尔男性中 19 例(10.6%)有染色体异常,而 332 例非卡塔尔男性中 30 例(9.04%)有类似诊断。10.78% 的无精子症男性被诊断出染色体异常,而只有 7.5% 的少精子症男性被诊断出染色体异常。总的来说,最常

见的染色体异常是克兰费尔特综合征,有 19 例男性;其次是 13 例 YCMD 男性[无精子症因子(AZF)a = 1;AZFb + c = 5;AZFc = 7]。罗伯逊易位和相互易位在每一种异常中均有 6 例出现。5 例男性有其他染色体异常。Punab 等人进行了一项为期 9 年的单中心前瞻性临床流行病学研究,研究对象是来自爱沙尼亚的 8518 例精子总数减少(每次射精 < 3900 万)的不育男性,对纳入男性至少进行了连续 2 次精液分析[39]。在这些不孕不育夫妻中,20.4%(n = 1737)是因为严重的男性因素。40%(n = 695)的患者可确定不育的主要原因,但 60%(n = 1042)患者的不育仍然是特发性的。在已知遗传病因的患者(n = 135)中,87.4% 的患者为无精子症、隐匿精子症和无精液症。先天性异常的患病率与精子发生紊乱的严重程度没有明显的关联。在中国东部地区,Xie 等人回顾了 912 例 NOA(n = 534)和严重少精子症(n = 378)男性的细胞遗传学结果,以 215 例精子正常的男性为对照组[40]。基因异常检出率为 22.6%(n = 206),其中无精子症男性占 27.35%(n = 146),少精子症男性占 15.9%(n = 60)。对照组有 4 例男性(1.9%)有染色体异常,而 NOA 组有 138 例(25.8%)。NOA 组 47,XXY 核型频率高于少精子症组(分别为 8% 和 1.1%)。同样,NOA 组的 YCMD 发生率也高于少精子症组(分别为 17.8% 和 13.2%)。

导致男性不育的主要遗传变异有染色体改变、倒位、易位、YCMD 和基因突变[41]。

特定遗传异常的流行病学

克兰费尔特综合征

克兰费尔特综合征(KS)被认为是伴有睾丸功能衰竭的不育男性中最常见的染色体非整倍体异常[42]。这在无精子症(患病率为 10%)和严重少精子症(患病率为 0.7%)男性中更为常见。只有 12% 的 KS 患者是在产前被发现的,在儿童和青少年时期被确诊的约占 25%,50% 以上的人终身都没有得到确切诊断[43]。典型 47,XXY 占 KS 病例的 80%~90%[44]。在 KS 的其他变异中,48,XXYY 的发病率为 1∶40 000~1∶18 000[45],而其他形式如 48,XXXY 和 49,XXXXY 的出现频率分别为 1∶100 000~1∶50 000 和 1∶100 000~1∶85 000[46]。

自 1961 年以来,丹麦所有细胞遗传学检查都在登记中心处进行了登记[47]。在 76 526 例产前检查中,检出 KS 染色体核型 163 例,这意味着每 10 万例男性中就有 213 例患病。在 1931—2000 年出生的 2 480 858 例男性中,有 696 例男孩在出生后被诊断为 KS。在 10~14 岁的男孩中,KS 的患病率为 14.2/10 万,而在 25~54 岁的男性中,患病率为(35~40)/10 万。在美国,对 36 124 例男婴进行了新生儿甲基化 FMR1 DNA 筛查,以检测 KS[48]。总共有 57 例被诊断为 KS,即每 633 例新生儿中就有 1 例被诊断为 KS。在 16 252 例白人男性样本中,27 例患有 KS。在 10 979 份非裔美国人样本中,有 20 例患有 KS。在 5396 例西班牙裔男性和 847 例亚洲男性样本中,有 3 例新生儿被诊断出患有 KS。在中东,511 例男性中有 19 例被诊断患有 KS[38]。这些遗传异常的频率随着生精缺陷的严重程度而增加。

Corona 等人对 KS 患者的精子提取率和 ICSI 结局进行了一项 meta 分析,纳入了 37 项试验,共包含 1248 例患者。每个睾丸精子提取[睾丸切开取精术(TESE)]周期总精子提取率为 44%[49];生化妊娠率为 43%,而活产率为 43%。

Y 染色体微缺失(YCMD)

YCMD 是继 KS 之后男性不育的第二大常见遗传原因[50]。Y 染色体包含不同的基因,这些基因对人类睾丸和精子的发育至关重要。Y 染色体的长臂(Yq)易受染色体内缺失的影响,AZF 微缺失常发生在不育男性中。YCMD 可以出现不同的变异,包括 AZFa、AZFb 和 AZFc。在一般人群中,Yq 微缺失在男性中的发生率约为 1:4000;但在不育男性中,发生率为 1:12。根据对 3 万多条染色体的分析,全世界不育男性中 AZF 微缺失的患病率为 7%。

YCMD 通常见于患有严重少精子症和无精子症的男性。在 Yousefi-Razin 等人对伊朗不育男性进行的 meta 分析中,Yq 微缺失的频率为 12.1%,特别是在那些严重少精子症和无精子症患者中[52]。Johnson 等人在英国一个多种族人口的城市中,确定了 1473 例不育男性进行 YCMD 遗传分析的精子浓度阈值[53]。在这项研究中,微缺失的患病率为 4%。AZF 微缺失男性中,精子浓度均未超过 0.5×10^6/mL。这个精子浓度阈值的灵敏度为 100%,特异度为 31%。

据统计,各种 AZF 基因区域的微缺失在不同人群中存在差异。Chellat 等人测定了 80 例阿尔及利亚无精子症(n=49)和少弱畸形精子症(n=31)不育男性出现 YCMD 的频率,并将他们与 20 例有生育能力的对照组男性进行了比较[54]。在无精子症组中只有 1 例男性有 AZFc 微缺失,该组 AZF 总缺失率为 1.3%。在 1306 例接受 YCMD 分子筛查的韩国不育男性中,微缺失占 7.7%(n=101)[55]。AZFc 微缺失(54.4%)是最常见的缺失,其次是 AZFb(7.9%)和 AZFa(5.0%)。在

AZFc 微缺失的男性中,无精子症占 38.4%,少精子症占 96.4%[精子浓度 <1 × 10^6/mL 占 85.2%;(1 ~ 5) × 10^6/mL 占 11.1%;(5 ~ 20) × 10^6/mL 占 3.7%]。在 146 例精子浓度 <5 × 10^6/mL(无精子症 76 例,少精子症 70 例)的突尼斯不育男性中,6.85%(n = 10)存在 AZF 缺失[56]。在无精子症患者中,11.84%(n = 9)存在微缺失。在 8 例无精子症男性和 1 例少精子症男性中检测到 AZFc 微缺失。3 例无精子症患者表现为 AZFa、AZFb 和 AZFc 微缺失。在 Sen 等人对印度人群的一项研究中,1636 例不育男性中 3.4%(n = 56)有 Yq 微缺失[57]。当加入已发表的印度人口研究的额外数据时,这一比例增加到 5.8%(n = 215),总计 3647 例。AZFc 微缺失(46.6%)是最常见的,尤其是在无精子症男性中。与西方人群相比,印度人群的 Yq 微缺失频率较低。

AZFc 是男性不育中最常见的缺失位点,约占男性不育病例的 60% ~ 70%;其次是 AZFa(0.5% ~ 4%)、AZFb(1% ~ 5%)和 AZFb + c(1% ~ 3%)的微缺失[58]。Bansal 等人研究了 Y 染色体 AZFc 区域的完全(b2/b4)和部分微缺失(gr/gr、b1/b3、b2/b3)[59]。这项研究涉及 822 例不育男性和 255 例已证实有生育能力的男性。与完全缺失相比,部分 AZFc 微缺失的病例更多(6.20% vs. 0.97%)。gr/gr(5.84%)在部分缺失中最为常见。gr/gr 缺失男性的精子浓度低于未缺失男性[(54.20 ± 57.45)× 10^6/mL vs. (72.49 ± 60.06)× 10^6/mL,P = 0.071],但无统计学意义。此外,gr/gr 缺失的男性生育力低下的风险明显更高[OR = 1.821,95% CI(1.39,2.37),P < 0.001]。

在患有严重睾丸组织病理学改变的男性中(包括生精能力低下、成熟阻滞和纯睾丸支持细胞综合征等),22% ~ 55% 的男性可存在这些微缺失[59]。

先天性双侧输精管缺如(CBAVD)

囊性纤维化(CF)是最常见的常染色体隐性遗传病,在北欧血统/非西班牙裔白人人群中发病为 1:1600[60]。囊性纤维化跨膜传导调节因子(CFTR)基因的异常可导致 CF,CFTR 基因通过一磷酸腺苷(AMP)途径控制汗液氯化钠浓度的升高,并调节外分泌上皮细胞输卵管分泌的一致性。囊性纤维化突变数据库已鉴定出 2000 多种 CFTR 突变[61]。

CBAVD 与 CF 密切相关[62]。CFTR 基因位于 7 号染色体上,在 60% ~ 90% 的 CBAVD 患者中发生了突变[8,63]。患有这种异常的男性可能有两种 CFTR 基因的轻微突变或同时存在轻度和重度突变[8]。F50del 被认为是最严重的 CFTR 基因突变,发生在 60% ~70% 的 CBAVD 患者中[8]。尽管 *CFTR* 基因筛查已经完成,但仍有 25% 的 CBAVD 患者未检测到 *CFTR* 基因突变。使用全面快速的突变和单倍型基因分型,结合对罕见大重组的搜索,在患有 CBAVD 的男性中可以检测到 87.9% 的 *CFTR* 缺陷[64]。在 4% ~7% 的无精子症男性和 25% 的 OA 男性中可以观察到 CBAVD[65]。

在来自 29 个欧洲国家和 3 个北非国家的 27 177 个 CF 染色体分析中,Estivill 等人研究了 272 个 CF 突变的地理分布[66]。最常见的严重突变是 δF508,占总病例数的 66.8%。丹麦人的 δF508 突变频率最高,而阿尔及利亚人的频率最低 (26.3%)。总的来说,有 217 个突变不常见,频率低于 1%,而 55 个突变在欧洲的一个或多个地区很常见。另外,内含子 8 中的 5T 变异是 CBAVD 中最常见的轻度突变[67]。

在 Kuligowska 等人的早期研究中,对 276 例精液量少且无精子症的不育男性进行了经直肠超声检查[68],其中 25.4%(*n* =70)的患者无解剖异常。CBAVD 的检出率为 34.1%(*n* =94),单侧输精管缺如的检出率为 11.2%(*n* =31)。

先天性单侧输精管缺如(CUAVD)与胚胎性中肾管异常导致的 CBAVD 是不同的疾病[69]。肾发育不全常见于男性 CUAVD。在单侧肾发育不全的男性中,CUAVD 的发生率为 20%;而患有 CUAVD 的男性单侧肾发育不全的发生率为 79%[62,70]。如果在 CBAVD 中出现单侧肾发育不全,这可能是由于胚胎发育早期整个中肾管发育异常所致,而不是 CF 突变[71]。

47,XYY

另一种染色体非整倍体是 XYY,它发生在大约 0.1% 的活产男性新生儿中[72]。这是由于减数分裂 II 期 Y 染色体不分离,产生了额外的 Y 染色体。患有 47,XYY 综合征的男性有多种临床表现。这类男性生育能力下降。Kim 等人报道了 3 例患有 47,XYY 综合征的男性,他们患有不同程度的少精子症[73]。这些人中大多数具有正常表型,但容易出现行为困难、学习障碍、语言发育迟缓和身材高大等问题[74]。

1968—2008 年,在丹麦细胞遗传学中心登记处共有 208 例男性被鉴定为 47,XYY 核型[75]。平均患病率为 14.2/100 000,确诊时的中位年龄为 17.1 岁。与核型正常的男性相比,他们的寿命更短。与对照组相比,中位生存年龄在统计学上减少了约 10.4 岁(分别为 67.5 岁和 77.9 岁,*P* <0.000 1)。伊朗一项回顾性研究中

确定了 37 例 47,XYY 不育男性[76],在 13 例男性中观察到嵌合体现象,而 24 例男性没有嵌合体现象。在无嵌合体核型的男性中,9 例患有无精子症,15 例患有少精子症。非嵌合体核型中的 2 例和嵌合体核型中的 3 例出现继发性不育。

由于临床表现广泛,患者在就诊时很容易被漏诊,因此准确检测该染色体核型将有助于临床医生正确管理这些接受生育评估的男性[77]。

46,XX

46,XX 是一种影响 1/20 000 男性新生儿的性发育障碍核型[78]。这些个体表现为男性特征,也表示出男性的性心理认同。他们的性腺呈睾丸状,肉眼或显微镜下均无卵巢组织。此外,他们没有女性生殖器官。性别决定区 Y(SRY)易位于 X 染色体的任意一端或常染色体上[79]。

在对两家不同机构评估男性生育能力的记录中,有 6 例被确定为 46,XX 核型,平均确诊年龄为 34.3 ± 4.5 岁,所有男性均为原发性不育症。精液分析提示精液量正常但是无精子。这些男性的激素表现与高促性腺素性功能减退症一致。Majzoub 等人进行了文献检索(29 篇论文),包括了 49 例 46,XX 的男性[80]。患有这种疾病的男性表现为性功能障碍(21%)、头发减少(26.6%)和男性乳房发育(40%)。83.7% 的患者可检测到 SRY 基因,其中大多数易位到性染色体(95%)而不是常染色体(5%)。2004—2015 年间土耳其一家不孕不育症医院进行评估后,确定了 10 例 46,XX 核型的男性[81],其中大多数病例(n = 8)AZFa、AZFb、AZFc 区域缺失。由于大多数患者表现为高促性腺素性功能减退,因此应仔细观察替代疗法的不良反应。Lashkari 等人报道了伊朗 8144 例无精子症和严重少精子症男性的遗传组分[82]。在这些男性中,57 例男性被鉴定为 46,XX 男性性反转综合征。16 例男性睾酮缺乏,15 例男性 SRY 阳性。在最近一份来自中国的研究中指出,144 例 46,XX 男性无论 SRY 如何,都表现为高促性腺素性性功能减退症[83]。为这些患者提供的治疗方案仅限于使用捐赠者精子进行 ART 助孕。

卡尔曼综合征

卡尔曼综合征是导致性腺功能减退的最常见原因之一。KAL1 基因突变是 30%～70% 的卡尔曼综合征的病因。据报道,超过 25～50 个基因可导致特发性促性腺功能减退,50% 的遗传病例来自这些基因的突变[84-86]。这种遗传性疾病的特征是嗅觉缺失和促性腺功能减退[87]。50% 的这类患者是由于促性腺激素释放激素(GnRH)合成神经元的胚胎不完全迁移造成的。大约 10% ~ 20% 的男性在接受终身治疗后,生殖功能会自然恢复[86]。

在 5 年的时间里,来自 12 个约旦和巴勒斯坦家庭的 32 人(男性 26 例,女性 6 例)被确诊为卡尔曼综合征[88]。19 例患者在磁共振成像(MRI)中被发现嗅束发育不全。27 例患者表现为嗅觉缺失,5 例患者表现为嗅觉减退。在受卡尔曼综合征影响的男性中,73% 患有隐睾,65% 患有小阴茎。所有其他男性患者表现为青春期延迟、性腺功能减退和不育。

尽管该综合征的大部分遗传学机制尚不明确,但在 5% ~ 10% 的这类男性患者中发现了突变[89]。KAL 基因和 AHC 基因突变可导致 X 连锁隐性促性腺素性功能减退症。

染色体易位

在患有严重男性不育症的患者中,染色体易位是最常见的常染色体结构畸变[39],其中最常见的类型是相互易位和罗伯逊易位。罗伯逊易位的携带者出现两个近端着丝粒染色体长臂的融合[90]。这种重排发生在两条同源或非同源近端着丝粒染色体的完整长臂融合[13-15,21-22],以及易位染色体短臂的丢失[91]。最常观察到的畸变是 t(13q;14q) 和 t(14q;21q)。在早期对不育男性群体的研究中,大约 0.8% 的男性被认为是罗伯逊易位的携带者,这是普通人群的 9 倍。这种重排在新生儿中的发生率为 1‰[42,92]。相互易位是非同源染色体之间染色体物质和片段的相互交换。0.7% 的严重少精子症和无精子症男性可出现这种情况[93-94]。

与相互易位相比,罗伯逊易位的男性精液质量有更大的变化。相互易位和罗伯逊易位都与精子非整倍体的高发生率有关。

Mayeur 等人对这些染色体易位与精子缺陷的关系进行了为期 10 年的回顾性观察研究[91]。将 105 例有生育能力的男性与 81 例发生了相互易位的男性和 63 例发生了罗伯逊易位的男性进行比较。罗伯逊易位的男性(14.3%)与相互易位的男性(39.5%)相比,精子正常男性所占比例较低。罗伯逊易位组的精子浓度和活力 $[(10.8 \pm 14.0) \times 10^6/\text{mL};14.6\% \pm 12.7\%]$ 均低于正常生育组 $[(90.8 \pm 58.7) \times 10^6/\text{mL};33.2\% \pm 6.6\%]$ 和相互易位组 $[(49.0 \pm 50.1) \times 10^6/\text{mL};22.1\% \pm 12.5\%]$。Kim 等人报告了对疑似染色体异常的韩国患者的细胞遗传学分析[95]。在 4117 例患者中,17.5%(n=721)有染色体异常,在 73%(n=527)的患者中发现常染色体结构染色体的畸变。易位（43.6%）是这组畸变中最常见的。

染色体倒位

染色体倒位是由于同一条染色体上发生了两次断裂,产生的片段倒转 180°后重新连接造成的[96]。其中在一般人群中,大约 1% ~ 3% 的个体表现出染色体倒位,但没有确切数据[95,97-98]。如果正常的同源染色体与倒置的染色体段之间有奇数次的杂交,则该异常携带者有因配子产生异常而导致不育的风险,这将导致染色体片段的重复或缺失[96]。染色体倒位可引起生精障碍,从而导致不育。由于减数分裂受影响,在倒位携带者中可以观察到精液质量也受到影响[99]。染色体核型不平衡的活产率为 1% ~ 10%[100]。在人类 9 号染色体中可观察到高度的结构变异性[101]。

最常见的倒位类型是 9 号染色体的臂间倒位,总发生率为 1.98%,在非裔美国人后裔中更为常见[102]。携带臂间倒位的患者中,12% 患有男性不育症[103]。

Dana 等人对来自罗马尼亚的 900 对不孕不育夫妻进行了细胞遗传学调查,其中 430 例男性患有无精子症,76 例男性患有少精子症[104]。在所研究的个体中,24 例男性（2.73%）有 9 号染色体倒位。Mozdarani 等人研究了 600 对在不孕不育医院就诊的伊朗夫妻。检测到 14 例男性（4.69%）携带 9 号染色体倒位[105]。在 10 年的时间里,Ait Allah 等人回顾了 652 项妊娠中期羊膜穿刺术的细胞遗传学研究结果[102],有 27 例患者检测到 9 号染色体臂间倒位。在本研究中,染色体倒位的发生率为 4.1%。在叙利亚人群中,162 例接受细胞遗传学检测的不育男性中有 1 例患者出现倒位[106]。臂间倒位可呈现多种异常精子参数。Sasagawa 等人的一项研究表明,在 6 例 9 号染色体臂间倒位的不育男性中[107],精液分析显示正常精子（$n = 1$）、弱精子症（$n = 3$）、少精子症（$n = 1$）和无精子症（$n = 1$）。

我们仍需要更多关于染色体倒位的报道和研究,来评估其发生的频率和导致的后果[98]。

遗传性男性不育症流行病学研究的意义与难点

男性不育症是一种具有基本遗传基础的复杂疾病。由于 ART 的出现,男性不育遗传病因的研究得以迅速开展[108]。目前基因检测可以帮助不育男性获得适当的诊断和治疗,包括妊娠结局评估。检测不育男性的遗传因素已成为管理不育患者的良好方案之一。

在进行 ART 治疗之前,应对不孕不育夫妻中的男方进行全面的评估,以发现可能存在的问题[109]。不孕不育夫妻的遗传风险可能会导致 ART 和自然受孕所生子女的结局产生差异。与一般新生儿群体相比,ICSI 胎儿基因检测显示新发性染色体非整倍体(从 0.2% 增加到 0.6%)和常染色体结构性异常(从 0.07% 增加到 0.4%)增加,这主要是男方因素导致的[110]。

随着分子遗传技术的发展,对男性不育症的诊断和治疗水平不断提高。临床研究、核型研究和生物标志物研究将使临床医生能够更好、更深入地了解男性不育的病因。在两所大学附属男性不育医院的早期回顾性研究中,1236 例患者中有 13 例(1.1%)有明显的病理变化[111],1 例患者表现为无精子症和双侧小睾丸,核型分析提示患有 KS。作者建议,所有出现生育问题的夫妻应由男性不育专家对男方进行全面评估,包括适当的实验室检查,如基因检测等。在对男方进行常规的生育能力评估时,发现重大健康问题的情况比较少。由于精液分析可以在任何实验室开展,而对于男性因素导致的不育症没有有效的治疗方法,因此通常会忽略了对男性因素进行全面评估的重要性,大多数夫妻直接选择 ART 助孕。这种做法导致不育症男子及其子女可能会存在严重的潜在疾病,这些疾病常被延误诊断及治疗。在另一项研究中,Kolettis 等人对 536 例男性不育症患者进行了 2 次评估,确定了重要医学病理的发生率[112]。6%(n = 33)的男性被确定有明显异常;27 例患者中检测到基因异常,其中 24 例男性有 CF 基因突变,其余 3 例男性有染色体核型异常;其他病理发现为睾丸癌(n = 1)、前列腺癌(n = 10)、糖尿病(n = 3)和甲状腺功能减退(n = 1)。有些人怀疑男性不育评估的有用性,因为即使没有这种评估和测试,也可以获得良好的妊娠结局。这种做法可能导致严重的潜在疾病或遗传异常被忽视。而且,跳过男性因素不育症的评估而直接进行 ART 助孕将无法明确不育症的确切病因,导致这些不育症患者不能得到有效的治疗。

基因检测是男性不育症临床治疗决策的基础,它可以避免不必要的内科或外科治疗[61]。然而,目前仍缺乏关于使用基因方法评估不孕不育夫妻的准则[36]。根据现有的男性不育指南,如果出现无精子症或严重少精子症(精子浓度 $< 5 \times 10^6/mL$[113] 或 $< 10 \times 10^6/mL$[23]),需要检测患者的染色体核型和YCMD。尽管男性不育症的基因检测方法已广泛应用于临床,但这些方法只能明确诊断 20% 的病例[114]。

精子染色体非整倍体检测的广泛应用受到了其技术性质及荧光原位杂交（FISH）探针相关成本的阻碍[114]。此外，可开展这些分析技术的实验室有限。基因检测可能对不育男性及其伴侣有益，但目前仍是一种未得到充分利用的检测方法[115]。由于基因检测的经济负担，Khurana 等人开发了一种利用精子浓度和活力、血清睾酮水平和睾丸体积来评估是否需要进行基因检测的模型[116]。他们还使用这个模型进行了成本分析。该模型的应用会导致大概 15.4% 的遗传异常被漏检。但当采用 13.8% 的最优临界值时，可直接节省 45% 的成本。

2006 年，世界卫生组织（WHO）的人类遗传学部门阐述了基因检测服务在发展中国家的意义[117]。他们列举了阻碍其全面实施和发展的一些原因：贫穷、专业卫生人员很少、决策者对遗传服务重视度较低，以及文化和宗教等因素。此外，还缺乏遗传疾病的流行病学数据。Thong 等人报道了亚太地区低收入和中等收入发展中国家医学遗传学研究面临的挑战[118]，由于缺乏准确的遗传相关数据，加之这些地区的出生缺陷或罕见疾病登记有限，必要的遗传咨询及诊断的发展受到阻碍[119]。

总的来说，男性不育症的流行病学研究是一项具有挑战性的研究。Winter 等人讲述了在这类研究中遇到的问题[120]。由于男性不育症不是一种需要上报的疾病，大多数接受治疗的患者主要是门诊患者，而就诊时产生的费用需要患者完全自费支付，阻碍了不孕不育夫妻的及时诊治。在现有的异质性研究中，所统计的数据存在不小的误差。各种各样的影响因素阻碍了这些研究，以至于不能更好地描述男性不育症的真实性质及其在全球或某个区域的发病率。这些因素包括种族、国家、地理位置和特异性的高危人群，这些因素都是流行病学研究获得其真正价值所必须考虑的。

许多不育男性没有接受不育相关的评估，这反映了对生育需求和男子一般健康状况的潜在影响。全面的男性不育因素评估至关重要，因为准确的男性评估和基因检测可以发现对不育男性及其后代的健康状况构成威胁的情况。

结　论

不孕不育是全球性的健康问题。遗传性疾病在患有严重少精子症和无精子症的特发性不育男性中更为常见。仔细筛查这些患者，并转诊给不孕不育症专科医生进行长期随访和监测是必要的。男性不育症不同类型的比例在不同地理人群和不同文献中有所不同。在世界范围内,不育症的发病率和病因各不相同。基因检测可以识别特定的遗传异常,这些异常可以通过 ART 助孕传递给后代。进一步的遗传学研究将继续推进我们探索临床和生物学领域的新知识。然而,一些不常见的遗传原因具有异质性表型,并且可能缺乏特定疾病的特异性症状,这可能会阻碍诊断和治疗。随着我们对男性不育症遗传学的进一步研究,我们将对这些生育力低下的男性进行更好的评估和相应的治疗。大规模的前瞻性流行病学研究可以提高我们对遗传性男性不育的认识。

检索标准

使用搜索引擎,如 ScienceDirect、OVID、Google Scholar、PubMed 和 MEDLINE,对男性不育遗传疾病的流行病学研究进行了广泛搜索。研究识别和数据提取的总体策略基于以下关键词:"epidemiology(流行病学)""male infertility(男性不育)""genetic abnormalities(遗传异常)""chromosomal abnormalities(染色体异常)""azoospermia(无精子症)""severe oligozoospermia(严重少精子症)""Klinefelter syndrome(克兰费尔特综合征)""Y chromosome microdeletions(Y 染色体微缺失)""47,XYY""46,XX""congenital bilateral absence of vas deferens(先天性双侧输精管缺如)""Kallmann syndrome(卡尔曼综合征)""Robertsonian translocation(罗伯逊易位)""reciprocal translocation(相互易位)"和"inversion(倒位)"。非英语发表的文章不予考虑。

参考文献

请登录 www.wpxa.com 查询下载,或扫描二维码查询。

第6章 男性不育症的遗传评估

Khalid A. Fakhro, Amal Robay, Juan L. Rodriguez-Flores, Ronald G. Crystal

要 点

- 回顾男性不育遗传学研究现状。
- 回顾遗传学研究进展，以便进行更精准的患者研究。
- 回顾生物信息学和二代测序的进展，从而更快地评估患者队列。
- 回顾各种类型不育症的遗传结构的共同点和不同点。
- 为未来基于队列的分析提出研究设计建议，这可能为诊断和治疗提供新的途径。

K. A. Fakhro

Department of Genetic Medicine, Weill Cornell Medicine—Qatar, Doha, Qatar

Human Genetics Department, Sidra Medicine, Doha, Qatar

A. Robay

Department of Genetic Medicine, Weill Cornell Medicine—Qatar, Doha, Qatar

J. L. Rodriguez-Flores · R. G. Crystal (⊠)

Department of Genetic Medicine, Weill Cornell Medical College, New York, NY, USA

e-mail: rgcryst@ med. cornell. edu

© Springer Nature Switzerland AG 2020

M. Arafa et al. （eds.）, *Genetics of Male Infertility*,

https://doi. org/10. 1007/978 - 3 - 030 - 37972 - 8_6

简　介

全世界约有 7% 的男性受到不育症的影响,其严重程度和表现在受影响人群中各不相同,从轻度可治疗的程度到完全没有精子产生[1]。不孕不育症是一种复杂的疾病,可归因于生活方式、环境和遗传因素,后者在所有类型的不孕不育中起着重要作用[2],包括精子的数量、形态、活力,激素水平及是否存在梗阻性异常等。根据临床结果,可以推荐基于既定指南的基因筛查[3-4],例如,无精子症患者 Y 染色体缺失筛查或精子运动缺陷患者的离子通道病筛查。然而,尽管我们对不育症的分子理解有所进步,已发现数百个与这种疾病相关的基因,但仍有相当比例的不育男性是特发性的,没有确定遗传病因。新的研究表明,这些患者中的一部分可能会受益于二代测序技术,以寻找已知基因异常外的不育原因。

本章我们介绍了为不同类型不育男性所推荐的基因检测方法,并讨论了全基因组评估的进展及其在寻找导致不育的新基因方面的作用。总的来说,目前遗传原因约占特发性患者的 25%,这在诊断方面留下了一个巨大的进步空间,有待在未来取得突破进展[2]。

男性不育的遗传评估

遗传评估主要是根据发现的异常类型对特定的男性不育症患者进行评估。进行遗传评估的不育症的主要类型包括:①梗阻性缺陷,如先天性输精管缺如;②精子数量异常,如少精子症或无精子症;③精子形态异常,如圆头精子症;④精子运动缺陷,如弱精子症。传统上,对不育男性的遗传学检测主要依靠低分辨率的方法,试图在这些患者中识别出染色体异常,其中包括染色体核型分析和荧光原位杂交(FISH)。

染色体核型分析是一种技术,通过对个体中所有染色体的数量和结构进行评估,以确定是否存在特定的缺陷[5]。在光学显微镜下观察患者的核型,可以看到大片段的异常,如丢失或复制的染色体片段,染色体融合或非整倍体。通过核型分析可以发现的导致不孕不育的典型缺陷,包括克兰费尔特和特纳综合征,以及罗伯逊易位。下面将更详细地讨论这些异常和其他异常。

FISH 是一种类似于核型分析的技术,但其能够有效地检测出发生在比典型染色体条带小的范围内的染色体异常(即常规核型会漏检的异常),包括易位、倒置、融合或拷贝数增加或丢失,这些异常通常会影响关键基因并因此致病。然而,与常规核型分析不同的是,FISH 被认为是一种针对性强的检测方法,因为它需要使用特定的探针来结合目标 DNA 序列,而核型分析是无探针的,它给出了总染色体异常的大致情况。FISH 的一个重要优势是,除了可以检测出核型分析无法识别的较小异常外,还可以获得大量的荧光标记,这使 FISH 成为一种高度准确的评估方法,可以有效地一次探测多达数十个 DNA 片段。

尽管这些检测方式各不相同,但二代测序在结果和成本方面的进展可能会改变临床实践,使全基因组测序成为所有不育男性在治疗时所需的单一检测,从而提高未来的诊断和治疗水平。

梗阻因素

对于无精子症患者,重要的是要确定是否存在梗阻因素或生精障碍。梗阻的原因可能是外在的,也可能是内在的,主要体现在附睾或精囊的异常[6-7]。在大多数情况下,建议使用超声检查排除肾脏异常,这可能提示与胚胎发育期间中肾管畸形有关[8]。在没有肾脏受累的情况下,孤立的先天性单侧或双侧输精管缺如占梗阻性无精子症患者的 25%[9]。主要有 2 个基因与精道梗阻有关,分别是囊性纤维化跨膜传导调节基因(CFTR)和黏附 G 蛋白偶联受体 G2 基因(ADGRG2)。

对 CFTR 基因的分析尤其具有挑战性,因为该基因本身有 2100 多个已知的变异,分布在 27 个外显子上,这些变异的频率因种族和地理区域的不同而显著不同(www. genet. sickkids. on. ca)。此外,大多数先天性双侧输精管缺如(CBAVD)的患者没有其他典型的囊性纤维化症状,在缺乏与人群充分匹配的筛查对照的情况下,对变异严重程度的解释变得更加复杂。因此,全面的基因检测应该是检查整个基因(包括可能的剪接变异),而不是只针对特定位点的外显子或变体[8,10-11]。

最近,对 CFTR 变体阴性的 CBAVD 患者进行的外显子测序,发现了 X 连锁 ADRG2 基因的参与[12]。CBAVD 患者中有 15% 出现了该基因的变异,其生理机制在小鼠中得到了证实,其中 Adrg2 突变体在睾丸输出小管中有液体积聚,最终导致了梗阻[13-14]。

精子数量异常

精子数量异常是大多数不育症患者的病因,其范围可从少精子症($< 15 \times 10^6/mL$)到完全无精子症(非梗阻性无精子症)。精子数量异常相关的基因检测选择广泛,

这反映了随着时间的推移,男性不育相关基因的研究取得了进展。

Y 染色体微缺失(YCMD)

YCMD 是男性生精障碍最常见的原因之一,建议对出现精子数量异常的男性患者进行筛查[15]。YCMD 最常见的缺失部分是无精子症因子(AZF)区域(因它们在无精子症男性中缺失而得名[16]),它由 4 个不同的亚区组成:AZFa、AZFb、AZFb + c 和 AZFc[15]。总的来说,这些缺失出现在5% ~ 10%的无精子症男性和大约2%的少精子症男性中,在普通人群中发生率约为 0.025%[15,17]。一般来说,大多数病理性缺失涉及不止一个完整的区域,而每个区域依次包含一些与精子发生有关的候选基因,这些基因由于单拷贝存在于 Y 染色体而完全丢失[18-19]。缺失基因的确切作用尚不完全清楚,例如,在 AZFa 区域的 USP9Y 缺失在无精子症和正常精子男性中都可出现[20-21]。同样,AZFc 区域内的 gr/gr 区域的缺失,可能是致病的,也可能是非致病的[22]。这可能取决于患者的种族,例如,在高加索人种中,存在该缺失的患者伴有严重少精子症的风险增加了 4 倍;而在日本和东亚其他国家患者中,同样的缺失似乎不会对精子发生产生影响[18,23]。

就临床严重程度而言,AZFa 区域的缺失可导致纯睾丸支持细胞综合征、完全没有精子发生和无精子症。AZFb 和 AFZb + c 全缺失与纯睾丸支持细胞综合征和生精停滞有关。然而,单独的 AZFc 缺失及 AZFa 或 AZFb 的部分缺失有时会有残余精子产生,程度从无精子症到严重少精子症不等[18]。因此,从诊断和预后的角度来看,AZFc 或部分缺失携带者可能会选择接受手术取精,而完全缺失的患者不太可能取到精子,也可能无法从手术中受益。在所有情况下都应该考虑的是,即使患者选择接受手术取精,其所有男性后代都将是 YCMD 的携带者,这与常染色体的基因突变或缺失不同。

• 染色体数目异常和易位:染色体数目异常常发生于性染色体,罗伯逊易位是常见的染色体易位异常[6,24]。

• 性染色体:克兰费尔特综合征(47,XXY)是一种导致非梗阻性无精子症的疾病,通常伴有其他异常,包括激素失调、代谢和认知异常,有时还会发现自身免疫异常[25]。从遗传学上讲,克兰费尔特综合征的特征是多了一条额外的 X 染色体,以及伴随而来的血浆中卵泡刺激素(FSH)和黄体生成素(LH)水平的升高,这反过来又会导致性腺功能减退和雄激素缺乏。卡尔曼综合征影响 1/650 的男性[26],占非梗阻性无精子症病例的 14%[6]。其他不像卡尔曼综合征那样常见的性染色体异常,包括 Jacob 综合征(47,XYY)、De la Chapelle 综合征(46,XX 男性)和嵌合体综合征(如 45,X/46,XY)[1]。

●非性染色体:大多数受非性染色体影响的不育男性都患有罗伯逊易位,这是最常见的染色体重排形式。在这种综合征中,5 条顶端着丝粒染色体(13、14、15、21 和 22)在中心体断裂,最终长臂相互融合[27]。尽管每 1000 名新生儿中就有 1名可能检测出罗伯逊易位,但大多数患儿表型都是正常的。在发育过程中,这 2 条染色体的数量都是完整的,因此个体不会出现特定基因的过量或单倍体不足[28]。然而,在男性不育症患者中,罗伯逊易位主要与严重少精子症同时出现,但与无精子症同时出现的频率较低,并且可能因种族而异[29-30]。

●X 染色体的缺失和重复:一些研究已经揭示了 X 染色体上的拷贝数变异(CNV)在生精数量异常患者中的作用。由于它们的体积较小,这些 CNV 通常只包含几个基因,使其成为以剂量依赖性方式控制生育能力的候选基因。目前有 4 个这样的基因可以进行缺失或重复的检测:①*TEX*11 已经成为一个确切的候选基因,据报道,它在人类患者中同时存在缺失和蛋白质干扰点突变[31-33],并且在小鼠基因敲除模型中被证明会导致减数分裂停滞[34]。②雄激素受体基因 *AR* 是另一个具有已知点突变的候选基因,它通过引起激素失调而导致生精失败[35],并且也与已知的拷贝数有关,特别是该基因第一外显子的 CAG 重复扩增似乎是隐睾症和不育的显著危险因素[36-37]。③最近的一项多中心研究显示,影响 *MAGE*9 基因的反复缺失似乎存在于多达 1% 的生精数量异常的患者中[31,38-41]。另一个队列研究对这些变异进行了独立验证,证明它也可以在临床诊断中作为筛查项目[42]。④非编码RNA *LINC*00685 的反复重复被证明影响多达 1.5% 的精子数量异常的患者,可导致少精子症和完全无精子症[43]。虽然对这些基因进行阵列筛选可能会揭示影响剂量的改变,但一些基因也有点突变,这些突变已经在患者中被发现(在接下来的单基因部分将进行更详细的讨论),建议采用更全面的诊断筛查策略,如评估拷贝数和点突变的二代测序,可能能够在未来更快地解决这些问题。

单基因检测

虽然通过对小鼠和其他生物的候选基因进行重新测序取得了一些初步的成功,但在人类中,单基因检测有时会得出相互矛盾的结果,这导致其不能应用于临床。例如,最初描述的许多变异可能具有一定的风险,而且只存在于特定的亚群中。此外,这些变异可能只是罕见的多态性,在没有额外的功能试验或在其他患者队列中复制的情况下,无法进一步解释这些变异[44-45]。

然而,基因组套检测和外显子组测序的出现使我们可以在临床诊断中识别出多种基因,其中包括 *AR*、*CCDC*155、*DNAH*6、*MCM*8、*MEIOB*、*NANOS*2、*NPAS*2、*SPINK*2、*SPO*11、*SYCE*1、*TAF*4*B*、*TDRD*9、*TEX*14、*TEX*15、*WNK*3 和 *ZMYND*15。这些基因在减数分裂、顶体生物发生、DNA 复制检查点,以及作为细胞转录因子发挥重要作用。与剂量依赖机制一致,这些基因的纯合突变通常会导致无精子症,而杂合突变常会导致少精子症[46-53]。然而,这些突变的罕见性和对其纯合性的要求表明,它们不太可能影响到大部分散发患者,特别是那些没有家族史的患者,因此对这些突变的检测可能不会在这些患者群体中产生临床诊断价值。

精子发生是一个复杂的过程,涉及复杂网络中基因的协调作用:在人类中,有1000 多个基因是睾丸特异的(GTEx)[54],从模式生物研究估计,超过 2000 个基因直接参与精子发生。对每一个基因单独进行筛查是不必要的,而且超出了指南推荐的诊断检测范围,但新技术的出现可能会在未来改变医疗机构进行不孕不育检测的方式。

精子形态异常

对于一系列精子发生形态异常的亚型,包括无头精子、圆头精子、大头精子和鞭毛多发性形态异常(MMAF),是否需要进行基因筛查需要综合考虑。大多数精子形态异常的患者在控制精子结构的基因中有隐性(双等位基因)突变。

有 3 个基因与无头精子有关:*BRDT*、*SUN*5 和 *TSGA*10[55-57]。*SUN*5 的证据最明确,携带其隐性突变的患者除了头尾连接异常的精子外,还会出现无头精子[58-59]。

圆头精子症患者的精子头部呈圆形,无顶体。顶体的缺乏导致不能自然受精,即使是卵细胞质内单精子注射,卵母细胞的人工激活也是受精的必要条件。圆头精子症是由 *DPY*19*L*2、*PICK*1、*SPATA*16 和 *ZPBP* 基因突变引起的[45],其中任何一个基因都可以进行诊断。

相比之下,大头精子症几乎完全是由 *AURKC* 基因突变引起的(>80%),确切的突变因种族不同而不同[45,60]。*AURKC* 基因对胞质分裂至关重要,因此该基因的突变可导致大头四倍体多鞭毛精子[61]。

最后,MMAF 是形态异常和活动力异常的混合体,许多精子的鞭毛存在结构缺陷,进而影响精子的运动[62]。大约 30% ~40% 的 MMAF 患者的 *DNAH*1 基因发生突变,编码轴丝内动力蛋白臂重链,最终出现不动(9 +0)鞭毛[63-64]。除了动力蛋白基因外,还有一些其他基因与人类精子形态异常有关,也可以进行筛查,包括 *AKAP*3、*AKAP*4、*CFAP*43 和 *CFAP*44[65-66]。

精子运动异常

精子除了在形态异常的情况下活动力受损外,还有一些单独出现的活动力缺陷情况,这些缺陷通过已知的遗传原因影响生育能力。最常见的运动异常发生在原发性纤毛运动障碍(PCD)中,纤毛的超微结构异常导致精子细胞看起来非常正常,但无法移动[67]。已知有 30 多个基因可导致人类发生 PCD,其中大多数患者的这些基因存在隐性突变,可以通过基因检测进行识别[68-69]。

另一类精子活力缺陷是由于精子阳离子通道 *CATSPER* 基因突变而导致的,这些突变破坏了精子正常运动和受精的能力。这些病例的遗传原因是 *CATSPER*1 和 *CATSPER*2 基因的隐性点突变或缺失。在某些情况下,携带 *CATSPER* 突变的男性还会出现听力损失[70-72]。

二代测序技术

总而言之,不同亚型的不孕不育症遗传原因不同,尽管诊断测序取得了重大进展,但仍有相当大比例的不育男性是特发性的,缺乏可以解释疾病的分子学病因。二代测序技术的发展及其在临床上的推广有望迅速改变这种情况,并增加可发现的变异基因的数量。

与通过逐个外显子扩增和 Sanger 测序进行单基因突变筛选的烦琐过程不同,二代测序能够以较合理的成本在一次实验中对大量基因进行测序[73-75]。二代测序可以大致分为两类——靶向基因或全基因组。针对性的方法[又称"组套(Panel)测序"]包括对一组基因的调查,这些基因通常是根据已知的疾病关联选择的,或者扩展到包括已知疾病途径内的基因。在某种意义上,最全面的组套测序方法是整个外显子组测序,即捕获包含所有编码区的"组套"并对其进行测序。典型的全外显子测序组套还可以捕捉侧翼调控区域,从而评估影响保守但非编码基因元件的突变,例如剪接连接及 3' 和 5' UTR 序列[76]。

除了全外显子组测序(WES)外,全基因组测序(WGS)还用于发现整个人类基因组中的其他变异,包括非编码变异、拷贝数和不平衡染色体变异[77-78]。考虑到与结构变异相关的人类疾病的数量,评估大、小基因组变异的单一测试有时更可取,而且 WGS 的成本几乎与为同一个体分别进行微阵列和 WES 的成本相同。

二代测序的一个关键考虑因素是,通过仪器获得大量数据,需要复杂的计算基础设施和工具(生物信息学)来处理和分析数据。不管测序平台如何,生物信息学方法通常有 3 个共同的步骤:读取映射、变体调用和变体解释。读取映射是一个过程,通过标准的碱基比对方法,将测序仪上数百万个短阅读图谱映射到参考人类基因组上。映射后,与参考碱基不同的碱基被称为变体。一旦变体被调用,它们的假定效果可以根据它们对关键基因组片段的影响来确定,如破坏保守基因。

二代测序生物信息学最具挑战性的方面是变体解释。在这一步骤中,预测每个发现的变异的效果,从而确定它们对疾病的假定效果。变异解释不仅基于先验基因组注释(例如,基因和氨基酸的位置是明确的),还取决于大队列的测序,以便能够区分候选疾病突变和罕见的群体特异性多态性。随着世界各地越来越多的种群被测序,控制数据库无疑会扩大,从而有助于未来的变异解释[79-80]。

二代测序分析的关键考虑因素是每个个体产生的大量变异位点(每人300 万 ~ 400 万个);虽然其中一小部分可能影响具有已知功能的基因,但绝大多数是意义未知的变体,其与健康和疾病的相关性完全不清楚[81]。二代测序的临床实践应该尝试对应地处理这些变异,尽管许多变异目前还无法解释,但它们的意义在未来可能会被发现与受试者的健康相关,因此不应被忽视。事实上,该领域正在不断拓展,每年人类和模式生物中都有 200 多个新的基因和数千个变异被发现与疾病有关[62,82],这对保持注释数据库的更新提出了严峻挑战。因此,新的准则是"一次测序,经常询问",其前提是患者的基因组不会随着时间的推移而改变,而且根据注释的更新,可以定期重新评估因果变异。这一策略在男性不育症等情况是有用的,随着更多的基因被了解,数据的持续时间可以允许对特发性病例进行重新研究。在设计二代临床测序通道时,需要考虑到这些因素,以确保对患者的基因检测是全面、准确和可重复的。

二代测序技术在男性不育中的成功应用

如前所述,男性不育的原因很多,包括遗传病因(如染色体异常或基因缺陷)、激素水平异常、生殖器感染或外伤、精索静脉曲张、影响精子发生的化学或物理因素,以及输精管梗阻等。据报道,2.2% ~ 10.8% 的男性不育患者存在遗传异常,在无精子症和严重少精子症患者中的比例更高[83]。然而,在 30% ~ 40% 的男性不育患者中,本章前面描述的任何诊断标准都无法确定其病因,这些病例被称为"特发性不育"[3]。在这些病例中,基因异常仍然是可能性较大的病因,尽管尚不明确。

了解这些家族中的基因突变是非常有价值的。首先,利用它对家族中的其他男性进行额外筛查,可以排除不育症。第二,在过去几十年中,随着体外受精(IVF)技术的进步和卵细胞质内单精子注射(ICSI)技术的引入,精液中精子很少的严重男性不育患者,甚至是仅有睾丸内精子发生的无精子症患者,都有可能获得遗传学上的后代。这突显了适当基因诊断的必要性,以避免基因异常的垂直传播或在新生儿中产生更不稳定的基因缺陷。最后,它打开了一扇了解人类精子发生生物学的窗户,从长远来看,这可能会成为治疗或药物干预的目标。因此,二代测序技术在男性泌尿外科临床实践中的应用是非常有价值的。

男性不育症在二代测序中的适用性

男性不育症是一种复杂的疾病,罕见和常见的变异都在疾病中发挥作用。然而,像其他复杂的疾病一样,孟德尔形式的不育症可能会通过二代测序得到迅速解决。由于不孕不育症会严重影响生殖健康,所以人们怀疑致病变异在人群中目前仍保持较低的频率。这些变异与那些导致其他罕见、严重疾病的变异之间的一个重要区别是,这些变异可能是由女性携带和遗传的,因此,它们的发生频率可能高于罕见疾病。此外,如果用于 IVF 的精子恰好携带致病变异,那么 IVF 技术便可能导致致病变异的遗传。

研究男性不育症基因组学最重要的挑战之一是确定合适的对照。如果没有详细的精液分析,就无法排除不育的可能性,即使是对于至少有一个孩子的生育史的男性。因此,选择他们作为对照应该谨慎,因为人们不能确定一个"父亲"是否也携带导致精子活力、形态或数量减少的微小缺陷的基因突变。

二代测序技术在不同亚型男性不育研究中的进展

数量异常

使用二代测序对男性不育亚型的研究最多的是数量异常、非梗阻性无精子症(NOA)和少精子症。通过二代测序技术,发现有 19 个基因[29,33]与精子发生的数量缺陷有关(表6.1)。最初的研究是在 2013 年,在这项研究中,研究人员使用二代测序来细化他们先前识别的 GWAS 信号[84]。在这项研究中,围绕 12 号染色体 (PEX10、PRMT6 和 SOX5) 和 20 号染色体 (SIRPA 和 SIRPG) 上的峰值关联信号测 试了 5 个基因。作者使用 Illumina 的第一代 Solexa 平台对 96 例 NOA 受试者和 96 例 健康对照者进行测序,确定了 3 个基因 (SIRPA、RISPG 和 SOX5) 中的 6 个变异,这 些变异在对照组和病例中出现的频率不同[84]。为了验证其中哪些可能是因果关 系,作者在另外 520 例 NOA 受试者和 477 例对照者中筛选了这 6 个单核苷酸多态 性序列 (SNP)。该分析复制了 2 个 SNP,一个是 SIRPA 中的保护性变体 (rs199733185),另一个是 SIRPG 中增加 NOA 风险的变体 (rs1048055)[84]。在另一 项研究中,通过对病例组和对照组的靶向小组测序,还发现 SIRPA (rs3197744) 中一 个 SNP 与 NOA 之间存在关联,支持该基因在男性不育中的假定效果[85]。

随后,许多研究使用二代测序来评估 NOA 患者。Ayhan 等人 (2014 年) 调查了 2 个无血缘关系的存在生精障碍的家族,第 1 个家族有 3 个无精子症 (兄弟) 和 1 个少精子症男性 (兄弟),第 2 个家族有 3 个无精子症男性 (兄弟)[46]。在这项研究 中,研究人员使用了一种混合方法,在单核苷酸多态性基因分型后采用 WES,这使 我们可以选择性地关注纯合性序列来识别致病变异[46]。这项研究为每个家族确 定了不同的基因,TAF4B 和 ZMYND15,这两个基因中都包含了每个家族中所有受 影响的个体所共有的隐性有害截短突变[46]。值得注意的是,少精子症男性 (兄弟) 也有相同的隐性突变,这表明一些可变的外显性存在,并支持在单一遗传类别中对 数量异常进行分组。

Moar-Sagie 等人通过对 1 例 NOA 患者进行 WES,发现 SYCE1 基因存在一个候 选的纯合子剪接位点突变,发现该突变与家族中的疾病分离,即一个患病兄弟具有 相同的纯合子突变,但在有血缘关系的同胞中缺失该突变,在有血缘关系的携带者 父母中该突变处于杂合状态[47]。Okutman 等人在一个土耳其家庭的 3 个受影响的 兄弟中,发现了 TEX15 的隐性突变,这些兄弟及其父亲中存在 NOA[48]。Ramasamy 等人在来自土耳其的另一个近亲家庭的 3 个患有无精子症的兄弟中发现了 NPAS2 突变[49]。最后,Gershoni 等人对不同的家族使用了 WES 和 WGS 相结合的方法,发 现了 MEIOB、TEX14 和 DNAH6 基因的突变[52]。在所有病例中,突变都与每个家族 中受影响的成员分离,且在对照数据库中很少见,这使它们成为导致不育症的主要 候选基因。

表6.1 二代基因测序技术在不育男性中发现的基因突变

不育分类[a]	基因鉴定[a]	报告的等位基因[b]	研究[c] 方法[c]	队列[d]	队列 大小[e]	评估数[f] (例)	突变数[g] (个)	参考 文献
数目异常	ADGRG2	[c.A2968G（p.K990E）]，[c.G1709A（p.C570Y）]	WES	散发	18例	18	1	[12]
	CFTR	c.350G>A(p.Arg117His)	Panel	散发	1112例	1112	1	[87]
	DNAH6	c.C10413A(p.H3471Q)	WES	家族聚集	1个家族	5	2	[52]
	DNMT3L	dup21q22.3, del21q22.3[h]	WGS	散发	33例	33	2	[88]
	HLA-DQA1, HLA-DRB1	dup6p21.32[h]	WGS	散发	33例	33	1	[88]
	MAGEB4	c.1041A>T(p.*347Cys-ext*24)	WES	家族聚集	1个家族	3	2	[86]
	MEIOB	c.A191T(p.N64I)	WES	家族聚集	1个家族	4	4	[52]
	NPAS2	chr2:101592000C>C (p.P455A)	Panel	家族聚集	2个家族	6	3	[49]
	SIRPA	[c.*273G>T, c.697G>A (p.Val233Ile)]	Panel	散发	1800例	1376	29	[84-85]
	SIRPG	c.*223T>G(3'UTR)	Panel	散发	1184例	1184	2	[84]
	SPINK2	c.56-3C>G (splice)	WES	家族聚集	1个家族	2	2	[53]
	SYCE1	c.197-2A>G (splice)	WES	家族聚集	1个家族	6	2	[47]
	SYCP3	c.524_527del (p.Ile175Asnfs*8)	Panel	散发	1112例	1112	1	[87]
	TAF4B	c.1831C>T (p.R611X)	WES	家族聚集	2个家族	2	1	[46]
	TDRD9	c.720_723 del TAGT (p.Ser241Profs*4)	Panel	家族聚集	2个家族	17	5	[51]
	TEX14	c.2668-2678del (早期终止密码子)	WGS	家族聚集	1个家族	2	2	[52]

续 表

不育分类[a]	基因鉴定	报告的等位基因[b]	研究方法[c]	队列[d]	队列大小[e]	评估数[f]（例）	突变数[g]（个）	参考文献
	TEX15	c. 2130T > G（p. Y710 * ）	WES	家族聚集	2 个家族	10	4	[48]
	ZMYND15	c. 1520_1523delAACA（p. Lys507Serfs * 3）	WES	家族聚集	2 个家族	2	1	[46]
形态学异常	BRDT	c. G2783A（p. G928D）	WES	家族聚集	1 个家族	1	1	[55]
	CEP135	c. A1364T（p. D455V）	WES	家族聚集	1 个家族	1	1	[91]
	DNAH1	[c. 6253_6254del，c. 11726_11727del（p. R2085fs，p. P3909fs）]，[c. 7377 + 1G >（ ）]，[c. A3836G，c. 11726_11727del(p. K1279R，p. P3909fs)]，[c. C12397T，c. 11726_11727del(p. R4133C，p. P3909fs)]，[c. 5766 – 2A > G，c. G10630T(p. E3544X)]，[c. C4115T，c. 11726_11727del（p. T1372M，p. P3909fs）]，[c. C6822G，c. G9850A(p. D2274E，p. E3284K)]，[c. C7066T，c. 11726_11727del（p. R2356W，p. P3909fs）]，[c. C7066T，c. 11726_11727del（p. R2356W，p. P3909fs）]，[c. G2610A，c. G12287T（p. W870X，p. R4096L）]，[c. G3108A，c. G5864A（p. W1036X，p. W1955X）]，[c. T6212G，c. 12200_12202del（p. 12071R，p. 4067_4068del）]	WES	散发	21 例	21	12	[92]
	NPHP4	c. 2044C > T（p. R682 * ）	WES	家族聚集	1 个家族	2	2	[90]

续 表

不育分类[a]	基因鉴定	报告的等位基因[b]	研究方法[c]	队列[d]	队列大小[c]	评估数[f]（例）	突变数[g]（个）	参考文献
	SUN5	[c.38 1delA（p. Val 1 28Serfs * 7）]，[c.824C > T（p. Thr275Met）]，[c.381delA（p. Val128Serfs *7）]，[c.781G > A(p. Val261Met)]，[c.216G > A（p. Trp72 *）]，[c.1043A >T(p. Asn348Ile)]，[c.425.1G > A/c.1043A > T（p. Asn348Ile)]，[c.851C > G（p. Ser284 *）]，[c.340G > A（p.Gly114Arg)]，[c.824C > T（p. Thr275Met）]，[c.1066C > T（p.Arg356Cys）][c.485T > A(p. Met162Lys)]	Panel	散发	15 例	15	6	[58]
活力异常	CFAP43	[c.2802T > A（p. Cys934 *）]，[c.4132C > T（p. Arg1378 *）]，[c.253C > T（p. Arg85Trp）]，[c.3945 _4431del（p. Ile1316Leufs * 10）]，[c.386C > A（p. Ser129Tyr）]	WES	散发	30 例	30	3	[66]
	CFAP44	c.2005_2006delAT(p. Met669Valfs * 13)	WES	散发	30 例	30	1	[66]
	CFAP65	c.5341G >T(p. Glu1781 *)	WES	散发	30 例	30	1	[66]
	DNAH1	[c.8626 -1G > A（splice）]，[c.11726_11727delCT（p. Pro3909ArgfsTer33）]，[c.8626 -1G > A（splice）]	Panel	散发	6 个家族和 38 例	59	10	[63]
	SPAG17	c.G4343A(p. R1448Q)	Panel	家族聚集	2 个家族	7	2	[93]

a:数量异常包括无精症和少精症；形态异常包括畸形精子症，大头精子症，圆头精子症和鞭毛异常，影响精子运动。b:对于每个基因，已报道的等位基因都包括在人类基因组变异协会（HGVS）格式[113]中（对于每个基因位点，都包括对cDNA和蛋白质可能产生的影响）。当观察到多个等位基因时，个体的等位基因用方括号"[]"分组。c:对于每个基因和等位基因，通过二代测序，全基因组测序（WGS）、全外显子组测序（WES）、组套的测序（Panel）预先选择的一组基因测序未发现变异。d:队列类型研究，家族性，家族性测序；散发，病例或病例对照设计。e:被招募参加该项研究的人数。f:被评估研究的人数。g:发现的变异体数量。h:二代测序发现的拷贝数变异等位基因

2017 年发表的 5 项研究在 NOA 或少精子症患者中使用了二代测序,以发现更多导致精子数量缺陷和男性不育的基因。其中 4 项研究侧重于多重近亲家族,发现 SPINK2、MAGEB4、TDRD9 和 ADGRG2 隐性突变与 NOA 男性(兄弟)分离,但在该家族中的健康男性中没有分离[12,51,53,86]。第 5 项研究设计了一种新的试验方法,来评估文献中 107 个与男性不育相关的基因的单核苷酸变异和拷贝数变化[87]。通过使用针对 21 条染色体上 4525 个基因组区域的单分子反转探针,研究人员能够在 1138 例无精子症或少精子症受试者中快速筛查这些基因的突变[87]。虽然作者发现 6 例不育男性存在染色体异常,5 例存在 AZF 区域缺失,但只在另外 6 例受试者中发现了点突变,其中 5 例携带 CFTR 突变,1 例携带 SYCP3 突变,这进一步肯定了男性不育在基因上极其异质性的观点。然而,研究人员认为,他们检测方法的灵敏度(例如,检测已经通过微阵列筛查的患者的染色体异常),及运行这种可扩展平台的成本使其可以被应用于临床工作中。

在二代测序程序对结构变异检测的扩展中,对 33 例生精障碍且原因不明的无精子症患者进行了 WGS,以寻找 CNV[88]。27 例患者共检测到 42 个 CNV,大小从 40kb 到 2.38Mb 不等。虽然这些 CNV 分布在多条染色体上,并且一些重叠的已知 CNV 在基因组变异数据库中很常见,但有 3 个位点在基因组变异数据库中缺失,并且在多个无精子症受试者中检出,即 21q22.3、6p21.32 和 13q11,每个基因组由 2 个个体共享。只有前 2 个是基因型的,分别影响 DNMT3L、HLA-DRB1 和 HLA-DQA1 基因。虽然 HLA II 类基因通常与不孕不育症有关[89],但这 2 个基因没有。支持 DNMT3L 基因参与的证据更多,而且它在精子发生和生精障碍中的作用已在之前得到证实[11]。

形态异常

形态异常会通过影响精子的头部、颈部和尾部等,以不同的形式损伤患者的生育功能。后者通常会导致精子运动障碍(详见下一节),而前者又可进一步细分为大头精子症、圆头精子症、无头精子症或精子纤维鞘发育不良。到目前为止,在二代测序技术的领域中,只发表了 5 项受此影响的患者的测序研究。在第一项研究中,Alazami 及其同事在一个有弱精子症家族史的家族中使用 WES 确定了 NPHP4 的一个无义突变[90]。在另一项研究中,Sha 等人对一例鞭毛异常的患者进行了测序,发现 CEP135 存在隐性有害突变,CEP135 是中心粒生物合成所必需的蛋白质,该突变通过在中心体和鞭毛中形成蛋白质聚集体而导致患者不育[91]。在另一项独立研究中,Li 等人在一例无头精子症患者的近亲身上发现了 *BRDT* 突变[55]。这种改变 BRDT 蛋白中高度保守残基的纯合突变是罕见的,因为它的功能研究表明它是一种功能获得性隐性突变。在这种情况下,单个等位基因(如可育的兄弟和父亲携带的等位基因)的功能获得性突变,不足以影响生育功能。此外,在关于无头精子综合征最大规模的研究中,Zhu 等人对 2 例无血缘关系的不育男性进行了 WES,发现了 SUN5 的蛋白改变隐性突变,其中一例有纯合子变异,另外一例具有复合杂合变异[58]。这促使他们对另外 15 例患者进行了桑格(Sanger)测序(即第一代测序技术),其中 6 例在该基因中具有额外的隐性突变。最后,在一项对 21 例纤维鞘异常增殖症患者的研究中,Sha 等人在 21 例患者中鉴定出 17 例 *DNAH*1 突变患者,包括 1 种纯合子突变和 16 个复合杂合突变[92]。这些突变的基因在病例中与疾病表型发生分离,但在未受影响的家族成员或 50 例种族匹配的可育男性的队列中没有发生分离,通过对部分患者进行功能研究,作者发现这些受试者的 *DNAH*1 水平降低,微管排列紊乱。综上所述,这些研究证明了二代测序在检测精子形态异常的致病变异方面的应用价值。

活力异常

使用二代测序技术研究精子活力异常,目前已经从 4 个独立的研究中确定了 5 个特殊基因。Amiri-Yekta 等人首先使用 WES 技术对来自 6 个血缘关系高度密切的具有鞭毛异常遗传史的家族中的 10 例受试者进行测序[63]。在 2 个家族中发现了 *DNAH*1 的突变,并通过对每个受影响家族中的另外一个兄弟进行 Sanger 测序后得到证实。随后研究人员对另外 38 例受试者进行了相同的突变基因筛查,随后,确认了另外 1 例患者也有相同的突变。Wang 等人通过 WES 鉴定了另外 4 例 *DNAH*1 移码截短突变的中国受试者,进一步确定了该基因在鞭毛发育和精子发生中的作用[64]。此外,Xu 等人在 2 例同父异母的兄弟中鉴定出了纯合子突变,此突变影响 *SPAG*17 高度保守的残基从而导致弱精子症。功能性研究表明,这种突变导致患者精子中 *SPAG*17 的表达显著降低,这与精子活力减弱相一致[93]。

Tang 等人对 30 例鞭毛异常引起的精子运动障碍患者进行了研究,在 5 例患者中发现了纤毛和鞭毛相关蛋白(CFAP)基因 *CFAP*43、*CFAP*44 和 *CFAP*65 的其他隐性突变(纯合子突变和复合杂合子突变)[66]。随后利用 CRISPR 技术将小鼠的 2

个基因(在 *Cfap*43 和 *Cfap*44 中)进行基因敲除,这导致了类似于在人类患者中观察到的精子活力和鞭毛异常。

CBAVD 与 Y 染色体的二代测序研究

虽然 CBAVD 通常是由 *CFTR* 基因的突变引起的,但最近的一项研究发现了 X 连锁黏附蛋白 *ADGRG2* 的突变与其相关[14]。通过对 12 例 *CFTR* 突变阴性的男性进行外显子测序,然后对另外 14 例患有 CBAVD 的男性的 *ADGRG2* 基因进行重新测序,研究者发现了 4 个半合子突变,这 4 个突变都被预测会截短 *ADGRG2*,这与敲除 *Adrg2* 基因的雄性小鼠发生输精管梗阻从而导致不育的研究结果是一致的。Oud 等人的一项研究发现,1 例先天性单侧输精管缺如(CUAVD)患者存在 *CFTR* 突变,进一步扩大了基于囊性纤维化跨膜受体的梗阻性不育症的表型谱[87]。

WGS 的主要优点之一是能够检测大型和小型变异,包括结构和拷贝数变异。虽然到目前为止还没有发现新的致病基因,但最近研究者们在 Y 染色体中应用了此种方法,实现了对 CNV 的断点解析[94-95]。由于 Y 染色体具有超重复性,其中含有丰富的重复元素和节段性重复,让使用 WGS 的 CNV 检测具有挑战性,尤其是对短读的准确映射[19]。这种映射的不确定性有可能在 Y 染色体上误判。这个问题可以通过采用长读测序技术来解决,但这项技术目前成本很高,因此不适合常规实施。

考虑到目前 CNV 存在的挑战,大多数二代测序研究忽略了 Y 染色体也就不足为奇了[96]。虽然最近研究者们已经开始努力使用二代测序技术来拼接 Y 染色体重排结构,但到目前为止还没有针对不育男性的研究。这对未来的研究来说是一个机会,也进一步证明了在可能的情况下,应该使用 WGS 来对患者进行评估,而不是使用 WES 或组套测序。

到目前为止,总共发表了 23 项应用二代测序技术对男性不育原因进行检测的研究,发现了男性不育相关的 28 个突变基因。这个数字可能仅仅是冰山一角,在前二代测序时代,确定了 400 多个导致小鼠生精障碍的基因[97-99],而在人类中发现了多达 100 个基因[48,100-102]。然而,随着这项技术在临床和研究中心应用的普及,有可能发现更多的基因。

结　论

　　二代测序技术的发展和应用有可能改变人类各种疾病的临床检测,男性不育症也不例外。迄今为止的研究证明,虽然通过现代测序技术对不孕不育的研究才刚刚开展,但它在未来有许多探索的机会。二代测序成功的当务之急是改进生物信息学算法和工具,帮助将数据转化为可应用的知识。目前的测试产品正在从基因检测组套发展到完整的基因组,随着这些进展,对改进的生物信息学的需求也越来越大,包括分析、注释和可靠的工作流程,以将这些信息应用到临床工作中。

　　我们所回顾的工作完全集中在使用二代测序技术来发现男性不育症的遗传变异。然而,二代测序现在已被用于基因组研究以外的领域,包括转录组学、表观遗传学和微生物组的调查[103 – 106]。虽然研究者们已经开始努力解决与男性不育有关的问题(如精子细胞转录学[107]、单精子细胞基因分型[108]、精母细胞甲基化分析[109]、精液微生物群谱分析[110]),但是还没有完成对大样本患者的主流分析。除了基于二代测序的方法外,随着代谢组学、蛋白组学的应用,精子发生方面的研究也在蓬勃发展。通过检测蛋白质修饰,包括重要的组蛋白修饰,如磷酸化、泛素化、类泛素化或乙酰化,可以揭示与正常(甚至可以是异常)生育能力有关的基因表达模式。类似地,研究非编码 RNA 和微 RNA 调节精子发生的研究已经在患有(或不患有)不育症的男性中进行,以发现预测不育的生物标记物[111 – 112]。因此,通过二代测序技术来促进此病的理论进展有很大的应用空间。

　　其中一个主要的待解决问题是,二代测序如何能使不育症患者受益,特别是考虑到在已经受影响的个体中纠正突变的困难。首先,我们认为,对许多人来说,接受基因诊断远比带着“特发性原因”这一标签生活得更有意义。前者可以使临床讨论从关注“什么是错的”转变为“下一步该怎么做”,而不是生活在一个充满压力、反复试验和失败的方法中,为了能够生育而实施各种补救措施。其次,诊断突变的出现可能会为部分不育症患者的生育力恢复提供一条途径。虽然这一领域的基因研究方面仍处于早期阶段,但是高度遗传异质性的新进展使其十分适合根据突变的基因和突变的方式将患者群体分为潜在的治疗组。另外,这些研究可能会为通过改变药物用途以改善生育结果提供新的思路。至少,在 IVF 和 ICSI 过程中,基因突变的知识可以用来选择不携带相同突变的精子细胞作为为男性后代。

得益于二代测序技术的进步,人类对男性不育症及其他疾病的认识在未来 10 年有望提高。对于不孕不育患者来说,从样本收集到获得临床应用还有很长的路要走;在许多情况下,由于明显的遗传异质性,特定样本的作用要到许多年后发现具有相同遗传途径的其他患者时才会显现出来。然而,我们仍然应该鼓励患者群体参与基因研究,以便早日实现这些目标。

检索标准

在 PubMed 进行了全面搜索:

●"Male infertility(男性不育)""spermatogenesis(精子发生)""spermatogenic failure(生精失败)""azoospermia(无精子症)""oligospermia(少精子症)""asthenospermia(弱精子症)""teratospermia(畸形精子症)""genetics of male infertility(男性不育遗传学)""next-generation sequencing male infertility(二代测序男性不育)""exome sequencing male infertility(外显子组测序男性不育)""genome sequencing infertility(基因组测序男性不育)"。

●我们将搜索范围限制在 2018 年 12 月之前发表的论文,重点关注人类,并从不同的搜索词中删除重复的内容。

●本章最终共收录了 113 篇文章。

参考文献

请登录 www.wpxa.com 查询下载,或扫描二维码查询。

第 2 部分
遗传学对精子细胞的影响

第 7 章　精子形态异常的遗传学基础：头部缺陷和尾部缺陷

Vineet Malhotra

要　点

- 精子形态异常与男性不育的关系在过去 20 年已经得到证实,但遗传因素在精子形态缺陷发生中的作用仍处在研究阶段。
- 鉴定遗传因素在精子形态异常中的作用,最终将有助于不育患者的治疗。
- 畸形精子症的特征是超过 96% 的精子形态异常。畸形精子症可细分为多态型和单态型(大头精子症、圆头精子症及无头精子症)。
- 在男性不育的研究中,染色体异常、Y 染色体微缺失及单基因变异是最常见的遗传因素。

V. Malhotra (✉)

Department of Urology and Andrology, Diyos Hospital, New Delhi, Delhi, India

e-mail：vineet@ diyoshospital. com

© Springer Nature Switzerland AG 2020

M. Arafa et al. （eds.）, Genetics of Male Infertility,

https://doi. org/10. 1007/978 – 3 – 030 – 37972 – 8_7

- 目前,一些单基因变异与人类畸形精子症的关系已经明确,例如,*AURKC* 基因变异可导致大头精子发生;*ZPBP*、*SPATA*16 或 *DPY*19L2 基因变异与圆头精子发生有关;*AKAP3/APKA4* 或 *DNAH*1 基因变异与精子鞭毛多发形态异常(MMAF)发生有关;*SUN5*、*SPATA6* 和 *PMFBP*1 基因变异可导致无头精子产生。

简 介

在世界范围内,随着不孕不育患者的增多,人类的生育能力正在以惊人的速度下降。印度人口增长迅速,所有人都认为生育对于印度人来讲是一件轻松的事情。然而,事实并非如此。全球每年遭受不孕不育困扰的患者人数达到 6000 万 ~ 8000 万;在印度,不孕不育患者数量达到 1500 万 ~ 2000 万,约占全球不孕不育患者数的 25%[1]。

已有研究表明,在哺乳动物中,尤其是在人类中,精子形态在受精过程中发挥了关键作用,因此,精子形态异常被认为是导致男性不育的重要因素之一[2-4]。畸形精子症是指精液中有 96% 以上的精子表现为形态异常[5]。形态正常的精子应含有正常顶体、椭圆形头部、颈部、中段及尾部。椭圆形头部长约 5 ~ 6 μm,宽约 2.5 ~ 3.5 μm;中段长 4.0 ~ 5.0 μm;尾部(鞭毛)长约 50 μm。

畸形精子症可以分为 2 类:精液中的精子表现为 2 种或 2 种以上的形态异常,称为多态畸形精子症;当所有的精子都表现为统一的形态异常时,称为单态畸形精子症。大头精子症、圆头精子症及大头针样/无头精子症是目前确定的 3 类单态畸形精子症。

过去 20 多年发表的文献表明,多种因素可以造成人类男性不育。遗传因素是其中的关键因素之一,其造成的男性不育人数约占总人数的 15% ~ 30%[6]。了解并认识遗传因素异常如何引起男性不育是全球大多数研究团队的重要课题。染色体异常、Y 染色体微缺失及单基因变异,是目前最广为人知且发生率最高的影响男性不育的遗传因素[7]。

本章我们将对精子结构及常见的形态异常进行阐述,重点讨论遗传因素异常与造成男性不育的精子形态畸形的关系。

精子形态概述

正常精子的结构及其功能

一个成熟精子包括如下4部分结构(图7.1)。

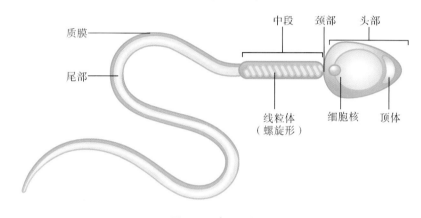

图7.1 精子结构

- 头 部

精子头部呈椭圆形,由顶体和细胞核组成。

顶体:位于精子的前端,占头部面积的40%~70%。它是精子发生过程中由高尔基复合体演化而来的,呈帽子样结构。其占据了从细胞核前端到精子顶端质膜的空间。顶体周围包绕着磷脂双分子层,里面充满了酸性磷酸酶、透明质酸酶等水解酶。这些酶本质上也是蛋白水解酶,通过溶解卵膜促进精子穿透卵膜。

精子细胞核:占据精子头部的大部分空间。细胞核的形状决定了精子头部的形状。从结构上讲,它被核膜包绕,靠近精子体侧的核膜有一定程度的凹陷,以容纳近端中心粒。细胞核由DNA和基础蛋白质组成,没有核仁和液体成分。

- 颈 部

颈部由精子头部的后端和尾部前段部分的连接处组成,将精子头部和尾部中段分开。颈部包括两个中心粒,即近端中心粒和远端中心粒,这两个中心粒位置很近,都位于精子颈部后端的凹陷处。它们在受精时随着细胞核一起进入卵子。已有研究表明,这两个中心粒通过形成第一个有丝分裂纺锤体以帮助受精卵启动分裂。此外,成熟精子尾部的微管是由后部或远端中心粒形成的。

- 中　段

中段包含轴丝的前段部分,这部分轴丝的结构和组成成分与尾部其他部位的轴丝相同。它有一对纵向的中央纤维(又称 β 纤维)和周围环绕的 9 对纵向纤维(又称 α 纤维)组成。在人类精子中,α 纤维外围又包绕了 9 对更厚的粗纤维(又称 γ 纤维)。这 3 种纤维聚集了各种酶,它们锚定在远端中心粒上,周围被线粒体鞘包裹。通常情况下,线粒体鞘相互融合,以螺旋状的形式包绕轴丝的纤维。在颈部的外围,有一层薄的细胞质,主要由微管组成,称为精子颈。

- 尾　部

尾部通常是精子结构中最长的部分,在人类精子中,其长度大约在 55 μm,包含两个主要部分:主段和末段。主段占尾部的大部分,它的中心部分由 9 + 2 轴丝(2 个中心轴丝,9 个外围轴丝)结构组成,周围包绕了一层纤维鞘。在人类精子中,2 条 γ 纤维与其周围环绕组分相融合形成了前后 2 条贯穿整个主段的柱状结构。这样的组装将主段划分为 2 个功能域,其中一个含有 3 条 γ 纤维,另外一个含有 4 条。这种对称性结构被认为有助于尾部朝一个方向更有力地摆动,称为动力冲程。末端是尾部的一小部分锥形结构,仅包含轴丝及包绕它的细胞质和质膜[8]。

精子发生与精子形成

精子发生与精子形成是精子生成过程中的两个连续阶段。精子发生是指雄性生殖上皮细胞演变为单倍体精子细胞的完整过程。精子形成指单倍体精子细胞完成最后的分化和成熟过程变为成熟精子细胞[9]。

精子发生的遗传因素调控

精子发生是一个由至少 2000 个基因调控的复杂过程,其中大多数基因位于常染色体,大约 30 个基因位于 Y 染色体。常染色体上的基因通过调控体细胞和生殖细胞的代谢过程间接调控精子发生,而 Y 染色体上的基因则直接调控男性生殖过程[10]。目前,在人类中,仅有少数的基因确定与精子发生相关,但是它们的确切功能仍不清楚。

引起男性不育的遗传因素有染色体异常、单基因疾病、遗传因素相关的多因素疾病及内分泌疾病[11-12]。其中,染色体异常在男性不育人群中最为常见,如 47,XXY 或克兰费尔特综合征[12]。此外,染色体数量异常主要涉及性染色体,而结构异常通常涉及常染色体[11]。

精子形态异常:畸形精子

什么是畸形精子症?

畸形精子症指精液中的精子绝大部分表现为形态异常,正常形态精子数量少于 4%。依据缺陷发生部位,可将畸形精子划分为头部缺陷、中段缺陷、胞浆小滴及尾部缺陷。

精子发生缺陷及附睾一些病变通常会增加异常形态精子的比例。精子形态缺陷通常是混合型的。异常形态精子通常受精潜能较低且含有异常 DNA,这与它们的异常类型有关。精子形态缺陷与 DNA 碎片化增加、染色体结构畸形率增高、非成熟染色质及多倍体相关[13]。

精子形态缺陷类型(头部、中段和尾部异常)

依据 Kruger TF 等人制定的严格标准,正常精子的头部是具有特定尺寸的椭圆形,并且表面光滑,中段和尾部同时都没有缺陷[14]。

现有的文献中没有提供足够的信息对精子形态缺陷进行分类。常见的几种畸形精子包括圆头精子(头部呈圆形,没有顶体)、大头精子、双头或双尾精子、颈部弯曲,或者存在胞浆小滴[15-16]。表 7.1 描述了正常精子与异常精子形态的差异。

表 7.1　正常精子形态与异常精子形态比较

部位	正常形态	异常形态
头部	规则的椭圆形,顶体区清晰,没有空泡,占头部的 40%~70%	过大、过小、过细和过长、梨形头、圆头、不定形头、有空泡的头(超过 2 个空泡或空泡区域占头部的 20% 以上)、顶体后区有空泡、顶体区过小或过大
中段	细长、规则,长度大约与头部相等。中段主轴应与头部长轴成一条直线。残留胞浆小于头部大小的 30%	非对称与头部连接、不规则、过粗、过细、弯曲异常、细的中段、残留胞浆大于头部大小的 30%
尾部	比中段细,均一,长度大约是头部的 10 倍,尾部可能弯曲,但没有锐利折角	过短、多尾、卷曲、宽度不规则、螺旋状

一般原因

虽然畸形精子症的发生原因还没有完全研究清楚,但是一些研究提示一些因素可能在精子形态异常的发生过程中发挥了作用:生活方式,精液感染,影响睾酮、卵泡刺激素(FSH)和促性腺激素释放激素(GnRH)含量的药物,外伤或其他睾丸问题,精索静脉曲张,脑膜炎,糖尿病,高烧,酗酒和药物滥用。

诊断标准

为了使精液分析程序标准化,世界卫生组织(WHO)迄今已出版了几本指导手册,WHO 分析标准已被全世界范围内的男科学实验室用于精子形态分析。此外,Menkveld 等人在 1990 年表明,使用更严格的标准(即 Tygerberg 标准)对精子形态进行分析,可以增强分析过程的客观性,减少实验室内的主观性[17]。

男性不育的遗传因素:概述

大约 1/3 的男性不育为不明原因男性不育(特发性男性不育),这主要是由于我们对导致男性不育的基本分子机制了解不足[18]。据估计,遗传因素约占特发性男性不育发病机制的 50%[19]。从染色体到基因再到单核苷酸等遗传因素的各个方面都会影响男性不育[6]。染色体异常、Y 染色体微缺失、单基因疾病[7]及少数基因的多态性,都已被证明与男性不育有关[20-22]。

畸形精子症的分子遗传学机制

一些畸形精子症,如圆头精子、大头多尾精子或无头精子,它们不仅畸形率高达 100%,而且表型一致,被认为是高度一致畸形精子症。截至目前,在人类精子中,一些基因已经被证明与这些特定畸形精子症的发生有关。对这些基因的鉴定和研究为明确畸形精子症的生理病理学机制带来了希望,为提高患者的管理水平提供了先决条件,为研发针对这些基因缺陷的治疗方案奠定了基础,为实现患者获得充分的基因咨询和预测治疗结果提供了可能。

一些研究已经对各种形态异常的精子进行了遗传因素鉴定,如圆头精子和大头精子[23]。基因、生活方式及环境因素与精子形态异常的关系也有报道[24-25]。

大头精子症

大头精子症(又称大头多尾精子症等)的患者表现为原发性不育。精液中100%的精子表现为体积超大的不规则头部,异常的中段和顶体,以及多条尾部。超微结构观察提示这些精子的细胞核体积增加了 3 倍,每个精子平均有 3.6 条尾部。这种类型的畸形精子通常也与严重的少弱精子症有关[26-28]。

非整倍体

使用 Feulgen 染色法[29]、精母细胞 C 显带[30]及荧光原位杂交技术进行的研究表明,大头精子症患者中多倍体和非整倍体的比例很高。这些观察结果提示,第一次和(或)第二次减数分裂过程中发生的染色体不分离或者细胞质分裂缺陷通常与大头精子症的发生有关[27-28,31-32]。

父母近亲结婚的家族性病例提示大头精子症可能是基因缺陷引起的,并且以常染色体隐性方式遗传。2007 年,研究者们通过全基因组低密度微卫星分析,在 7 例大头精子症患者(占 70% ,总共纳入了 10 例患者)中鉴定出一个位于 19 号染色体末端区域的纯合变异可能与患者发病有关。AURKC 基因位于该区域的中心,它主要在雄性生殖细胞中表达并且其功能与染色体分离和细胞质分裂相关。AURKC基因的这两项功能可以解释大头精子所表现的形态异常和遗传物质含量异常(图7.2)[33]。在本研究中对 14 例大头精子患者进行 AURKC 基因编码区测序,在 14例患者中均发现了 c.144delC 位点的纯合缺失,该缺失导致移码突变,在转录产物中出现了提前终止密码子,从而产生不含保守激酶结构域的截短蛋白[33]。随后的研究证明,突变产生的转录产物(mRNA)通过无义介导的 mRNA 降解机制被降解,提示在这些患者体内不可能产生截短蛋白[34]。在另一项研究中,Dieterich K 等人利用流式细胞术对 AURKC 突变患者进行了检测,结果表明,所有精子都含有四倍体 DNA 量,提示患者的生殖细胞进行了 DNA 合成,但是在 2 次减数分裂过程中的其中 1 次被阻断,未完成细胞分离[35]。

AURKC 蛋白属于极光激酶家族,这类家族成员属于高度保守的丝氨酸/苏氨酸激酶,它们在细胞有丝分裂和凋亡过程中起关键作用。AURKC 主要在睾丸中表达,尤其是在分离的精母细胞和卵母细胞中高表达。

AURKC 的突变:以 c.144delC 突变为主

c.144delC 缺失占 AURKC 基因所有突变的 85%[36]。其他已被鉴定的突变有p. C229Y,这是一种位于外显子 6 的新发现的错义突变[35];p. Y248 * 是一种在 10

例来自欧洲和北美的相互独立的患者中发现的无义突变[36];c436 – 2A. G 突变造成缺失外显子 5 的缩短转录产物[34]。排除 Eloualid 等人进行的未经选择的男性不育人群,*AURKC* 基因突变在大头精子症患者中的检出率为 50.8% ~ 100%[37]。

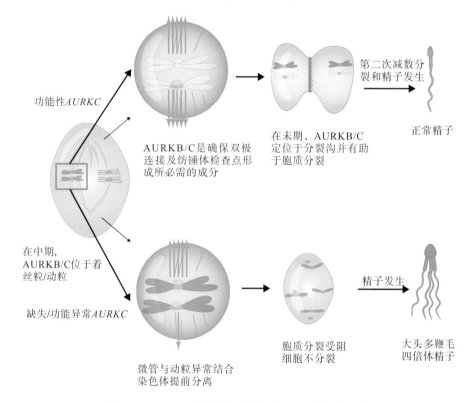

功能性*AURKC*

AURKB/C是确保双极连接及纺锤体检查点形成所必需的成分

在未期,AURKB/C 定位于分裂沟并有助于胞质分裂

第二次减数分裂和精子发生

正常精子

在中期,AURKB/C位于着丝粒/动粒

缺失/功能异常*AURKC*

微管与动粒异常结合染色体提前分离

胞质分裂受阻细胞不分裂

精子发生

大头多鞭毛四倍体精子

图 7.2　*AURKC* 控制减数分裂和精母细胞胞质分裂

圆头精子症

圆头精子是一种罕见(发生率 0.1%)且严重的畸形精子症,它的显著特点是精液中的精子大部分为缺少顶体的圆形精子[15,38 – 39]。圆头精子无法黏附并穿透透明带,从而导致原发性不育[15]。圆头精子可以分为两种亚型:Ⅰ型圆头精子完全缺失顶体和顶体酶,Ⅱ型圆头精子有少量的残留胞质围绕头部和顶体[40 – 41]。然而这种分类法不够明确,文献中经常误用,拥有 100% 圆头精子的称为Ⅰ型,正常精子和圆头精子混合的类型称为Ⅱ型。有学者建议使用“完全”或“部分”这两个术语描述Ⅰ型圆头精子症中的同质性[42 – 43]。较少见的Ⅱ型可以被认为是伪圆头精子。

多例家族性圆头精子症患者的研究结果表明,遗传因素在患者发病过程中起到了关键作用[44-48]。透明带结合蛋白(ZPBP 或 ZPBP1)和精子顶体相关蛋白 1(SPACA1)都在睾丸中特异性表达。ZPBP 和 SPACA1 都是顶体的组成性蛋白,但是它们的功能却不一样[49-50]。ZPBD 位于顶体基质,参与了精子结合及穿透卵子透明带的过程[51]。SPACA1 位于精子细胞和成熟精子的顶体内膜,它在顶体形态发生、精卵识别及融合过程中发挥作用[50,52]。研究者在精子头部形态异常的患者中发现了 ZPBP 基因的杂合错义突变及可变剪接突变,但是它们与疾病的关系尚未得到明确证明[51]。一个中国的患者家系中发现了 PICK1 基因 13 号外显子的纯合错义突变(G198A)[53]。

对一个三兄弟均患有圆头精子症的犹太人家系进行全基因组扫描分析纯合子定位,结果发现了 SPATA16(精子发生相关蛋白 16,以前命名为 NYD-SP12)的纯合子突变(c.848G.A)[54]。SPATA16 定位于高尔基体和前顶体囊泡,前顶体囊泡在精子发生过程中通过融合形成顶体[54-55]。SPATA16 在人睾丸中高表达,并且含有保守的多肽重复结构域[56]。

DPY19L2 属于核膜的一类新的跨膜蛋白家族,在哺乳动物中,有 4 种同源蛋白,即 DPY19L1~DPY19L4。这些蛋白是顶体锚定到细胞核所必需的,缺失 DPY19L2 会使形成中的顶体缓慢地与细胞核分离[57]。

最初很少有研究表明 DPY19L2 基因缺失是圆头精子的主要致病因素。随后 3 项对不同地区和民族的圆头精子症患者进行的研究表明,DPY19L2 基因改变占 60%~83.3%[58-60]。另外 2 篇文献报道也证明了这一观点,他们在来自马其顿和阿尔及利亚的患者中也检测到了 DPY19L2 基因纯合缺失[61-62]。在这 3 项大型研究中,DPY19L2 基因纯合缺失占 26.7%~73.3%[58-60]。

DPY19L2 点突变可以是位于 DPY19L2 蛋白中间的错义突变或者是无义突变/移码突变/剪接位点突变造成的截短蛋白[58-60]。小片段缺失的报道提示,外显子缺失也是 DPY19L2 基因突变谱的一部分[60]。在多例无关病例中,也发现了 DPY19L2 基因外显子 8 的 p.Arg290His 错义突变。这个突变导致高度保守的精氨酸转化为组氨酸,多个预测工具表明这种转变是有害的[58-60]。

精子鞭毛多发形态异常

精子鞭毛多发形态异常(MMAF)指精子尾部异常。自 1984 年以来,一直有报道表明精子尾部形态异常可以导致弱精子症[63]。Chemes 及其同事对 MMAF 进行了大量的早期研究,并且对患者的精子尾部超微结构进行了广泛研究[64]。他们多次观察到了纤维鞘(FS)的异常,纤维鞘与精子主段密切相关,主段被轴丝和外层致密纤维所围绕,含有两条纵向的柱状结构[65]。

20%以上的患者的家系聚类分析提示 MMAF 的发生与基因有关[66]。2005年,Bacetti B 等人首次报道了在一例短尾精子患者中检测到 A 激酶(PRKA)锚定蛋白 3(AKAP3)和 A 激酶(PRKA)锚定蛋白 4(AKAP4)基因部分缺失[67]。超微结构分析表明,MMAF 和改变的轴丝结构缺少动力蛋白臂和双微管,包括一对中央微管。AKAP3 和 AKAP4 基因编码的 2 类 A 激酶锚定蛋白与 c-AMP 依赖性蛋白激酶的调节亚基相互作用。AKAP3 和 AKAP4 是纤维鞘中含量丰富的结构性蛋白。AKAP3 参与了纤维鞘基础结构的组装,而 AKAP4 在纤维鞘完整组装中起关键性作用[68]。小鼠模型实验表明,ALAP3 和 AKAP4 参与了 MMAF 表型的形成,但这在人类中证据不足。研究者通过常规聚合酶链式反应(PCR)在 1 例 MMAF 患者中检测到了 AKAP3 和 AKAP4 基因缺失,但是在基因组中未找到其断裂点[67]。

最近,学者们在多例 MMAF 患者中检测到了 DNAH1 纯合突变[69]。DNAH1 编码轴丝内臂动力蛋白 HC,该基因在多种组织中表达,包括睾丸[70]。

无头精子症

无头精子症患者的典型特征是精液中的精子大部分为缺失头部的精子(仅尾部),以及少部分缺失尾部的单独精子头部。这是一种可以导致男性不育的严重畸形精子症。早期研究提示,在精子发生晚期精子头尾连接部分形成缺陷是导致无头精子产生的原因[71]。在这些患者中检测到了 SUN5 基因突变。已报道的 SUN5 基因突变有 10 种类型,包括 3 种无义突变、6 种错义突变及 1 种可能导致剪接改变的内含子区变异[72]。SUN5 基因位于长形精子和精子细胞头尾连接处的核膜[73]。与 SUN5 相似,SPATA6 也被证明与无头精子症发生有关。最近的一项研究在睾丸特异性的 PMFBP1 基因中检测到了一处纯合无义突变。在雄性模式小鼠中,PMFBP1 基因的破坏导致无头精子产生,以及 PMFBP1 与 SUN5 和 SPATA6 相互作用的消失,SUN5 和 SPATA6 在精子头部和尾部连接中发挥作用,从而使小鼠不育。PMFBP1 敲除雄性小鼠表现为不育[74]。

结 论

已发表的文献和正在进行的研究都表明,临床医生和公众需要对遗传因素在不孕不育发病中的作用进行更深入的了解。染色体异常、Y 染色体微缺失及单基因遗传病是目前被广泛认识且发生率最高的遗传因素。本章强调了遗传因素在精子形态缺陷中的作用及其与男性不育的关系。迄今为止,研究最多的特殊精子形态包括大头精子症、圆头精子症及 MMAF。各种研究表明,多个基因与这些形态异常有关,进而导致男性不育。

● 大头精子症

过去的几项研究观察到大头精子症患者都具有较高比例的多倍体和非整倍体,提示发生在第一次减数分裂、第二次减数分裂或者两次减数分裂的染色体不分离和(或)胞质分裂缺陷与大头精子的形成有关。另外,*AURKC* 基因是已确认的大头精子症相关基因,因为其在男性生殖细胞中表达且参与了染色体分离和胞质分裂。这可以解释其在大头精子形态异常及细胞异常物质含量中的作用。

● 圆头精子症

多例家系研究表明遗传因素与圆头精子症有关。研究者们在头部形态异常的患者中检测到了 *ZPBP* 基因的复合杂合错义突变和剪接突变。另外一项研究在圆头精子症患者中检测到了 SPATA16 的一处纯合突变(c. 848G. A)。另外,少数研究表明 *DPY19L2* 基因缺失是圆头精子症的主要致病因素。在来自不同区域和民族的患者中均检测到了较高的 *DPY19L2* 基因变异发生率,发生率为60% ~ 83.3%。

● MMAF

依据少数已发表的文献,MMAF 的发生被推测与遗传因素关系密切。在一例短尾精子患者中检测到了 *AKAP*3 和 *AKAP*4 的基因部分缺失。最近,学者在多例 MMAF 患者中检测到了编码轴丝内臂动力蛋白 HC 的基因 *DNAH*1 的纯合子突变。

综上所述,研究者们在人类几种最常见的畸形精子症中已确定了相关的几个致病基因。对这些基因的鉴定和研究有助于阐明畸形精子症的病理生理学机制,为改善患者管理、针对基因缺陷发展新的治疗方案提供了先决条件,为遗传咨询和判断治疗效果提供了参考。

检索标准

在文献检索中使用以下关键词进行搜索:

"sperm morphology defects(精子形态缺陷)" "male infertility(男性不育)" "genetic basis（遗传基础）""teratozoospermia（畸形精子症）""globozoospermia（圆头精子症）""spermatogenesis（精子发生）""spermiogenesis（精子形成）""sperm head abnormalities（精子头部异常）""MMAF""acephalic spermatozoa（无头精子症）"和"molecular mechanism（分子机制）"。

参考文献

请登录 www.wpxa.com 查询下载，或扫描二维码查询。

第8章 线粒体功能与男性不育

David Fisher，Ralf Henkel

要 点

- 良好的线粒体功能是男性生殖能力的核心和关键。因此,了解和检测其功能有助于治疗男性不育。
- 线粒体膜电位是临床上判断精子活力的关键因素。
- 标准化精子氧化和还原态的过程以预测生殖能力。
- 细胞核和线粒体的 DNA 分析可以为精子运动性差这一现象提供明确的生物学证据。

D. Fisher・R. Henkel (✉)

Department of Medical Bioscience, University of the Western Cape, Bellville, South Africa
e-mail：rhenkel@ uwc. ac. za

© Springer Nature Switzerland AG 2020

M. Arafa et al. (eds.), *Genetics of Male Infertility*,
https://doi. org/10. 1007/978 – 3 –030 –37972 – 8_8

简　介

内共生学说认为,线粒体可能由需氧菌之间的共生发展而来,或者由产甲烷古菌(宿主)的兼性厌氧菌(共生体)合并而来。在真核生物中,线粒体提供了细胞需要的大部分能量,因此也被称为细胞的"发电站",是细胞代谢的关键枢纽。线粒体由一层外膜和一层内膜构成,被高度分割成所谓的嵴(图 8.1)。位于外膜和内膜之间的是线粒体膜间隙,而被内膜包裹的部分被称为线粒体基质。

男性生殖细胞中的线粒体数量非常有限,位于精子细胞的中部。尽管关于精子能量产生的理论未达成一致(线粒体的糖酵解或氧化磷酸化),但最近研究仍然解释了线粒体在精子形成及成功受精中的重要性。在进化过程中,内共生体将90% 以上的基因组转移到宿主细胞的细胞核中。线粒体有属于自己的线粒体 DNA(mtDNA),调控核基因活动的同时也被调控。除了 ATP 合成酶外,mtDNA 还编码线粒体电子传递链约 13 个蛋白质亚单位及线粒体翻译系统的 rRNA 和 tRNA 单位[1]。与核 DNA(nDNA)不同,mtDNA 是环状的,不受核蛋白、组蛋白和精蛋白的保护。由于没有校对,mtDNA 复制的速度也比 nDNA 快,只有最基本的修复机制[2]。因此 mtDNA 容易发生突变而导致线粒体疾病,包括男性不育[3]。本章将介绍线粒体及 mtDNA 在精子功能和受精过程中的重要性。

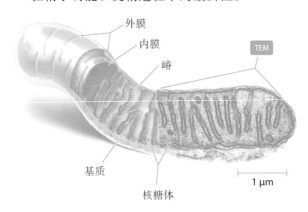

图 8.1　了解线粒体的结构是认识其功能的必要条件。上图结合了线粒体的原理图及电子透射显微镜(TEM)成像

线粒体功能概述

氧化磷酸化

氧化磷酸化是指线粒体细胞器内膜的特定蛋白利用捕获电子的能量产生 H^+ 梯度,从而反过来驱动 ADP 磷酸化为 ATP 的过程。下面我们将讨论这些电子及驱使 ATP 形成的 H^+ 来源。

捕获和转移电子的分子:NADH 和 FADH2 的形成

NADH 和 FADH2 是在糖酵解、β 氧化和其他分解代谢过程中产生的。这是我们将重点讲述发生在线粒体基质中的糖酵解和 β 氧化(三羧酸循环)过程。

糖酵解是最早的进化代谢途径之一,在氧气充足前便存在,因此,在氧气供给不足时,它也能在细胞质中发生。糖酵解是将葡萄糖($C_6H_{12}O_6$)转化为丙酮酸(CH_3CO-$COO^- + H^+$)(图8.2),并形成 4 个 ATP 分子和 2 个 NADH + H^+ 的代谢途径[4]。由于在糖酵解途径的开始阶段会消耗 2 个 ATP,ATP 分子的净量只有 2 个。因此,糖酵解途径在产生 ATP 方面相对低效。在无氧环境,NADH 从丙酮酸转化为乳酸,但在有氧环境,NADH 可能被线粒体氧化,并通过转移高能电子产生梯度 H^+。

• β 氧化

有氧条件下,丙酮酸进入线粒体基质(图8.1),并被丙酮酸脱氢酶转化为乙酰辅酶 A,启动三羧酸循环(TCA 或 Krebs 循环)(图 8.3)[5]。每个进入糖酵解的葡萄糖分子,都会产生 2 个丙酮酸分子。因此,如果根据图 8.3 计算 ATP,就需要把它乘以 2。从丙酮酸转化为乙酰辅酶开始,四分子的 NADH 由 NAD^+ 形成,一分子 FADH2 由 FAD 形成,一分子 ATP 由 ADP 形成。其他 ATP 分子是由线粒体内膜上的电子传递链(ETC)产生的。

• 电子传递链和 ATP 的产生

线粒体内膜(图8.1)包含许多四蛋白复合物(称为蛋白质复合物,因为每个复合物包含若干蛋白质亚基),即复合物I(NADH 脱氢酶)、复合物II(琥珀酸脱氢酶)、复合物III(细胞色素 3 还原酶)和复合物IV(细胞色素 3 氧化酶)。还有两种化合物参与其中:与复合物II相关的辅酶 Q10,细胞色素 c 复合物。这些复合物彼此紧密相连,本质上是 NADH/FADH2 氧化过程中释放电子的分子传送带(图8.4)。

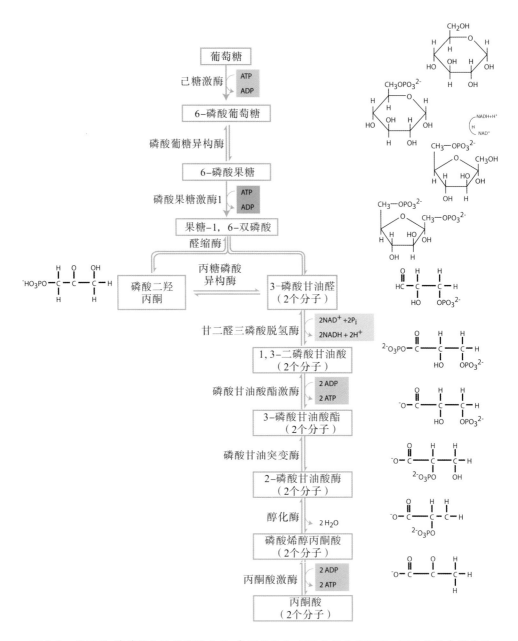

图8.2 糖酵解:葡萄糖分子的代谢分离,在形成2个ATP和2个NADH+2H+分子中捕获化学键能。这是一种无氧反应,是精子在低氧条件下转运的关键,为线粒体提供代谢底物——丙酮酸或乳酸

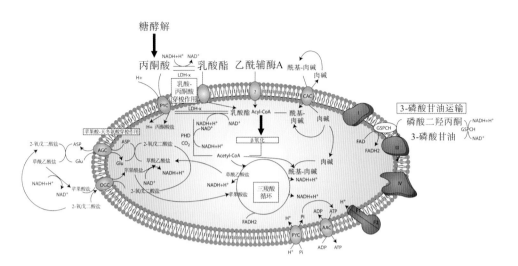

图8.3 三羧酸/Krebs/柠檬酸循环是发生在精子线粒体基质内的代谢循环过程。糖酵解的最终产物丙酮酸被代谢,形成高能量分子NADH和FADH2。分子复合物(Ⅰ~Ⅳ)和ATP合酶作为电子传递链的一部分出现。椭圆形轮廓代表线粒体内膜,内部空间代表基质。AAC:ADP/ATP载体;AGC:天冬氨酸/谷氨酸载体;CAC:肉碱载体;G3PDH:甘油3-磷酸脱氢酶(图中为胞质可溶性同工酶和整合在线粒体内膜内的同工酶);LDH-X:乳酸脱氢酶的同工酶X(胞质和线粒体同工酶);OGC:苹果酸/2-氧戊二酸载体;PDH:丙酮酸脱氢酶复合物;PiC:磷酸载体;PYC:丙酮酸载体;Q:泛素

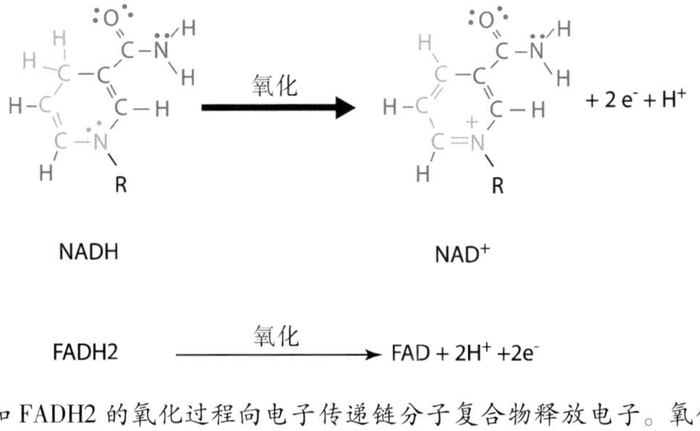

NADH $\xrightarrow{\text{氧化}}$ NAD$^+$ + 2e$^-$ + H$^+$

FADH2 $\xrightarrow{\text{氧化}}$ FAD + 2H$^+$ + 2e$^-$

图8.4 NADH和FADH2的氧化过程向电子传递链分子复合物释放电子。氧化过程包括一个分子失去电子。在这个过程中释放的能量驱动H$^+$通过内线粒体膜上复合物的运输,为ATP的形成建立了化学渗透梯度

　　NADH被复合物Ⅰ提供的2个电子所氧化,这2个电子传递给辅酶Q和复合物Ⅲ细胞色素c,然后再传递给复合物Ⅳ。在复合物Ⅳ里,电子最终被提供给1/2的O$_2$形成H$_2$O。电子从一个复合物传导到另一个复合物的目的是,为了给从线粒

体基质主动泵送到膜间隙的 H^+ 提供能量。

在复合物Ⅰ有4个 H^+ 被泵送过去;在复合物Ⅲ,4个 H^+ 被泵送过去;在复合物Ⅳ,2个 H^+ 被泵送过去。所以对于每个被氧化的 NADH 分子,10个 H^+ 被泵送进线粒体膜间隙。FADH2 在复合物Ⅱ处被氧化,给电子链提供2个 e^-,但因为它只在复合物Ⅱ处进入,所以只有6个 H^+ 被泵入线粒体膜间隙,4个在复合物Ⅲ处,2个在复合物Ⅳ处(图8.5)。

- ATP 的合成

氧化电子链的最后部分描述了 H^+ 的膜间梯度是如何用于 ATP 合成的。所有这些被泵入线粒体膜间隙的 H^+ 在线粒体膜间隙和线粒体基质之间形成了化学渗透梯度。内膜上有一种叫作 ATP 合成酶的蛋白质复合物,它利用 H^+ 梯度来驱动 ATP 的合成。每当4个 H^+ 经过 ATP 合成酶复合物,就会合成一个 ATP 分子。因此,每2个丙酮酸分子进入三羧酸循环,就会导致8个 NAPH(每个产生3个 ATP 分子)和2个 FADH2(每个产生2个 ATP 分子)被氧化,总共产生28个 ATP 分子(图8.5)。

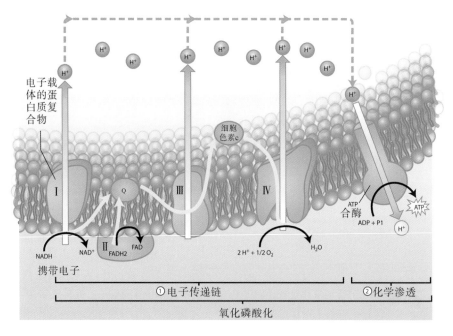

图8.5 电子传递链利用高能电子驱动 H^+ 进入线粒体膜间隙。在 H_2O 形成过程中,如果没有 O_2 作为电子受体,β 氧化就会停止。化学渗透是 H^+ 运动的能量沿浓度梯度向下通过分子 ATP 合酶产生 ATP 的过程

H⁺ 负责线粒体膜电位(MMP)的发展,常被用作判断线粒体功能的指标。线粒体电位低说明线粒体膜间隙的 H⁺ 浓度较低,抑制 ATP 合成。同时,如果线粒体膜对 H⁺ 具有渗透性则会导致 H⁺ 梯度的耗散,为 ATP 的合成提供动力。因此,线粒体膜电位的分析常被用作检测精子功能的实验手段。

这些氧化磷酸化的线粒体复合物功能异常对精子功能的影响为:精子的活力在很大程度上依赖于氧化磷酸化。电子传递链各种复合物特异性抑制剂的使用导致了对氧化磷酸化、活性氧(ROS)产生和 ATP 合成的各种复合物的突变或功能缺陷的具体理解。在对马的精子的研究中,抑制电子传递链复合物 I 导致运动性和膜完整性降低,这与过氧化氢(H_2O_2)产量增加和 ATP 合成减少有关[6]。使用特定作用于人类精子线粒体复合物 I (鱼藤酮敏感)和 III (黏噻唑和抗霉素 A 敏感)成分的抑制剂,可导致 H_2O_2 产量增加(图 8.6)[7]。这些研究还表明,抑制复合物 III 会导致线粒体膜间隙 H_2O_2 产量增加。这使 H_2O_2 容易通过线粒体外膜扩散到细胞质中,在本例中没有细胞器损伤的报道。然而,复合物 I (鱼藤酮)的功能受损会导致线粒体基质中 H_2O_2 的合成增加,引起部分过氧化损伤和精子活力的丧失,这可以通过与抗氧化剂 α - 生育酚共同处理来逆转[8]。因此,了解氧化磷酸化的过程对于理解基于精子的不育症基础和适当的临床干预是至关重要的。

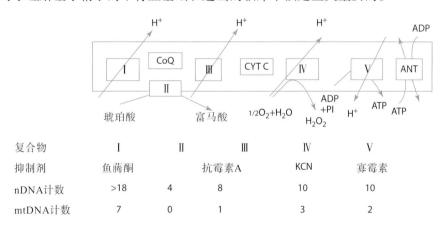

复合物	I	II	III	IV	V
抑制剂	鱼藤酮		抗霉素A	KCN	寡霉素
nDNA计数	>18	4	8	10	10
mtDNA计数	7	0	1	3	2

图 8.6 电子转移链。质子(H⁺)被泵入周围的介质,并建立电化学梯度,为 ATP 的合成提供能量。电子通过 ETC,与质子结合,与氧分子反应生成水。大多数复合物的亚基由 nDNA 编码,但除复合物 II 外的所有复合物都有一个或多个亚基由 mtDNA 编码。CoQ:辅酶 Q;CYTC:细胞色素 c;ANT:腺嘌呤核苷酸转运体;nDNA:核 DNA;tDNA:线粒体 DNA;KCN:氰化钾

mtDNA 和 nDNA

线粒体有自己的 DNA（mtDNA）、线粒体核糖体及线粒体基质中的蛋白质合成机制。mtDNA 是环状的,结构类似于质粒。其中 mtDNA 由 2 条环状链组成,一条外重链和一条内轻链。人类 mtDNA 编码 16 569 个碱基对和 37 个基因,其中 13 个参与 ATP 的合成。这些基因通常为氧化磷酸化中的酶(13 个多肽组分)的合成、转录和翻译(蛋白质合成)分子机制所涉及的结构提供指令,即 2 个核糖体 RNA 和 22 个转运 RNA。然而,大量的必需蛋白质是由 nDNA 编码并运输到线粒体的。据估计,约有 250~300 个核编码蛋白是线粒体基因表达所必需和专用的(图 8.5)。

由于氧化磷酸化蛋白亚基的双重遗传起源,需要高度的协调才能保证内膜电子传递链复合物复杂的蛋白亚基及 ATP 合成酶的合成、组装和插入的正常运行。最近,新的研究结果发现,与目前认为 mtDNA 受 nDNA 控制的观点相反,在代谢压力下,由 mtDNA 编码的肽(MOTS-c)可以迁移到细胞核,结合到染色质,并调节核基因表达以适应稳态,逆转代谢应激[9]。这些发现表明,线粒体和核基因组共同进化,它们有能力以遗传整合的方式相互调节。

此外,线粒体不像核酸基因组那样具有完整的 DNA 机制来修复 ROS 相关的 DNA 断裂、交联和修饰的碱基,因此,外源和内源性 ROS 源对 mtDNA 的损伤可能会导致不可修复的突变。因此,影响 mtDNA 的外源或内源性 ROS 来源可能对我们了解男性不育至关重要。

mtDNA 的命运

核物质可从两性遗传,但 mtDNA 几乎完全从母体遗传。这种单亲本 mtDNA 遗传过程在人类、哺乳动物和大多数真核生物中是保守的。父系线粒体在为精子活力提供能量及为精子活力和生育能力提供能量的所有代谢过程中具有特定的作用。线粒体在精子中持续存在的重要性在于,当大多数其他细胞器被有意地消除时,可以确保精子的活力尽可能高。然而,这也暴露了精子在发育和运输过程中,可能的氧化应激(OS)损伤。

当精子进入卵细胞的细胞质时,线粒体和细胞核仍然存在。然而,在精子细胞核保留的同时,父系线粒体被清除。父系线粒体(及其基因组)的消除除了可以减轻可能通过 ATP 产生的氧化应激(或任何其他运输损伤)外,没有明确的原因。另一种理论认为,在双亲本 mtDNA 遗传过程中,母系单亲本 mtDNA 遗传可以防止两组不同但正常的 DNA 单倍型之间发生冲突。Sharpley 等人的研究表明,与纯质 mtDNA 小鼠相比,异质性 mtDNA 小鼠表现出显著的生理、认知和行为缺陷[10]。因此,遗传不同的 mtDNA 单倍型可能会降低氧化磷酸化效率,表现为各种症状的损伤。

然而,尽管在精子发生和受精后父系 mtDNA 被消除这一观点已被广泛接受,但最近的一项研究表明,父系 mtDNA 在一定条件下可以遗传,并为后代中父系 mtDNA 的持久性提供了证据[11]。虽然 mtDNA 的人类母系遗传仍然是常态,但不能排除父系线粒体遗传,因为这是一种持续的异常现象,需要进一步的研究予以证明。

mtDNA 突变对生育能力的影响

mtDNA 比核酸更容易发生突变,因为 mtDNA 位于线粒体基质中氧化磷酸化产生 ROS 的区域附近。mtDNA 突变几乎总是导致电子传递链分子亚基紊乱,严重影响 ATP 的产生,从而影响精子的活力。

早在 1993 年,当 Folgerro 等人报道线粒体结构缺陷的个体精子活力降低时,mtDNA 突变就被认为与男性不育相关。随后有报道称,一名男性因线粒体4977 bp 缺失而表现出生精失败[12]。1997 年,一份少弱精子症患者的报告进一步证实了 mtDNA 突变的影响,该患者有 mtDNA 重排[13]。关于突变影响的历史回顾,见 Rajender 等人的报道[14]。

因此,mtDNA 的突变,无论是点突变还是序列突变,很明显都有可能严重损伤精子发生、活力和质量。

精子线粒体的代谢底物

自 20 世纪 40 年代以来,科学家们一直在研究各种代谢底物在精子线粒体功能中的作用。早期实验的结果常常相互矛盾,研究者大多使用完整的活动精子,并用极谱法测量耗氧量。在这些实验中,添加专门用来驱动线粒体呼吸的底物(如丙酮酸、苹果酸、富马酸、柠檬酸)对基线实验数据的影响很小或没有影响。这些实验使科学家相信氧化磷酸化和线粒体对精子功能的影响有限,实际上主要的代谢途径是糖酵解。然而,这与精子的结构矛盾,精子的大部分细胞器都脱落了,只有顶体(来自高尔基体)和在精子中间明显重排的线粒体除外。其次,糖酵解是一个非常低效的途径,就 ATP 的合成而言,每个代谢的葡萄糖分子只能提供 2 个 ATP。在低渗缓冲溶液中孵育精子的新方法可以让精子质膜更通透,线粒体膜不受影响。这种方法允许自由地添加外源性基质。Ferramosca 等人的研究表明,人类精子线粒体可以有效地利用丙酮酸和苹果酸进行呼吸[15]。此外,该方法允许使用各种氧化磷酸化抑制剂进一步阐明基于精子的线粒体呼吸功能。这些实验也说明了氧化磷酸化作为 ATP 的高效生产途径,对精子功能的重要性。然而,重要的是要认识到糖酵解是一种重要的能量产生途径,特别是在低氧条件下;其次,糖酵解途径为线粒体提供碳底物以供完全氧化。

Ferramosca 等人的研究表明,精子线粒体也可内部利用乳酸、棕榈酰辅酶 A 和苹果酸作为氧化磷酸化的底物[15]。这支持了精子在穿过女性生殖道进入卵母细胞时需要多种能量过程的理论基础,以及线粒体利用几种不同底物的能力也有利于精子的受精能力。

线粒体膜电位

线粒体的功能是由线粒体膜电位(MMP)决定的,它不仅诱导细胞凋亡[16-17],还维持 ATP 合成[18]及精子的运动性、质量和体外受精(IVF)中的成功受精[19-23]。虽然 Sharbatoghli 等人的数据证实了 MMP 与精子活力的显著相关性,但在卵细胞质内单精子注射(ICSI)后,MMP 与受精(如受精率、胚胎质量、卵裂和妊娠率)没有相关性[24]。这意味着 MMP 虽与精子活力相关,但在 ICSI 中不起作用,ICSI 绕过了精子进入卵母细胞的所有生理障碍。这与 IVF 相反,在 IVF 中,精子必须能够活动才能使卵母细胞受精。

最新的研究证明,精子 MMP 实际上调节了精子活力,因为精子活力较差患者的 MMP 比有生育能力的健康男性低[25]。在同一项研究中,作者表明,线粒体电子传递链的氧化解偶联不仅降低了 MMP,还降低了精子活力。这种关系可能由不受控制的 ROS 释放介导,损伤了细胞功能,并导致细胞核 DNA 断裂[26-28]。甚至精子的其他功能,如顶体酶活性和顶体反应,也依赖于正常的线粒体功能,这反映在未受干扰的 MMP[29]。

游动精子的线粒体功能

由于线粒体是以 ATP 的形式为生理过程提供必要的能量,因此 MMP 和精子活力密切相关。与凝聚在一起结团的精子相比,游动的精子具有更高的活力和 MMP[25]。因此,MMP 在男性不育诊断中是一种有效且敏感的检测指标[30]。

凋亡:固有凋亡通路的位点

细胞凋亡,即细胞程序性死亡,在体细胞中无所不在,它可以清除功能失调的细胞。虽然这一过程的激活途径不同,但在脊椎动物中,死亡受体通路(外在通路)和线粒体通路(内在通路)是被公认最有效的途径[31-32]。外在通路是由肿瘤坏死家族的质膜结合死亡受体(如 Fas)触发的,它触发 caspase - 8 激活执行 caspase - 3,而内在通路中,线粒体起主要作用[17]。然而,哺乳动物的精子通常由于其磷脂酰肌醇 3 - 激酶(PI3K)活性而无法进入这一通路[33]。只有当 PI3K 被抑制时,精子才会进入固有的凋亡通路,导致细胞质脱天蛋白酶激活,线粒体 ROS 产生过多,随后失去活力,细胞质空泡化,DNA 氧化损伤。

Aitken 的研究表明精子和正常体细胞凋亡存在两个不同的要点:①细胞的结构差异[34]。细胞质和线粒体在男性生殖细胞的中间区段是分开的,因此在结构上与带有 DNA 的细胞核明显不同。②与体细胞相比,精子表现出明显缩短的碱基切除修复(BER)途径,只有 8 - 氧鸟嘌呤 DNA 糖基化酶(OGG1)存在。这种酶位于细胞核和线粒体中,可以从细胞中去除 8 - 羟基 - 2 - 脱氧鸟苷(8OHdG),并将碱基加合物释放到细胞质外。这一途径的下游成分如无嘌呤内切酶 - 1(APE1)缺失,导致被 8OHdG 影响的基础位点的形成,最终导致 DNA 链断裂。这是一种 DNA 损伤机制,已被发现在其他细胞中触发癌症。因此,这些 DNA 碱基的变化不仅是诱变的,而且对 DNA 损伤有重要的贡献[35]。

在细胞凋亡的内在途径中,精子没有 APE1 将导致精子不能产生 3' - OH 末端。而在 TUNEL 实验中,末端脱氧核糖核酸转移酶需要 3' - OH 末端来标记黏性末端。因此,TUNEL 不能检测到这些早期的 DNA 损伤,只能在精子细胞接近死亡时,检测到一种特定的 DNA 酶被激活[36]。

ROS 水平

精子 DNA 损伤有两种机制,即氧化应激和内切酶介导的 DNA 切割。这两种机制都与精子凋亡有关[33]。虽然线粒体在正常情况下会产生一定数量的 ROS,但多种因素都可以促进线粒体 ROS 的产生,包括氧化应激、超低温保存[37-38]、缺乏抗氧化保护[39-40]、暴露于氧化剂和辐射[41-42]及精液白细胞过多[43,45]。凋亡通路启动的早期迹象是线粒体 ROS 的增加,这会导致精子活力的丧失[33]。此外,这些 ROS 还触发质膜损伤,因为它们启动脂质过氧化过程和细胞毒性醛的生成,如 4 - 羟基壬烯醛和丙烯醛[46]。随后,这些过程将破坏 MMP,电子转移链上的电子泄漏,产生超氧化物,并转化为过氧化氢。过氧化物的产生又会引发更多的脂质过氧化,更多的线粒体 ROS 泄漏,导致恶性循环[26]。最终,这些精子细胞进入内在凋亡通路,磷脂酰丝氨酸外化为凋亡的另一个早期标志,而精子核 DNA 损伤为凋亡的晚期标志。

温度对线粒体功能的影响

睾丸的温度被严格控制在35℃,而阴道和子宫的温度为37℃。如果温度对精子及其线粒体功能有影响,那影响会是什么呢?已经证实,如果隐睾症(睾丸未降)未经治疗并留在腹腔内,将导致不育。大约10%的不育男性有隐睾和睾丸固定术(帮助睾丸下降的手术)的病史。睾丸温度升高导致细胞凋亡增加,对粗线期精母细胞、早期精子细胞,甚至生发上皮的支持细胞均有负面影响,但对睾丸间质的支持细胞无影响[49]。在大鼠实验中,通过手术将大鼠的一个睾丸置于腹部 4 周(睾丸温度升高2℃),其射精能力下降超过25%。在人体试验中,一组试验者暴露于43 ℃的浴液中30 min,连续 10 d,而另一组每 3 d 暴露一次,升高的温度通过增加中断的比例影响两组精子线粒体[50]。这表明睾丸温度升高抑制氧化磷酸化,降低细胞膜间隙线粒体的质子梯度,进而驱动 ATP 的产生。

最近,有人可能会为了进行辅助生殖技术而冷冻精液,但有时保存在室温,有时在37℃下保存。那么,这些环境温度的变化会如何影响射精后的精子及其线粒体呢?研究表明,射精后温度升高可降低呼吸链复合物(Ⅰ和Ⅳ)的活性,减少质子进入线粒体膜间隙的活跃运输,从而抑制精子线粒体氧化磷酸化,降低 ATP 产生的驱动力[51]。ATP 较少可能与热应激诱导的精子进行性运动的减少有关,这说明应该在室温下进行精子操作,而不是在37℃。

结　论

线粒体是精子发生过程中少数未被清除的细胞器之一,它们被明显地包装在男性生殖细胞的中间部分,对精子活力至关重要,并反映男性的生育能力。精子线粒体能够利用糖酵解代谢最终产物,丙酮酸和(或)乳酸,以及其他底物产生 ATP,以确保精子在运输过程中的基本功能,即运动、过度激活和在卵子中的顶体反应。mtDNA 或电子传递链分子成分的 nDNA 编码异常对精子活力有限制性影响,因此在评估男性不育症时应仔细检查其功能。MMP 作为精子功能的常规参数让临床医生能够粗略评估精子线粒体氧化磷酸化水平,从而评估精子产生 ATP 的能力。而精子线粒体容易受到氧化应激的影响,氧化应激已被证明会损伤精子功能。射精后的精子通常用于辅助生育进程,目前的研究表明,如果精子在室温下保存,改善的线粒体功能可能会提高受精成功率。线粒体功能对男性生育能力至关重要,因此,了解和监测其功能有助于治疗男性不育症。

检索标准

利用 PubMed 对线粒体功能和功能障碍及其对男性不育的影响进行了广泛的检索。文献没有时间限制,但更倾向于近期的文献。研究识别和数据提取的总体策略基于以下关键词:"male infertility(男性不育)""mitochondrial function(线粒体功能)""mitochondrial dysfunction(线粒体功能障碍)""mitochondrial DNA(线粒体DNA)""mtDNA""nuclear DNA(核 DNA)""mitochondrial membrane potential(线粒体膜电位)""reactive oxygen species/ROS(活性氧种类)",以及从事这一课题研究的最杰出的研究者的名字。不包括非英语发表的文章和仅在会议/会议记录或网站上发表的数据。网站和书籍章节引用仅提供概念性内容。

参考文献

请登录 www.wpxa.com 查询下载,或扫描二维码查询。

第9章 精子DNA碎片化与男性不育

Manesh Kumar Panner Selvam, Pallav Sengupta, Ashok Agarwal

要 点

- 染色质组装和鱼精蛋白状态决定精子DNA的完整性。
- 精子DNA损伤引起的分子变化反映为精子蛋白质组的改变。
- DNA碎片化(SDF)对受精率和胚胎发育有不良的影响。
- 强烈建议对患有特发性不育症的男性进行SDF检测。

M. K. Panner Selvam · A. Agarwal (✉)

American Center for Reproductive Medicine, Cleveland Clinic, Cleveland, OH, USA

e-mail：agarwaa@ ccf. org

P. Sengupta

Department of Physiology, Faculty of Medicine, Bioscience and Nursing, MAHSA
University, Jenjarom, Selangor, Malaysia

© Springer Nature Switzerland AG 2020

M. Arafa et al. （eds.）, *Genetics of Male Infertility*,

https：//doi. org/10. 1007/978 – 3 – 030 – 37972 – 8_9

简 介

在全世界范围内,人们对男性不育症的关注度激增,全球近 50% 的不孕不育症患者急需采取具体的干预措施,以解决其潜在病因[1]。虽然辅助生殖技术(ART)已经广泛应用,但仍难以减少死产并发症[2]。改善男性生育力不应完全依赖 ART,对于大多数特发性男性不育患者,如果诊断明确,则可以进行有效的治疗。为此,应从各个方面考虑男性不育症的病因,并对可能的发病机制进行探讨和概念化。在这方面,了解与精子功能相关的分子和遗传过程是至关重要的。精子 DNA 的完整性与精子功能测试的重要性正在重新获得研究的优先地位,这对生殖结果有巨大的影响。由各种外源性和内源性因素导致的精子 DNA 碎片化(SDF)直接影响精子的功能和形态特征,最终导致患者丧失生殖功能[3-4]。SDF 检测为男性不育症提供了一种潜在的诊断工具,这有助于推动临床男科的发展。SDF 检测虽然还没有被推荐用于不育男性的常规检测,但它已在美国泌尿协会(AUA)和欧洲泌尿外科协会(EAU)指南中得到了认可[5-6]。

本章阐述了 SDF 的病因及其与男性不育的关系,还阐述了环境、生活方式和内源性因素介导 SDF 的机制,以及当前 SDF 检测在男性不育诊断中的作用。

精子 DNA 损伤的病因学

精子的特殊结构能够准确地将单倍体基因组传递给次级卵母细胞。遗传物质在极其有限的细胞核体积内的致密程度直接关系到 DNA 的融合和传递成功与否。哺乳动物的精子染色质在结构和组成上与体细胞不同,前者在从父系基因组转运到卵细胞的过程中依旧保持遗传完整性[7]。鱼精蛋白化是一个独特的过程,在核染色质浓缩过程中,带正电荷的鱼精蛋白取代组蛋白。在运输和受精过程中,任何阶段的缺陷都可能导致 SDF。事实上,即使在有生育能力的男性中,不同精子 DNA 损伤或断裂的程度也不同[8]。新的证据支持染色质在受精和胚胎发育过程中的重要性[9-11]。而在正常状态下,减数分裂前期通过重组检查点限制减数分裂 I 的进程,直到 DNA 完全修复或功能不全的受损精子被清除[12]。DNA 断裂的连接对于维持原始 DNA 完整性和便于基因组表达的 DNA 环结构域重新组装是至关重要的[13]。这种重新组装包括精细的步骤,例如通过内源性核酸酶活性引起的组蛋白超乙酰化使染色质松散,以及通过拓扑异构酶Ⅱ连接断裂DNA[14]。通常,染色质围绕着新的鱼精蛋白核心进行包装及DNA完整性的修复是在附睾运输过程中完成的[15]。然而,附睾运输后精子内存在内源性缺口可能表明精子发生过程中染色质包装不当,成熟过程不完全。染色体对精子DNA断裂的不同敏感性,是根据它与组蛋白或鱼精蛋白等DNA包装分子的关联程度来确定的[16]。

除了精子染色质浓缩缺陷外,许多其他内在的和外在的因素也被报道在SDF的发病机制中起作用,这些因素包括精索静脉曲张、感染、高龄男性、热应激、生活方式、环境毒素及电离/非电离辐射[17-18]。这些因素大多由活性氧(ROS)介导,并导致SDF升高[19]。凋亡性流产[20]和成熟缺陷[21]与睾丸SDF的内在因素相关。此外,有证据表明,附睾中的精子及体外排出精子中的DNA碎片化率比睾丸中的精子高,这表明外部因素对精子DNA碎片化有影响[22]。质膜中大量多不饱和脂肪酸(PUFA)的存在使精子容易受到ROS诱导的损伤[23]。

ROS与SDF的密切关系也能从临床各级精索静脉曲张的发病机制中发现。精索静脉曲张不育男性的ROS和脂质过氧化物的比值高于非精索静脉曲张不育男性,这表明ROS(由睾丸缺氧、阴囊过热、代谢产物反流和内分泌紊乱引起)和抗氧化保护系统之间存在一种失衡[24]。此外,通过降低ROS[25]和SDF[26]对精索静脉曲张进行治疗是有效的。

因此,精子的功能和形态很明显受到各种内在和外在因素的影响。异常精子与这些因素一起导致ROS水平升高,从而影响精子DNA的完整性,进而导致不育症、ART结局不良和出生缺陷(图9.1)。

与精子DNA碎片化相关的分子改变

精子DNA损伤同时影响核和线粒体基因组,以及亚细胞水平的分子机制[17,27-28]。SDF还会导致精子超微结构的改变,如细胞核内的空泡化,严重的精子形态异常,包括畸形精子症[29]。这些变化会对正常的精子功能产生不利影响,如过度激活、获能和顶体反应,这些都是受精过程中精子与卵子结合的关键[30-31]。在SDF升高的患者中,精子蛋白质组和精浆发生了变化[28,32]。它对精子蛋白表达,与三酰甘油代谢、能量产生、蛋白质折叠、对未折叠蛋白的反应,以及细胞解毒相关的分子过程有显著影响[28]。此外,在DNA碎片化较高的精子中,与精子代谢、功能和抗氧化应激保护相关的后基因组通路也受到影响[28]。升高的 SDF 还通过改变催乳素诱导蛋白及其前体蛋白（pPIP）的表达来破坏精子发生。大多数与 DNA 结合相关的蛋白质（如与 X 染色体相关的精子蛋白和组蛋白）、氧化应激和线粒体功能相关的蛋白质都存在表达差异[33]。

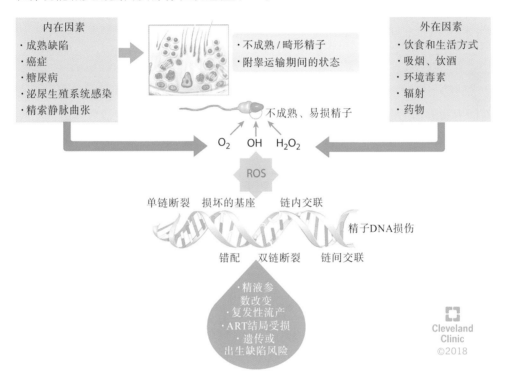

图 9.1　由内在和外在因素产生的 ROS 能够影响精子 DNA，破坏其完整性，最终影响生殖结果（引自克利夫兰诊所基金会，经允许使用）

　　精浆蛋白质组也反映了与 SDF 相关的病理情况，并且这些是根据精子 DNA 损伤的程度来调节的[32]。Intasqui 等人还报道了正常精子人群精浆中的后基因组途径发生了改变，DNA 碎片化程度不等。据报道，脂肪酸结合和前列腺素生物合成功能等分子途径在 DNA 损伤的精子中富集[34]。富含半胱氨酸的分泌蛋白含 LCCL 结构域 1（CRISPL D1）、富含半胱氨酸的分泌蛋白含 LCCL 结构域 2（CRISPL D2）和视黄酸受体应答蛋白 1 被认为是低 SDF 的生物标志物，而蛋白酶体亚单位 α5 型蛋白被认为是高 SDF 的潜在精液生物标志物[34]。高 SDF 吸烟者精浆的分子变化主要与顶体完整性和线粒体活性降低有关。此外，高 SDF 患者的精浆与前列腺素分泌、蛋白激酶 A 信号、细胞因子介导的信号及急性炎症反应的正调节相关的通路的激活有关[35]。在表现出高水平 ROS 和 SDF 的不育症患者中,其精浆中与 DNA 结合机制相关的酶发生了改变[36]。

总之,精子和精浆的特异性分子蛋白在高 SDF 条件下都会发生变化。在 DNA 完整性受损的精子中,差异表达的蛋白可能是潜在的生物标志物。

SDF 相关的男性不育因素或条件

许多研究证明 SDF 和男性不育与精子功能下降有关[37-39],而另一些研究报道在活力和形态正常的精子中也可以观察到高 SDF[40-42]。在精液参数异常的男性和参数正常的不育患者中,也有关于 SDF 水平升高的报道[43]。然而,SDF 是维持男性生育能力和健康胚胎发育的关键因素。在 Agarwal 等人最近的一篇文章中,阐明了女性因素在 SDF 管理中的作用,以获得更好的 ART 结果[44]。作者讨论了 SDF 和卵巢储备功能对 ART 临床结果的复杂相互作用;优质卵母细胞中完整的细胞修复机制的存在对生殖结果具有关键作用,包括作为安全检查的 SDF,这能够避免将有缺陷的遗传信息传递给后代[44]。然而,多项男性不育因素与 SDF 相关。

男性年龄

据报道,在寻求 ART 治疗的夫妻中,男方的年龄明显高于不需要 ART 的夫妻 (36.6 岁与 33.5 岁)[45]。40 岁或以上的男性精子 DNA 损伤的风险更高[46]。但一些研究表明,男性年龄与 SDF 之间没有相关性[47-48]。然而,大多数研究报道,随着男性年龄的增加,精子 ROS 产生[46]和二倍体/非整倍体的发生率也随之增加[48-49]。

饮食、生活方式和其他可变的风险因素

已有不同的研究报道了氧化性 DNA 损伤与食用富含抗氧化剂食物之间的相关性,食用这类食物有利于身体健康,尤其是生殖健康[50-51]。大多数报告表明,增加单独的抗氧化剂或富含抗氧化剂的食物的摄入可以降低精子 DNA 损伤的基础水平[52-53]。很明显,内源性精子 DNA 氧化水平是通过饮食或营养补充来调节的,但一些变量会对这种调节产生影响,如抗氧化剂的类型和剂量,抗氧化剂血浆浓度的基础水平,以及吸烟或饮酒。吸烟和饮酒分别或联合触发 SDF[54-56]。吸烟或酒精介导的 SDF 的机制是过量的 ROS 影响精子质量,最终影响患者的生育能力。在

长期吸烟者中,作为对 DNA 损伤的反应,细胞周期检查点激酶 1(Chk1)的激活促进了 S 和 G2 检查点的停滞。Chk1 的表达与 SDF 和细胞凋亡有关,它们的减少可能导致精子修复减少和精子凋亡增加,从而影响精液质量[54]。有关 SDF 和饮酒关系的研究表明,在固有的凋亡级联过程中,精子线粒体释放的过氧化氢可以诱导细胞核内的 SDF[57]。在凋亡过程的较晚阶段,精子 DNA 开始碎片化[58]。

肥　胖

在过去的几十年里,人们开始关注肥胖对男性生育能力的影响。不育与男性超重或肥胖有关,如果体重指数(BMI)较高,常规精液参数值会发生变化[59]。男性肥胖会增加精子 DNA 损伤的风险,降低精子活力,从而降低精子质量[59]。通过使用不同的方法来测量精子 DNA 完整性,大量的人类和动物研究已经确定肥胖与精子 DNA 完整性降低之间存在关系[60]。肥胖会导致男性氧化应激,扰乱内分泌平衡,对精子 DNA 完整性产生不良影响[61]。

环境有毒物质

存在重金属[62]、农药[63]和其他内分泌干扰物(EDC)的环境和职业暴露会导致男性生殖健康恶化,从而引起男性不育。暴露于这些 EDC 也与 SDF 正相关[64]。EDC 中的不同化学物质作用于不同发育阶段的生殖细胞,最终都会体现在附睾精子或射出精子的 SDF。其中一些高 SDF 精液经过优化处理后能够成功地进行体外受精,但经常出现胚胎发育失败。卵母细胞可能无法修复广泛的 DNA 碎片化,超过 30% 的精子出现 DNA 碎片化男性,其妻子的自然流产率大约会翻一番[65]。DNA 碎片化程度是检测是否暴露于潜在生殖毒素的极好标志物,也是很有潜力的男性不育的诊断指标。

化疗/放疗

在过去几十年里,大量的研究证实了电离辐射和非电离辐射对男性不育的负面影响[18,66]。来自医疗检测设备的电离辐射和癌症的放射治疗与 SDF 及精子质量下降正相关[18]。众所周知,癌症治疗会对男性生育能力产生负面影响。精子数量的减少源于放/化疗对生精上皮的细胞毒性作用[67]。研究还证实,与单纯化疗相比,睾丸生殖细胞肿瘤的放疗与 SDF 的增加有关[68]。来自手机、Wi-Fi 和其他辐射源的非电离辐射对男性生育能力和精子 DNA 完整性也有显著的负面影响[66]。

感染与睾丸损伤

如上所述,多种病理因素作用于睾丸内和睾丸后水平都可能导致精子 DNA 损伤。细菌性精子症是一种病理状态,表现为急性或慢性炎症,并会增加生殖道中的白细胞浸润,导致更多的 ROS 产生[69]。据报道,白细胞精子症、衣原体/支原体感染、睾丸癌及精索静脉曲张的患者,由于 ROS 的过度产生而导致更多的 SDF[26,70-71]。然而,有报道表明衣原体和支原体感染患者的 SDF 在一个疗程的抗生素治疗后下降[70]。

SDF 检测技术

评估精子 DNA 损伤的检测方法多种多样,这些检测分为直接和间接检测,可测量精子染色质的成熟度和完整性,也可以测量精子 DNA 碎片(表 9.1)。最常用的 SDF 检测方法包括精子染色质结构分析法(SCSA)、末端脱氧核苷酸转移酶 dUTP 缺口末端标记法(TUNEL)、精子染色质扩散法(SCD)和彗星试验。Majzoub 等人在 19 个国家进行的横断面调查显示,30.6% 的 SDF 测量是通过 TUNEL 法和 SCSA 法完成的,20.4% 和 6.1% 分别使用 SCD 法和单细胞凝胶电泳法(彗星试验)[72]。每种检测方法的结果是不同的,不可互换。

精子核成熟度检测

苯胺蓝染色(AB)

未成熟精子含有富含赖氨酸的组蛋白,成熟精子含有富含精氨酸和半胱氨酸的鱼精蛋白。AB 是一种酸性染料,与赖氨酸反应,将未成熟精子头部染成蓝色,而成熟精子头部不染色。用普通明视野显微镜即可观察染色的精子。精子染色质的完整性可以根据染色强度进行评估[73]。

色霉素 A₃ 染色(CMA3)

精子核蛋白情况可以反映其染色质完整性状态。鱼精蛋白含量越低,DNA 包装越差,精子 DNA 损伤越严重。CMA3 与缺乏鱼精蛋白的精子 DNA 结合,并将其染为浅黄色[74]。随着鱼精蛋白含量的增加,精子的颜色深度增加[75]。有研究报道,采用 CMA3 染色法检测,精液样本 DNA 损伤 >30% 时,卵细胞质内单精子注射在(ICSI)的受精率显著降低[76]。

表 9.1 检测精子 DNA 碎片的不同技术比较

检测方法	原理	方法	结果		优点	缺点
吖啶橙(AO)试验	AO 与 DNA 碎片结合时会发荧光生色漂移	酸变性，接着用 AO 染色，荧光显微镜观察	正常 DNA 发绿色荧光；变性 DNA 发橙红荧光		快速、简单、经济	实验室室间差异大；重复性差
色霉素 A3 (CMA3) 染色	与鱼精蛋白竞争 DNA 中的同一结合位点	CMA3 染色	强阴性反映精子鱼精蛋白含量低，说明染色质组装差		与 SDF 测试强相关	人员间差异大；实验室间差异未被测试；技术要求高
SCSA	测量精子 DNA 对变性的敏感性	酸变性，接着用 AO 染色，流式细胞仪或荧光显微镜检测	正常 DNA 发绿色荧光；变性 DNA 发橙红荧光；结果用 DNA 碎片化指数 (% DFI) 和高 DNA 可染性 (% HDS) 表示		有标准方案；快速评估大量精子；与其他 SDF 测试方法有相关性；有临床阈值，能用新鲜或冷冻精液样品进行检测	涉及酸变性的间接测定；无商业分析的专有协议；需要昂贵的仪器和高技能的技术人员

续 表

检测方法	原理	方法	结果		优点	缺点
SCD/晕环试验	评估变性后DNA片段的散发情况	将琼脂糖包埋的精子置于变性溶液中去除核蛋白，染色后用荧光显微镜观察染色质发情况	有DNA碎片的精子产生晕环，无DNA碎片的精子产生特征性晕环，结果用非扩散染色质显示精子百分比表示		有商业试剂盒，操作简单	间接测试，涉及酸变性，人员间差异大；使用显微镜；评估耗时，工作强度大
单细胞凝胶电泳(SCGE)/彗星试验	裂解DNA片段的电泳片段的鉴定	在碱性或中性条件下进行的凝胶电泳	彗星尾部的大小代表从精子头部流出的DNA片段的数量；结果以每个精子DNA损伤的平均数量表示		直接检测可在少数精子上进行；检测单个精子的多种类型的DNA损伤；结果与其他SDF检测结果有良好相关性	需要新样本，人员间差异大；耗时需要有经验的观察者
TUNEL	酶法将dUTP掺入DNA碎片，以荧光精子的百分比表示	将标记的核苷酸添加到DNA断裂部位，通过流式细胞术或荧光显微镜测量荧光	有DNA碎片的精子显示荧光，结果以荧光精子的百分比表示		直接测定可在新鲜或冷冻样品中进行；可以在少数精子上进行，检测单链和双链DNA断裂；商业化验可用；不需要参考样品	需要实验室间的标准化；耗时；未成熟精子没有评估；文献中报道的临床阈值差异大

引自 Cho, Agarwal[37]

精子 DNA 碎片检测

精子染色质结构分析法(SCSA)

SCSA 是一种间接精子 DNA 碎片检测方法,用于检测精子单链 DNA 的断裂。吖啶橙(AO)染料与单链 DNA 结合并发出红色荧光,而与双链 DNA 结合的 AO 发出绿色荧光,使用流式细胞仪捕获荧光信号进行分析[77]。SCSA 既可以使用新鲜精子,也可以使用冷冻精子,目前 SCSA 已经建立了临床参考值,精子 DNA 碎片化指数(DFI) <30% 为正常[78-79]。

精子染色质扩散法(SCD)

SCD 也被称为晕环试验,由 Fernández 等人首次提出[80-81]。精子细胞被包埋在低熔点琼脂糖涂层载玻片中,当用酸溶液变性时,精子细胞产生晕环/染色质分散。玻片用 4',6-二氨基-2-苯基吲哚(DAPI)染色,并在荧光显微镜下观察,以区分碎片(小晕环/非分散)形式与高度浓缩的染色质(大晕环/中晕环)。这项测试可以使用未处理精液或洗涤过的精子进行,晕环的大小直接与精子 DNA 损伤程度成正比[82]。

彗星试验/单细胞凝胶电泳(SCGE)

在这项技术中,用裂解精子头部释放出的 DNA 进行琼脂糖凝胶电泳。完整的 DNA 保留在精子的头部,而碎片化的 DNA 迁移并以尾巴的形式显示[83]。荧光染料 SYBR Green I 用于染色,并在荧光显微镜下观察碎片化 DNA。尾巴的长度(DNA 碎片)是 DNA 损伤程度的指标。SCGE 检测是在新鲜精液样本上进行的,它至少需要 5000 个精子,而彗星试验可以很容易地在少量精子样本中评估 SDF[84]。

末端脱氧核苷酸转移酶 dUTP 缺口端标记法(TUNEL)

TUNEL 检测可识别未处理精液、洗涤和冷冻保存精液样本中精子中的单链和双链 DNA 断裂。由于其操作快速、简便,该技术正在成为一种常用的检测 SDF 的技术方案,并逐渐显现出其临床重要性。用 2'-脱氧尿苷 5'-三磷酸盐(dUTP)与异硫氰酸荧光素(FITC)偶联标记 DNA 断裂,单链 DNA 和双链 DNA 的 3' 羟基(OH)断裂端 dUTP 的结合是通过模板独立的 DNA 聚合酶,即末端脱氧核苷酸转移酶(TdT)介导的。此外,用碘化丙啶(PI)对细胞核进行复染,发出的荧光信号与 DNA 断裂直接成正比,可通过荧光显微镜或流式细胞仪测定[85-86]。使用流式细胞仪检测 DNA 断裂灵敏度高、准确度高、重复性好[87]。

我们已经建立了用于临床实验室使用 Accuri C6 台式流式细胞仪测量 SDF 的 TUNEL 方案[88]。最初设的参考值为 19.25%,用于区分健康可育男性和不育男性[89]。最近,我们使用台式流式细胞仪测量了大量不育症患者($n = 261$)的 SDF,并与以证实有生育能力的供者样本进行比较。该检测具有较高的阳性预测值(91.4%)和特异度(91.6%),参考值为 16.8%[90]。除了规范 SDF 的阈值外,我们还比较了瑞士巴塞尔另一个参考实验室使用 Accuri C6 台式流式细胞仪测定的相同样本的 SDF 结果。实验室间差异明显较小,两个中心的相关系数较高,$r = 0.94$[91]。根据已进行的多项实验的报告,我们提出了一个标准化、简单易行的临床实验室使用 TUNEL 检测 SDF 的技术方案[85,88-89,91]。

男性不育症的 SDF 检测

父系基因组的损伤是受精失败的主要原因之一。SDF 检测是一种新兴的、先进的男性不育评估方法。Agarwal 等人提出的临床实践指南(CPG)提供了临床使用 SDF 检测男性不育的循证建议[86]。对临床精索静脉曲张和临界精液参数患者进行 SDF 检测,可以帮助医生筛选这些患者,手术恢复精索静脉曲张造成的损伤,使其获得更好的生育结果[86]。对于少精子症和 SDF 水平高的男性患者进行 SDF 检测,SDF 过高患者可以使用睾丸精子进行 ART,从而获益[22,92-93]。此外,SDF 检测被认为是评估自然妊娠和 ART 结局的预测工具。优势 - 劣势 - 机会 - 威胁(SWOT)分析表明,CPG 指南可以在日常实践中实施,以整合 SDF 检测,改善 ART 的结果[94]。表 9.2 中描述了 SDF 对自然妊娠和其他 IVF 技术结局的影响。

结　论

在这一章中,我们简要地解释了 SDF 的潜在机制,以及 SDF 通过多种因素诱导男性不育的关系。我们认为,通过对 SDF 的评估,可以实现对男性不育症的潜在诊断,从而为男性不育症提供有效的管理方法,获得令人满意的妊娠成功率。

表 9.2　精子 DNA 碎片与生殖结局[107]

高 SDF 对生殖结果的影响	研究
自然妊娠 　受孕率极低	Spanò 等[95]
宫腔内人工授精 　低妊娠率(OR = 9.9) 　SDF > 12% 和 DFI > 27% 流产	Muriel 等[96] Duran 等[97] Rilcheva 等[98]
IVF/ICSI 　与 SDF 呈负相关 　不同 SDF 检测方法对妊娠预测价值从较好到较差[100]	Cissen 等[99]
受精率与胚胎质量 　SDF ≥ 22.3% 的患者 ICSI 后受精率显著降低 　对卵裂率和囊胚率降低的负面影响降低了囊胚的发育	Simon 等[100] Morris 等[101] Virro,Evenson[102] Mohammad 等[103]
活产率(LBR) 　与体外受精 LBR 呈负相关 　低的 SDF 增加 LBR IVF 和 ICSI 后流产率高和反复自然流产	Simon 等[104] Osman 等[105] Robinson 等[106]

检索标准

在 PubMed、Medline、Cochrane、Google Scholar 和 ScienceDirect 数据库等搜索引擎进行了广泛的文献搜索。从过去 50 年(截至 2018 年 8 月)发表的研究中提取信息。文献检索仅限于以英语撰写的文章。"Sperm DNA damage and fragmentation(精子 DNA 损伤和碎片化)"和"male infertility(男性不育)"是进行文献检索时使用的主要关键词。用于检索相关文章的其他关键词包括"SDF and proteomics and metabolomics (SDF 和蛋白质组学及代谢组学)""SDF assay(SDF 分析)"和"SDF and TUNEL(SDF 和 TUNEL)"。还检索了在科学会议上发表的与精子 DNA 损伤相关的书籍章节和数据。

参考文献

请登录 www.wpxa.com 查询下载,或扫描二维码查询。

第10章 精子表观基因组及其对胚胎发育的潜在影响

Emma Rae James, Timothy G. Jenkins, Douglas T. Carrell

要 点

- 精子表观基因组的特质通过特定的 DNA 甲基化分子模式、组蛋白末端修饰和定位及各种 RNA 的存在,对正常的精子功能、胚胎发生和后代健康助益。
- 胚胎发生过程中父本表观基因组中的表观遗传重构在很大程度上"擦除"了精子中改变的表观遗传特征,但并不完整,可能会使精子表观基因组直接影响胚胎和后代。

E. R. James · T. G. Jenkins
Department of Surgery, University of Utah, Salt Lake City, UT, USA

D. T. Carrell (✉)
Departments of Surgery (Andrology) and Human Genetics, University of Utah School of Medicine, Salt Lake City, UT, USA
e-mail: douglas. carrell@ hsc. utah. edu

© Springer Nature Switzerland AG 2020
M. Arafa et al. (eds.), *Genetics of Male Infertility*,
https://doi. org/10. 1007/978 - 3 - 030 - 37972 - 8_10

- 精子表观遗传特征可能会因个体生命周期中的多种调节因素（接触化学物质和毒素、生活方式、饮食、衰老等）而改变。
- 精子 DNA 甲基化特征在预测和诊断方面具有巨大潜力。最近的一个例子是生殖系年龄计算器，该计算器能够仅根据 DNA 甲基化特征来确定个体的年龄。
- 精子表观基因组在诊断和治疗生育能力方面具有巨大的临床应用潜力。

简　介

尽管生物体中的所有细胞都含有相同的基因组物质，但不同类型的细胞具有独特的功能。例如，胰腺细胞可以执行与心肌细胞不同的功能，尽管两者含有相同的蛋白质表达模板。细胞类型和功能多样性的一个主要原因是特定基因表达模式的编程，这些模式在很大程度上是由基因组中的表观遗传标记决定的。表观遗传学是许多调节因子平衡的结果，这些调节因子协同工作，以细胞特有的方式决定表达模式。

表观遗传标记是指能够通过多种机制调节基因表达的因子或化学修饰。当表观遗传标记结合在一起时，形成一种细胞特异性的表观遗传特征，这种特征由蛋白质维持，这些蛋白质的特殊功能是设置和维持这些标记。根据定义，表观遗传修饰是可遗传的，因此允许由于特定的环境暴露或其他表观遗传修饰事件而起源于个体的表型的跨代遗传。表观遗传标记的类别包括组蛋白修饰、DNA 甲基化和非编码 RNA。

核小体，组蛋白 H2A、H2B、H3 和 H4 可以进行化学修饰，如组蛋白末端的赖氨酸和丝氨酸残基的甲基化或乙酰化[1]。组蛋白末端修饰是决定染色质结构凝聚和随后转录复合物活性最重要的因素之一。因此，组蛋白修饰通过分别促进更"开放"或"浓缩/封闭"的染色质结构和平衡激活或沉默的基因来帮助调节转录[2]。组蛋白修饰是由组蛋白甲基转移酶、组蛋白乙酰转移酶和组蛋白去乙酰化酶等特殊蛋白介导的，它们的功能是根据细胞的需要添加或去除组蛋白标记[1]。

DNA 甲基化是由 DNA 甲基转移酶（DNMT）介导的。DNMT 家族中有多种蛋白质，每种蛋白质都具有在细胞中建立或维持 DNA 甲基化模式的特殊功能[3]。

DNA 甲基化发生在胞嘧啶 – 磷酸 – 鸟嘌呤（CpG）二核苷酸的胞嘧啶残基上。富含 CpG 的基因启动子的高甲基化与非活性基因有关，因为 DNA 甲基标记限制了转录机制对启动子的访问，从而使基因表达沉默[3]。在特定情况下，DNA 甲基化模式是跨代遗传的，并有能力影响后代的表型[4-5]。

非编码 RNA（ncRNA）是一大类不编码蛋白质的 RNA 种类。ncRNA 的亚类包括微 RNA（miRNA）、piwi RNA（piRNA）和 tRNA 衍生的小 RNA（tsRNA 或 tRF）等。这些 ncRNA 通过诱导互补信使 RNA（miRNA）的降解或通过与细胞中的翻译机制相互作用来调节基因的表达，将它们归类为表观遗传调节因子[6-7]。其他表观遗传因素，如组蛋白修饰和 DNA 甲基化，已经得到了更广泛的研究。

表观遗传特征会随环境因素和疾病发生变化。这就引出一个问题：这些标记是否可以遗传，以及后代是否会受父母表观遗传变化的不利影响？雄配子最初被认为没有表观遗传特征，因为它在转录上相对惰性，因此不需要体细胞那样的基因表达模式。然而，研究表明，精子具有独特的表观遗传特性，包括重要的染色质修饰、可预测和遗传的 DNA 甲基化模式，以及最近才发现对生育及后代命运中非常重要的 ncRNA 有效载荷。

雄配子的表观遗传学

与体细胞中的染色质相比，精子染色质是独一无二的。在精子发生后期，雄配子中 90% ~95% 的组蛋白被鱼精蛋白取代。鱼精蛋白负责产生精子 DNA 形成的紧密的环形结构，这是运动和保护免受氧化应激所必需的[12]。研究表明，精子细胞保留的 5% ~10% 的组蛋白出现在特定的基因组位置，以努力平衡发育基因在早期胚胎中的转录[13]。此外，这些保留的组蛋白经过组蛋白末端修饰，可以在胚胎发育过程中提供额外的调节功能[2]。精子 DNA 还包含独特的甲基化模式，与雌配子中看到的低甲基化模式相比，这种模式相对高甲基化。这些模式包括印迹区域，这些区域已经被证明可以逃脱发生在植入前胚胎的双亲 DNA 甲基化模式的重新编程[14-15]。父系印记在功能上调节发育中胚胎的基因表达[16]。总体而言，有许多表观遗传因子是雄配子所特有的，它们在生育、胚胎发育和后代健康方面都显示出重要作用。本章对目前有关精子表观遗传学、生育和胚胎发生的文献进行了综述。

精子染色质:生育/胚胎发生

在组蛋白向鱼精蛋白的逐步转变过程中,典型的组蛋白首先被过渡蛋白取代,然后被鱼精蛋白(P1 和 P2)取代(图 10.1)。这种替代方法可以使精子的 DNA 比体细胞中的 DNA 浓缩 20 倍。这种浓缩有助于精子活力和防止氧化应激。在整个精子基因组中,P1/P2 比值约为 1[12]。正常的精子排出是男性生育能力的重要组成部分,而精子发育异常一直与精子发生不当、精液参数差、受精能力降低及着床率降低有关[17-19]。已有研究表明,P1/P2 比值和组蛋白/鱼精蛋白比值的改变都与男性生育力下降有关。在接受体外受精(IVF)治疗的患者中,P1/P2 比值的改变与精子 DNA 损伤增加及受精能力受损密切相关[20]。在小鼠模型中,对于组蛋白/鱼精蛋白比值改变和 DNA 碎片化高的精子,使用卵细胞质内单精子注射(ICSI)技术才能确保成功受精。有趣的是,这些受精卵未能发育成可存活的胚胎[21]。许多研究表明,精子核形态与生育能力之间存在很强的相关性[12,20-23]。同样,异常增殖的精子群体通常与 DNA 碎片化有很高的相关性。这些相关性表明,精子染色质结构异常更容易受到 DNA 损伤,这可能是由于不当的染色质修饰所致。总而言之,这一证据表明,在评估男性不育症时,鱼精蛋白是一个重要的考虑因素。

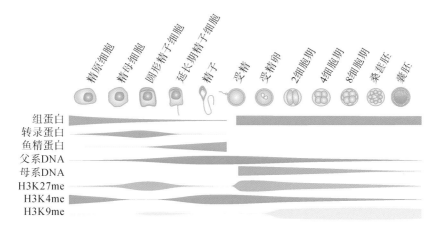

图 10.1　精子发生过程中精子表观基因组的重塑和早期胚胎发生过程中的修饰。该图展示了精子表观基因组形成过程中关键重塑事件的时间线。虽然纵向条带的厚度反映了表达的相对波动,但它们并不反映受影响的基因组百分比或关键胚胎发育基因的表达调控。如前所述,大规模重塑事件在胚胎发生的原核期开始,包括主动去除大多数父本 DNA 甲基化和替换组蛋白

除了较高的 DNA 碎片化水平之外,还有人提出了需要适当修饰的另一种解释。虽然 90% ~95% 的组蛋白在精子细胞中被鱼精蛋白取代,但仍有 5% ~10% 的组蛋白存在,这引发了一个问题:这些组蛋白在受精和胚胎发育过程中是否具有功能? 最近的研究表明,在精子基因组中,保留的组蛋白被发现位于一致的位置。组蛋白出现在发育基因组的位置,在胚胎发生的早期使这些基因处于激活状态[13]。这些发现表明,适当的鱼精蛋白修饰和组蛋白的正常保留,不仅对于男性不育作为精子发生异常的反映很重要,而且对于父亲对胚胎发生的贡献也是重要的。

组蛋白末端修饰是体细胞中一类主要的表观遗传调节因子。虽然与体细胞相比,精子组蛋白含量非常低,但精子中保留的组蛋白仍在进行修饰,这可能具有重要的调节功能。在体细胞中,H3 和 H4 的乙酰化及 H3K4 的甲基化有助于驱动染色质状态变化,从而平衡基因的激活。相反,H3K9 和 H3K27 的甲基化及 H3 和 H4 的去乙酰化驱动染色质状态变化,使这些位点的基因沉默[1,24]。组蛋白修饰能够单独调节转录,但大多数情况下,组合修饰协同工作以驱动基因激活或沉默所需的转录状态变化。在精子中,组蛋白甲基化和乙酰化的干扰会导致不同程度的生育能力丧失,包括精子发生障碍和不育[25]。虽然这些观察结果的机制尚不清楚,但组蛋白修饰能够驱动染色质状态的变化,从而调节转录,这表明精子中的表观遗传标记对基因的平衡可能有助于生育和发育[24]。为了证明这一点,有研究发现不育男性的组蛋白基因组分布发生了变化,H3K4 和 H3K27 甲基化也发生了变化[26]。

斑马鱼研究的最新证据表明,精子染色质组成和组蛋白修饰也可能通过更间接的方法调节早期胚胎的转录。组蛋白 H2A 变体 H2A. Z(FV)在人类和斑马鱼精子中都存在[13,27]。最近的一项研究发现,斑马鱼精子中同时含有 H2A. Z(FV)和 H3K4 甲基化的基因组区域几乎完全缺乏 DNA 甲基化。影响 H2A. Z(FV)占位的干扰,导致 DNA 甲基化在先前的低甲基化区域积累[28]。这项研究提出 H2A. Z(FV)作为一个"占位符"核小体,与 H3K4 甲基化一起阻止 DNA 甲基化,从而使基因在胚胎发育过程中被激活。这一假说进一步得到了发现 H2A. Z(FV)的区域的支持。"占位符"核小体占据了管家基因和早期胚胎转录因子的编码区域[28]。染色质的组成在不同物种之间差异很大,因此这一机制在人类生殖系到胚胎的转变过程中可能并不保守,但它为精子核外形和表观遗传标记在发育中的重要性提供了额外的证据。

DNA 甲基化:生育、胚胎发生、遗传

DNA 甲基化是在雄配子中看到的另一种表观遗传调节,在影响生育和胚胎发生方面显示出重要前景。DNA 甲基化改变与各种表型之间的联系(包括生育力降低),已经被探索过了。早期的研究已经观察到染色质包装异常的精子、体外受精(IVF)胚胎质量不佳的男性及不育男性的精子中 DNA 甲基化异常[26,29-32]。

除了 DNA 甲基化异常与不育之间的联系外,这种表观遗传标记还具有调节发育中胚胎的能力。关于这方面的研究有很多,其中有一个有趣的例子与基因组印记有关。在早期胚胎合子基因组激活之前,从父母那里获得的 DNA 甲基化模式被主动或被动地移除[14]。这一过程使人们相信,精子的 DNA 甲基化不是一种能够诱导可遗传变化的表观遗传机制。然而,精子基因组的印记区域在早期胚胎中设法逃脱了这种重新编程事件,这些区域保持着精子提供给胚胎的甲基化特征[14-15]。这证明精子 DNA 甲基化实际上可以驱动后代的表观遗传。

此外,父系印记区域与发育所必需的基因相关,因此印记可以使这些基因在早期胚胎中处于激活或抑制状态[16]。这一证据表明,精子中父系印记区域的甲基化特征对正常胚胎发育非常重要。为了支持这一点,一项研究完成了对经历特发性、反复流产的夫妻中男性精子的 DNA 甲基化分析。这项研究发现了印记的丢失,其特征是 H19 印记控制区(ICR)的 DNA 甲基化水平降低。H19 只由母系等位基因表达,因此,在精子中,H19 ICR 通常是高甲基化的,这导致该基因在父系等位基因上沉默[16]。这些研究结果表明,精子 DNA 甲基化和基因组印记在以亲本方式调节基因表达方面起重要作用,父亲印记的丢失与夫妻反复妊娠失败有关。

异常的精子甲基化模式和胚胎发生之间的关联在反复流产之外的其他情况下也被证明。最近的一项研究旨在确定 IVF 治疗期间,精子甲基化模式是否可以预测男性的生育力和胚胎质量。IVF 患者组的确定依据是,用他们的精子能获得高质量的胚胎和阳性妊娠,还是只获得了低质量的胚胎和阴性妊娠。这两组人与已知的有生育能力的男性进行了比较。这项研究发现,基于这些群体的甲基化阵列数据的预测模型对男性生育状况有很高的预测性。此外,基于甲基化阵列数据,分层聚类能够识别包含 IVF 患者和不良胚胎质量样本的聚类。虽然在这些组之间观察到的甲基化变化并不偏向于任何特定注释类别的基因组区域,如印迹区域,但这些数据表明,精子甲基化的整体变化可以预测 IVF 治疗期间的男性生育状况和潜

在的胚胎质量[31]。

DNA 甲基化影响胚胎和后代的另一个机制是,通过表观遗传机制传递可遗传的表型。基因组印迹是早期胚胎发育过程中甲基化特征重编程未完成的证据。因此,精子可能会提供印迹区域以外的甲基化信号给发育中的胚胎,目的是调节发育和随后的代间和跨代表型。事实上,这些区域中的一些已经被确定[33-35]。记录最充分的跨代遗传的例子是刺鼠,刺鼠的特征是毛色为黄色,患糖尿病,对肿瘤易感性高。这种表型的调节是通过 DNA 甲基化诱导的小鼠基因组中 A 基因或Axin1基因中 A 粒子(IAP)元件的调节来实现的。这一区域诱导的 DNA 甲基化改变可以在多代中看到,这证明通过 DNA 甲基化的跨代表观遗传确实发生了[4-5]。

刺鼠的跨代表观遗传模型并不是精子 DNA 甲基化模式所特有的。因此,问题仍然是父亲的 DNA 甲基化模式能否将表型遗传给后代。父亲饮食的影响已经在包括大鼠在内的各种模型中进行了研究。一项研究发现,食用高脂肪饮食的雄性大鼠的雌性后代表现出与代谢表型一致的多种特征。此外,在 F1 雌性和由 F1 雄性(F2 雌性)产生的雌性后代中都发现了这些特征[36]。这一证据表明代谢表型的跨代传递。这些雌性后代表现为出生体重减轻、胰岛 β 细胞质量下降和葡萄糖耐量降低。对高脂饲料喂养的 F0 大鼠和 F1 雄性大鼠的精子进行 DNA 甲基化分析,发现与对照组相比有多种改变。在 F0 和 F1 男性精子中都观察到了许多相同的差异甲基化区域,这提示可能存在代谢性疾病的跨代遗传机制。该研究小组还观察到食用高脂饮食大鼠的精子 RNA 的差异表达,为遗传提出了一种潜在的附加或补充机制[36]。

综上所述,很多研究证明,雄配子中的 DNA 甲基化是一个重要的考虑因素。男性生育能力、胚胎健康和质量及后代表型都可能受到精子 DNA 甲基化模式的严重影响。

ncRNA:生育、胚胎发生、遗传

随着越来越多的证据表明精子 DNA 甲基化在胚胎中起着功能性作用,有研究已经确定精子中含有多种 RNA,受精后这些 RNA 在胚胎中是稳定的[37-38]。这包括精子发生遗留下来的 mRNA,这些研究为这一过程中发生的事件提供了解释[37,39]。精子中也含有对胚胎发育和男性生育能力具有重要功能的 mRNA[39-41]。除了 mRNA,精子还含有相对较高水平的非编码 RNA[9]。最近的研究提供了新的令人兴奋的证据,证明精子中包含的非编码 RNA 可能有助于调节发育中的胚胎[8,10]。此外,精子 RNA 还与代谢性疾病表观遗传的新假设模型有关[42-44]。

最近的一项研究追踪并描述了精子 RNA 的生物发生。精子细胞的 RNA 有效载荷是在小鼠体内的两个主要阶段中建立的。第一阶段发生在睾丸,导致 RNA 有效载荷主要由精子发生时遗留下来的 piRNA 组成。第二阶段发生在附睾过渡期间,导致精子 RNA 识别标志的重新编程。在附睾运输末期,成熟精子细胞含有多种非编码 RNA,偏向 tRF 和 miRNA。附睾运输过程中精子 RNA 信号的重新编程是由附睾体介导的。附睾体是由附睾上皮释放的外体,向发育中的精子细胞运送"货物"。在这些"货物"中,主要是精子成熟和运动所必需的蛋白质,其中有一种 RNA 谱系,它与成熟精子细胞的 RNA 谱密切相关。令人惊讶的是,从附睾尾部分离的成熟精子和从睾丸分离的精子共享多种 tRF 和 miRNA,尽管在附睾运输过程中发生了重新编程。然而,从附睾头部分离的精子缺乏睾丸和尾部精子共有的许多 RNA 种类[11]。这些发现引发了一种假设,即精子在睾丸发育后经历随机或程序性的 RNA 种类丢失,然后在附睾运输过程中通过附睾体重新获得成熟细胞中的 RNA 种类。

精子细胞丢失并随后恢复的 RNA 种类与胚胎植入不当及胚胎发育中的严重缺陷有关。最近的一项研究使用睾丸、附睾头部和尾部精子来分别培育小鼠胚胎。令人惊讶的是,头部来源的胚胎植入成功率显著降低及严重形态缺陷,最终没有发育成可存活的后代[8]。进行这项研究的研究小组假设这些变化是由于头部精子的 RNA 识别标志所致,这种识别标志在睾丸和附睾尾部精子中都缺乏许多 miRNA 和 tRF 种类。为了验证这一点,该研究小组从附睾尾部分离出总的 sRNA、miRNA 和 tRF 组分,这些组分通常在附睾运输过程中被输送到头部精子,并分别显微注射到头部衍生的受精卵中。他们观察到注射了 miRNA 片段的头部胚胎的基因表达谱得到了"挽救",而注射 tRF 片段的头部来源受精卵的基因表达没有变化。这些结果表明,在附睾运输过程中传递给精子的 miRNA 是小鼠正常植入前基因表达所必需的[8]。另外,将注射 sRNA 的受精卵培养至囊胚期,然后移植给代孕胚胎时,再一次观察到了一次"拯救"事件,显微注射的头部来源的胚胎成功发育,没有遭受在头部来源的胚胎中观察到的胚胎致死性[8]。与这组有关的 miRNA 和 miR-34c 先前已经被另一个研究组证明是小鼠胚胎第一次卵裂分裂所必需的。本研究在成熟精子和受精卵中观到 miR-34c,但在卵母细胞和着床前胚胎中未观察到 miR-34c 的表达,这为 miR-34c 在受精卵中的表达通过精子传递到卵母细胞提供了证据。在向受精卵微量注射 miR-34c 抑制剂后,这组观察到超过 70% 的受精卵卵裂失败,而对照组的卵裂失败率为 97%。这一证据表明,小鼠的第一次卵裂分裂需要精子携带的 miR-34c[10]。综上所述,这两项研究强烈表明精子 RNA,特别是

miRNA,在胚胎发育中的重要作用。

与之前提到的 DNA 甲基化研究类似,多项研究也提出了精子 RNA 在父亲代谢性疾病表观遗传中的作用。在食用高脂肪或低蛋白饮食的雄性小鼠的后代中观察到代谢表型的改变。这些后代表现出葡萄糖不耐受和胰岛素分泌受损的表型[36,42-43,45-46]。为了了解这种传播发生的机制,多个研究团队将注意力集中在精子 RNA 作为这种遗传的潜在调节因子上。与对照组相比,食用高脂肪或低蛋白饮食的雄性小鼠和大鼠的精子显示出独特的 RNA 特征,包括某些 RNA 种类含量的变化及修饰 tRF 水平的增加[42-44]。在改变饮食的精子中观察到的 tRF 修饰水平升高是由 DNA 甲基转移酶2(DNMT2)介导的。在雄性小鼠的 DNMT2 基因敲除后,精子中的 tRF 不再被观察到的这些 tRF 修饰。有趣的是,DNMT2$^{-/-}$ 改变饮食雄性的后代没有表现出 DNMT2$^{+/+}$ 改变饮食雄性后代的代谢表型。这一证据表明,精子中 DNMT2 介导的 tRF 修饰可能有助于代谢紊乱的表观遗传[42,44]。另一个小组进行的一项研究致力于确定改变饮食的小鼠精子中某些 RNA 种类含量的变化是否与改变饮食衍生的胚胎中观察到的基因表达变化有关。这一组产生了改变饮食来源的受精卵,随后显微注射从对照饮食精子中分离出来的 RNA。结果得到的胚胎显示出与对照组相似的基因表达模式[43]。这些结果表明,精子 RNA 含量能够塑造胚胎中的表达模式,精子中 RNA 的异常含量可能是表观遗传的驱动因素。

临床相关性

虽然许多问题仍然存在,但根据前的数据可以清楚地发现,精子的表观遗传模式提供了一定程度的临床实用价值。从诊断的角度来看,这可能是有意义的,甚至在开发男性不育的治疗方法方面也具有价值。

基于精子表观遗传学特征,使用深度学习方法来预测生殖结果非常乐观。最近的研究表明,精子的表观遗传特征能够很好地预测这种情况,尤其是对衰老的分析。具体地说,这项研究描述了利用精子 DNA 甲基化模式构建的模型,该模型可以高度准确地预测个体的年龄[47]。虽然还没有得到证实,但可以合理地假设精子老化的特征与后代的表型结果相关,这一点已经在之前的研究中得到了证实。具体地说,研究表明,在年长父亲的后代中,神经精神异常的发生率有所增加。因此,使用精子中的表观遗传特征预测年龄和衰老的能力可能提供关于后代疾病风险的有价值的信息(从而提供诊断效用),尽管需要更多的研究来确定这一点。类似的深度学习方法可以用来预测任何给定治疗过程[宫内人工授精(IUI)、IVF 等]的成功率,患者可以使用这些数据来帮助指导计划生育决策,临床医生可以使用这些数据来帮助指导临床决策。研究者们在这方面已经进行了一些工作,包括 DNA 甲基化和 RNA[31,40]。这两方面的研究都表明,这种表观遗传学诊断方法是现实的,而且并不难实现。

精子表观基因组的潜在治疗效用是显而易见的,尽管进步很快,但在很大程度上,所需的技术还没有完全开发出来。基因组编辑确实提供了一些希望,可以纠正配子中高度异常的 DNA 甲基化识别标志,但即使它们被识别出来,这项技术仍需要进一步的开发,才能使其对 DNA 甲基化校正和更广泛、更区域性的应用(而不仅仅是在单个位点)变得合理。最近的研究确定了一些潜在的干预措施,它们非常适合在市场上快速推广应用。其中最值得注意的是,在 IVF 或 ICSI 之前进行 miRNA 孵育的潜在用途。基于这一理论方法的数据,RNA 被加到附睾中的精子中,这些 RNA 的添加会影响受精、胚胎发育,甚至影响后代的健康。如果能够确定这些 RNA 含量的改变,那么在 IVF 或 ICSI 之前的孵育步骤中补充这些 RNA 以改善胚胎发育和后代健康并不是不合理的。

要使精子表观遗传标记能够在临床中应用,我们还需要做更多的工作,诊断和治疗的某些方面比其他方面更接近成功。尽管仍需要大量的努力,但精子表观基因组在生殖医学中的潜在临床效用是明确的,并需要必要的投入。

检索标准

使用 PubMed 和 Google Scholar 对这些文献进行了全面的检索。我们使用搜索词"sperm epigenetic(精子表观遗传学)""sperm DNA methylation(精子 DNA 甲基化)""sperm RNA(精子 RNA)""sperm histone(精子组蛋白)""sperm chromatin(精子染色质)""protamine(鱼精蛋白)""transgenerational epigenetics(跨代表观遗传学)""embryo epigenetics(胚胎表观遗传学)"和"male infertility(男性不育表观遗传学)"进行研究鉴定和数据提取。

参考文献

请登录 www.wpxa.com 查询下载,或扫描二维码查询。

第 3 部分
临床案例

第11章　克兰费尔特综合征

Marlon P. Martinez，Haitham Elbardisi，Ahmad Majzoub，Mohamed Arafa

要　点

- 克兰费尔特综合征(KS)的不同变异类型具有相同的高促性腺激素性性腺功能减退症的特征,但生理、医学和心理学多方面的特征呈现出更多的差异。
- 学习和行为障碍可以在早期出现,而雄激素缺乏和不育通常在成年后才出现。
- 睾酮替代治疗(TRT)用于治疗青春期性腺功能低下症,以提高生活质量,预防长期雄激素缺乏的并发症。

M. P. Martinez

Philippine Urological Association，Department of Surgery，Section of Urology，University of Santo Tomas Hospital，Sampaloc，Manila，Philippines

H. Elbardisi・A. Majzoub・M. Arafa (⊠)
Department of Urology，Hamad Medical Corporation，Doha，Qatar

© Springer Nature Switzerland AG 2020

M. Arafa et al.（eds.），*Genetics of Male Infertility*，
https://doi.org/10.1007/978-3-030-37972-8_11

- 与其他精子获取技术相比,显微镜下睾丸切开取精术(TESE)总体上呈现明显优势。
- 性染色体异常的男性在卵细胞质内单精子注射(ICSI)后生育同样异常的后代的风险很低或与健康人群相似。

案 例

案例1

一名16岁的男孩因青春期发育延迟到儿科就诊。该男孩14岁时,其父母注意到他的成长过程与同龄人不同,其面部、身体和腋下的毛发稀疏,且在学习和行为方面有一定障碍。为了达到与年龄相符的语言水平,他曾接受过语言治疗。他从8岁开始在学校里的成绩就不好,总是需要参加补习班。体格检查显示:身高190 cm(>第95个百分位数),体重85 kg(>第95百分位数),臂展201cm。双侧乳房女性化发育,双侧睾丸长轴均为2.5 cm,阴茎根部有少许粗黑色的阴毛。血清总睾酮、卵泡刺激素(FSH)及黄体生成素(LH)水平均正常,染色体检查显示47,XXY。

案例2

一名34岁的商人因不育问题前来就诊。他婚姻幸福,但在过去5年里妻子一直未妊娠。他的妻子27岁,在她的生殖科医生那里定期体检。他自述每天都感觉极度疲惫,但他的性功能是正常的。体格检查:双侧睾丸质硬,大小为2.0 cm × 1.5 cm × 1.0 cm,其余检查无特殊发现。激素测定结果:FSH 34.7 mU/mL(参考值1.5 ~ 12.4mU/mL),LH 22.3 mU/mL(参考值1.8 ~ 10.8 mU/mL),总睾酮156 ng/mL(参考值193 ~ 824 ng/mL)。2次精液分析均显示为无精子症。染色体检查显示47,XXY。

简 介

性染色体非整倍体,包括四倍体和五倍体异常,在男婴中的发生率为1:100 000 ~

1 : 18 000[1]。在这些异常中,核型为 47,XXY 的克兰费尔特综合征(KS)似乎是最常见的,原因是配子发生过程中未分离提供了额外的 X 染色体[2]。

历史背景

早在 1842 年,Lereboullet 就报道了两兄弟均患有双侧乳房女性化和小睾丸的病例[3]。KS 当时没有得到广泛的研究,直到 1942 年,一位在麻省总医院交流学习的医学研究员 Harry Klinefelter 博士对这类临床表现类似的患者进行了细致的观察。他最初发现一名高个子黑人男孩有乳房女性化发育且睾丸长度 1.0 ~ 1.5cm,另有 8 名年龄在 17 ~ 38 岁的患者也因同样的情况就诊。这些患者尿液中 FSH 水平均过高并且都是无精子症,睾丸活检发现均有不同程度的生精小管透明样变。Klinefelter 博士很幸运,其顾问医生 Fuller Albright 博士允许他用自己的姓氏来命名这一系列症状和体征,因此,"Klinefelter Syndrome(克兰费尔特综合征)"这个词就诞生了[4]。

1956 年,Bradbury 等人在一名具有同样临床症状的 19 岁男性的口腔涂片中发现了女性染色质[5]。睾丸活检显示其生精小管硬化,间质细胞正常。

直到 1959 年,Jacobs 和 Strong 才发现了 KS 的染色体核型[6]。他们报告了一例嗓音高亢、胡须生长不良、睾丸小、乳房女性化发育的 24 岁男性,并用胸骨骨髓穿刺样本进行了体细胞染色体。他们发现这名性腺发育不全的患者有一条额外的染色体,与 X 染色体的大小接近。因此,他们认为 XXY 的染色体核型与 KS 有关。

克兰费尔特综合征(KS)的发病率

只有 12% 的 KS 患者能在产前被确诊,而 25% 的患者是在儿童和青少年时期被发现的。不幸的是,大约 65% 的 KS 患者终身未被确诊[7]。在丹麦的一项国家登记研究中,对男性胎儿的产前检查结果显示,每 10 万男性中有 153 例患病[8]。相比之下,每 10 万男性胎儿中约有 40 例在出生后才被诊断,其中只有不到 10% 在青春期前被诊断出来。

美国新生儿甲基化 FMR1 DNA 筛查结果显示,KS 的发病率为 1/633[9]。在 16 252 例白人男性样本中,27 例被确认患有 KS,而在 10 979 例样本中,有 20 例非洲裔美国男性 KS 阳性。5396 例西班牙裔男性样本中的 3 例和 847 例亚洲男性样本中的 3 例显示出 KS 阳性。

KS 是睾丸功能衰竭的不育男性中最常见的染色体非整倍体疾病,在无精子症男性中的患病率为 10%,在少精子症男性中的患病率为 0.7%[10-12]。最近中东的一项研究报道,严重少精子症和无精子症患者中 KS 的发病率为 3.7%,提示种族对 KS 患病可能有潜在影响[13]。

典型的 KS(47,XXY)占 80%~90%,其他形式的非整倍体占 10%~20%,包括嵌合体、更高级别的非整倍体和异常的 X 染色体结构[14]。在高级别的 KS 变异类型中,48,XXYY 在男婴中的发病率为 1:40 000~1:18 000[15];49,XXXY 的发病率为 1:100 000~1:85 000;48,XXXY 的发病率为 1:50 000[16]。

KS 的遗传基础

KS 的发病机制

47,XXY 已经被广泛研究。既往分子研究表明,大多数人类三体主要来源于母体减数分裂错误[17]。但在 KS 患者中,约 53.2% 是父系遗传的三体(图 11.1)。父源性三体只能由第一次减数分裂的错误产生,而母源性三体的产生不同(图 11.2),可以由第一次减数分裂的错误(34.4%)和第二次减数分裂的错误(9.3%)或形成合子后有丝分裂的错误(3.4%)演变而来[18]。

在男性和女性的配子发生过程中,都会发生高度分化的细胞分裂过程,包括一个 DNA 复制周期和随后发生的两个减数分裂阶段,从而产生单倍体配子。在第一次减数分裂的前期,同源染色体发生联会,在交换部位进行交叉互换。在第一次减数分裂中,这些交叉在染色体的正确分离过程中发挥非常重要的作用[19]。父系配子发生过程中的不分离错误为 KS 患者提供了额外的 X 染色体[2]。

目前,对 KS 中多余的父源或母源 X 染色体对 KS 表型特征的影响解释众多。在转录过程中,正常女性其中一条 X 染色体的失活将补偿男性 Y 染色体的最低基因含量。在这些失活的基因中,有一种是雄激素受体基因,含有聚谷氨酰胺编码重复序列的延伸长度[(CAG)n]与其活性成反比[20]。

孕妇的年龄已被证实是 KS 的危险因素之一,当孕妇年龄超过 40 岁时,其后代的 KS 患病率增加 4 倍。相比之下,目前研究没有发现 KS 与父亲年龄相关[8,21]。

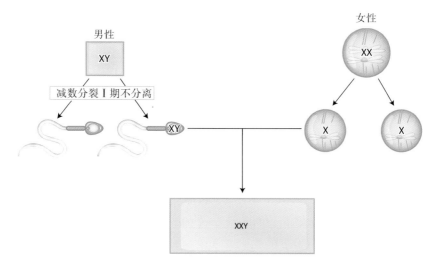

图 11.1　父源性 47,XXY。减数分裂 Ⅰ 期时不分离

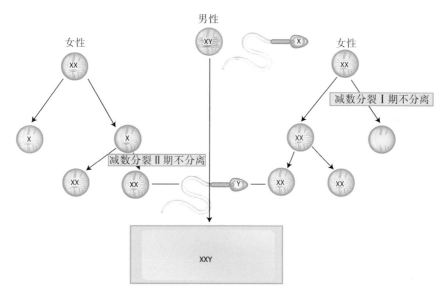

图 11.2　母源性 47,XXY。减数分裂 Ⅰ 和 Ⅱ 期时不分离

KS 的核型变异

　　文献报道了多种不同的 KS 核型（表 11.1）。46,XX/47,XXY 是 KS 最常见的变异类型。虽然该核型的患者由于精原细胞的存在和染色体结构正常而倾向于有较大的睾丸，但仍有一半患者精液中无精子。46,XX/47,XXY 的男性临床症状相似，但通常身高和智力正常[22]。

表 11.1　KS 的变异

KS 的核型变异
46,XX/47,XXY
48,XXYY
48,XXXX
49,XXXXY
47,XY,i(X)(q10)

KS 的其他变异都具有相同的激素改变,即促性腺激素升高和睾酮水平降低。然而,生理、医学和心理学多方面的特征使这种变异有别于常规的 47,XXY 核型,并增加了先天性畸形的风险[1]。这些变异包括 48,XXYY 与 48,XXXX 及 49,XXXXY。其中 48,XXXX 最常见,男婴中发病率为 1∶40 000 ~ 1∶18 000[15]。睾丸功能障碍在青春期更为明显,因为雄激素缺乏和性腺纤维化开始出现。小睾丸可见于所有这些变异类型[23]。

KS 的不同变异有其独特的生理和行为特征。在这些高级别变体中,49,XXXXY 的男性身高最矮,可能是因为过量的 X 染色体基因干扰了生长途径和器官的发育[24]。此外,在这种变体中,面部畸形的程度更明显,先天性畸形更常见。48,XXYY 患者较 47,XXY 患者有更明显的异常,包括斜指、桡尺关节融合和颅面畸形,他们也更容易患上神经系统和上呼吸道疾病。48,XXXX 患者可能会表现出五官畸形,如耳廓畸形、眼距过宽和凸颌,其他异常包括糖耐量异常、斜指和肘关节异常。

Visootsak 等研究了 48,XXYY 个体与 48,XXXX 个体及 49,XXXXY 个体的行为差异[25]。他们发现,与另外两组相比,48,XXYY 的男性在日常生活技能、社交和沟通方面具有更好的整体适应能力。相反,48,XXXX 和 49,XXXXY 的男性由于认知水平较低,其行为与他们的实际年龄不符。

KS 还有一种非常罕见的变异,即 47,XY,i(X)(q10),在一名 32 岁的不育男性中被发现[26]。该患者有一条额外的由 X 染色体长臂组成的等臂染色体。这条 Xq 等臂染色体被认为来源于一条 X 染色体的着丝粒或姐妹染色单体交换的不分离[27]。据观察,这类患者身材较矮但智力正常。到目前为止,还没有成功获取精子的报道。由于报道这种变异的病例非常有限,其他特征仍不清楚。

KS 对精子发生和激素的影响

正如 1942 年首次报道的那样,不育是 KS 的特征之一[4]。几乎所有的 KS 患者都被诊断为无精子症。然而,也有报道表明,KS 患者的精液中有可能检测到精子[28]。

多种假说似乎可以解释 KS 患者的精子发生缺陷。Sciurano 等人的一项研究推断,生精灶最有可能来源于发生有丝分裂时其中一条 X 染色体上随机丢失引起的精原细胞增殖,这是在有丝分裂活动增加时发生的[29]。这是睾丸环境假说最有力的证据。另一种解释是精原细胞可能发生完全减数分裂,尽管有一定程度的支持细胞功能障碍[30]。

KS 男性可能表现为精子发生功能进行性受损。目前还没有关于成年期精子生成减少的大型纵向研究报道。通常认为,在婴儿期和青春期早期精子发生相对完好,随着年龄的增长,逐渐出现玻璃样变,导致成年男性出现经典的 KS 表现。有病例报道称,一例 34 岁的非嵌合型 KS 患者发现少弱精子症且能生育,2 年后出现无精子症[31]。相比之下,Gies 等人报道了 7 例非嵌合型 KS 青少年患者(> 10 岁),他们接受了睾丸组织保存,但睾丸活检、电刺激取精、射精后尿检均未发现精子[32]。因此,作者不建议在这个年龄段进行冷冻保存。

Selice 等研究了 84 例非嵌合型 KS 男性的精液样本[33]。8.3% 的患者在精液中发现精子,尽管精子浓度低于 1 M/mL。在接受显微镜下睾丸切开取精术(Micro-TESE)的 24 例男性中,有 9 例成功取精。在另一项确定男性 KS 患者是否存在精子发生的研究中,9 例非嵌合型 KS 和非梗阻性无精子症(NOA)患者接受了诊断性 TESE[34]。2 例患者的细胞学分析显示精子/粗线期精母细胞比例很低。额外 X 染色体的母系或父系来源都不能预测精子发生的存在。

相反,KS 男性的激素功能与健康男性相似,直到青春期[35]。下丘脑—垂体—性腺轴在童年和青春期早期功能正常,能够维持第二性征的发育。然而,到了青春期后期,FSH 和 LH 逐渐高于正常水平,伴随睾酮的下降,KS 男性可能表现出不同程度的激素不足和表型特征。

至于其他激素,青春期前男孩的抑制素 B 似乎在正常水平内,在临床青春期开始之前急剧增加,但在青春期后期和成年期逐渐下降[36]。与健康男孩相比,KS 男孩血清雌激素水平升高,特别是在 12 岁之前($P < 0.000\ 1$)[37]。雌激素/睾酮比值升高,但无显著性差异。

KS 的临床表现

青少年和成年男性 KS 患者的临床表现存在很大的差异。年龄较小时,他们通常会面临学习和行为方面的挑战。相比之下,雄激素缺乏和不育则是成年患者的常见症状。

Pacenza 等人报道了 94 例不同年龄的 KS 患者的临床表现[38]。最常见的确诊年龄为 11 ~ 20 岁,83.7% 的患者检测到 47,XXY,而 47,XXY/46,XY 的患者有 7.1% 被检测出。青春期前患者最常见的发现是隐睾(55.5%),包括行为和学习困难在内的神经发育障碍(44.4%)和小睾丸(16.7%)。相比之下,青春期患者最常见的症状是小睾丸(76.9%)、神经发育障碍(53.8%)和女性乳房发育(42.3%)。所有青春期前男孩的 FSH、LH、睾酮、抑制素 B 和 AMH 均正常。FSH($P < 0.001$)和 LH($P < 0.001$)与年龄呈负相关。在成年 KS 患者中,最常见的主诉是不育(34.8%)和小睾丸(34.8%)。生殖器检查显示所有成年患者均为小睾丸,精索静脉曲张(23.3%)和女性乳房发育症(31.3%)。FSH 在所有成年患者中均升高,而 83% 的患者 LH 升高,总睾酮与年龄呈负相关($P < 0.001$)。89.3% 的患者出现无精子症。

在一项包含量化和开放式问题的网络问卷调查中,分析了 310 例患有非嵌合型 KS 的青少年和成年人对目前生活的影响,31% 的人明确指出不育是他们最大的挑战,而 27% 的人提到了心理特征的影响[39]。

KS 的其他临床表现包括继发于性腺功能减退的骨骺延迟闭合导致的特征性高个,再加上骨骼钙化减少和骨质疏松,使 KS 患者发生骨质疏松性骨折的风险增加。此外,由于染色体缺陷直接导致性腺功能减退,KS 患者表现出体脂沉积增加,肌肉量减少,这些变化可以在青春期之前就出现。

KS 患者患多种合并症的风险增加。在 44% 的 KS 患者中发现代谢综合征,而在正常人群中这一比例为 10%[40]。同样,据报道,高达 50% 的 KS 患者患有糖尿病[41],伴低密度脂蛋白增加,高密度脂蛋白减少[42],因此增加了缺血性心脏病的风险。据报道,由于纤溶酶原激活物抑制物 -1 活性增加继发纤溶功能障碍,KS 患者出现凝血缺陷的风险更高,从而增加了这些患者的栓塞事件发生率[43]。另一种在 KS 患者中普遍存在的心血管合并症是二尖瓣脱垂,发病率高达 55%,而在正常人群中的发病率为 6%[44]。KS 患者患乳腺癌、非霍奇金淋巴瘤和肺癌等肿瘤的风险也增加[45]。

处 理

性腺功能减退的处理

高促性腺激素性性腺功能减退症是 KS 激素变化的结果[4]。性腺功能减退的症状通常到青春期才会显现。但是,雄激素缺乏的初始症状在 KS 男性中并不一致。睾酮替代治疗(TRT)对改善雄激素缺乏症状有价值。通常认为,TRT 可以提高患者生活质量,预防长期性腺功能减退的并发症,因此,推荐为 KS 患者进行 TRT[46]。目前还没有适用于 KS 的 TRT 治疗规范,也没有相关的大型随机对照试验。

TRT 有多种给药形式,包括口服、皮下和肌肉注射。不同的研究使用了不同的制剂,报告了其对性腺功能减退的 KS 男性的有效性。

在一项早期研究中,应用口服睾酮治疗雄激素缺乏的 KS 男性。在 Nielsen 等人的一项研究中,30 例 KS 男性患者分别服用了庚酸睾酮 110 mg、丙酸睾酮 25 mg 或十一酸睾酮 40 mg,治疗后平均随访 3.6 年[47]。最终睾酮治疗对 77% 的男性有积极效果,而对 17% 的男性则无效。获益的结果包括改善力量、睡眠、性冲动、注意力、学习能力和情绪。

其他形式的睾酮也被用于治疗 KS。Meikle 等人报道了 13 例 KS 患者每晚使用睾酮透皮贴治疗 6 个月[48],所有患者治疗后清晨血清睾酮均达到正常范围。Rogol 等人报道另一项 86 例 KS 青少年(12~17 岁)每天使用睾酮凝胶(1%)治疗的研究[49],6 个月后这些患者睾酮和双氢睾酮水平增加了 1.8~2.3 倍,而雌二醇水平增加了 1.4 倍。

Mehta 等人对 110 例 10~21 岁青少年 KS 患者 TRT 的安全性和有效性进行了回顾性队列分析[50]。TRT 包括外用睾酮($n = 104$)、注射睾酮($n = 5$)、皮下颗粒($n = 1$)和芳香化酶抑制剂($n = 75$)。治疗后平均血清睾酮由 240 ng/mL 提高到 650 ng/mL,内源性血清 FSH 和 LH 无明显抑制作用,不良反应仅限于痤疮外观。

TRT 是雄激素缺乏的 KS 患者的主要治疗方法。这种治疗相对安全,报道的严重不良事件极少。然而,仍需要良好的方法学研究来确定这些患者的最佳治疗和随访。

不育的处理

遗传咨询

对 KS 患者的遗传咨询在许多情况下都是必不可少的,包括产前、儿童青少年和成人诊断。Groth 等人建议由包括儿科医生、语言治疗师、全科医生、心理学家、不孕不育症专家、泌尿科医生和内分泌学家的多学科小组提供对 KS 男性的治疗[51]。提供的治疗不仅应针对不育问题,还应关注对患者生活质量和整体健康状况的影响。

目前,由于辅助生殖技术(ART)的广泛应用,不育男性有机会生育生物学子女。大多数 KS 男性都是无精子症[4],因此,他们的生育是通过精子提取和卵细胞质内单精子注射(ICSI)实现的。准父母们应该被告知这种方法的潜在风险,即染色体异常可能垂直传递给他们的后代。47,XXY 患者后代的遗传风险尚不清楚。Tachdjian 等人的研究报道了 1 例非嵌合型 KS 患者通过 ICSI 生育 2 例正常核型新生儿的双胎妊娠[52]。性染色体异常的男性通过 ICSI 生育同样异常后代的风险很低或较正常人群没有增加。据目前所知,他们与核型正常的男性有相似的风险[53-54]。

总体而言,数据显示 KS 男性所生的后代不一定有更高的非整倍体风险[51]。植入前遗传学诊断(PGD)是一种可行的 KS 预防措施,但 PGD 并不是在所有生殖中心都能实施此项技术,尤其是在发展中国家。此外,考虑到宗教或文化方面的差异,PGD 并不是所有人都能接受的。Staessen 等人使用 PGD 进行性别鉴定,比较了来自 KS 患者的 113 个胚胎和来自对照夫妻的 758 个胚胎[55]。作者报告,与对照组相比,患有 KS 的夫妻的正常胚胎率显著下降(54.0% vs. 77.2%, $P < 0.05$)。作者建议联合应用 ICSI 和 PGD。

在中国东北地区的 159 例非嵌合型 KS 患者中,取精阳性患者的平均年龄显著低于阴性患者[(26.27 ± 3.34) vs. (28.44 ± 4.87), $P = 0.032$][56]。作者建议,KS 男性在过渡到成年期时应该接受治疗,特别是未来有生育需求者。

遗传咨询可以减少不孕不育夫妻的心理压力,尤其是 KS 男性。这种咨询应该关注早期诊断和正确的治疗时机。更重要的是,改善所有 KS 男性的生活质量是治疗的主要目的。

KS 患者的 ICSI 结局

在 ICSI 出现之前,KS 男性的生育几乎是没有希望的。ICSI 的应用是男性不育症治疗的重大突破,特别是在患有 KS 的男性中。许多研究已经详细描述了 ICSI

在 KS 患者中的应用。

睾丸穿刺或射精获得的极少精子,可以通过 ICSI 使 KS 患者获得子代。虽然 KS 男性可能出现无精子症,但有些患者的精液中仍有精子。一些研究讨论了青春期生精细胞进行性丧失和生精小管玻璃样变导致 KS 患者睾丸功能下降的理论[57]。在此基础上,有学者提出将精液或睾丸精子冷冻保存作为 KS 青少年生育力保存的一种方法。该方法存在几个挑战,包括对通过自慰或振动刺激从青少年身上获取精液样本,或者通过睾丸精子提取的伦理担忧。因此,在提供这种治疗之前,与患者及其父母进行适当的沟通是必要的。该方法另一个主要局限是,大多数 KS 患者通常在成年寻求生育解决办法时才被诊断出来,而此时睾丸损伤已经发生。

Ni 等人报道了 12 例非嵌合型 KS 患者和 1 例嵌合型 KS 患者接受了 13 个 ICSI-PGD 周期的结局[58],共移植 14 个胚胎(平均 1.47 ± 0.75 个),获得 11 例活产。作者同样使用射精精子比较了应用和不应用 PGD 的 ICSI 妊娠结局,结果显示是否应用 PGD 对 ICSI 着床率(57.69% $vs.$ 39.29% , $P = 1.00$)和临床妊娠率(80.00% $vs.$ 72.73% , $P = 1.00$)无显著影响。最近在 Yu 等人的一篇文献综述中,11 篇报道分析了 12 例使用射精精子用于 ICSI 的嵌合型 KS 患者,受精率为 80.9% ,移植活产率为 71.4%[59]。作者认为,使用这种方法,染色体非整倍体的遗传风险非常低。Kitamura 等人报道,52 例非嵌合型 47,XXY KS 患者中有 4 例精液中有精子[28],其中 3 例患者使用射精精子进行了 ICSI 治疗,但 2 例患者的妻子在 8 周时发生了生化妊娠和自然流产;其中 1 例患者使用了睾丸精子,其妻子分娩了 1 名正常核型的健康男孩。在另一篇病例报道中,1 例 34 岁的严重少弱畸精症患者,患有非嵌合型 KS,使用的是从射精精液中获取的活动精子,11 个卵母细胞接受了 ICSI[60]。妊娠 37 周时,双胞胎出生,核型正常,分别为 46,XX 和 46,XY。Cruger 等人报道了一例 28 岁的 47,XXY KS 患者,其射精精液中的 9 个活动精子被用于 ICSI[61],最终其妻子单胎妊娠并分娩了 1 名正常的 46,XX 女婴。尽管有使用射精精子成功妊娠的报道,但缺乏大型前瞻性研究来证明其在 ICSI 中的明确应用。

通过不同的技术获取睾丸精子,是目前推荐的获取用于 ICSI 精子的方法。在早期的一项研究中,对非嵌合型 KS 患者实施开放切取睾丸组织手术,以获取睾丸精子供 ICSI 使用[62]。结果 9 例患者中只有 4 例成功取到精子,1 例患者的妻子发生了生化妊娠,尚无分娩记录。采用细针抽吸法也被用于获取 KS 患者的睾丸精子。在 Reubinoff 等人的一项研究中,7 例非嵌合型 KS 患者中有 4 例成功取到精子[63]。虽然作者报道使用这种取精技术成功妊娠和分娩,但他们认为这是试验性的。

直到 1999 年,Peter Schlegel 博士才引入显微外科 TESE,彻底改变了睾丸精子提取技术[64]。对包括 KS 在内的 NOA 男性患者,这项技术与其他技术相比总 SRR 有显著优势[65]。

Majzoub 等人比较了 43 例非嵌合型 KS 患者常规 TESE($n=23$)和显微 TESE ($n=20$)的取精效果[66]。总体而言,睾丸取精成功率为 13.9%。显微 TESE 的 SRR 显著高于常规 TESE(30% $vs.$ 0,$P=0.006$)。接受显微 TESE 的男性中,在手术前接受激素治疗的男性的 SRR 明显高于没有接受任何治疗的男性(37.5% $vs.$ 0)。与服用氯米芬加 HCG 的男性相比,服用阿那曲唑的男性 SRR 增高(27.8% $vs.$ 12.5%)。

多项研究描述了关于 KS 成功获取睾丸精子的预测因素。Ozveri 等人的研究报道了 10 例非嵌合型 KS 患者,在没有激素治疗的情况下接受了显微 TESE[67],66.6% 的患者有活动精子,ICSI 后的受精率为 40%,但只有 1 例女性成功分娩。在另一项对 91 例患有非嵌合型 KS 男性的研究中,基线睾酮水平较高的男性 SRR 增加了 86%[68]。相比之下,药物治疗后睾酮水平≥250 ng/mL 的男性与睾酮水平较低的男性相比,同样有更高的 SRR(77% $vs.$ 55%)。在一项对 15~22 岁和 >23 岁的非嵌合型 KS 患者进行显微 TESE 的前瞻性研究中,与成年组相比,年轻组 SRR 降低,但差异无统计学意义(52% $vs.$ 62.5%,$P=0.73$)[69]。最近一项对 110 例患有 KS 的 NOA 男性患者的研究提示,年龄、睾酮和 FSH 水平与显微 TESE 结果相关[70],睾酮水平高于 2.95 ng/mL 的男性中 70% SRR 较高($P=0.01$),相反,促性腺激素水平升高($P=0.17$)和年龄 >35.5 岁($P=0.012$)与显微 TESE 的结果呈负相关。在 Rohayem 等人的一项研究中,共纳入了 135 例非嵌合型 KS 患者,其中包括 50 例青少年(13~19 岁)和 85 例成年患者(20~61 岁),以确定可能的预测取精结果的因素[71]。青少年组(15~19 岁)SRR 高于成年组(45% $vs.$ 31%),但低龄青少年组(13~14 岁)SRR 最低,为 10%。在该研究的激素谱上,只有 SRR 较高者的 LH 水平显著高于 LH 水平较低者[(20.0±5.6) $vs.$ (13.3±4.3) $vs.$ (13.3±4.3) $vs.$ (20.0±5.6) $vs.$ (13.3±4.3),$P=0.002$]。Koga 等人比较了 26 例患无精子症的 KS 患者的显微 TESE 结果[72]。50% 的患者取精成功。在生精小管无硬化性改变的睾丸中 94.1% 的人获得了睾丸精子;相比之下,生精小管硬化的睾丸内未见睾丸精子($P<0.0001$)。

尽管有这些发现,但对于成功的 TESE 并没有明确的预测因素,仍需要进行大样本的前瞻性研究才能得出这一结论。目前,还没有关于最佳取精时机的推荐指南[73]。

最近学者对包含 1248 例男性 KS 患者的 37 项试验进行了系统综述和 meta 分析,确定了这类患者的精子获取率和 ICSI 结果[74]。他们报告称,每个 TESE 周期的总 SRR 为 44%,显微 TESE 的 SRR 高于常规 TESE,但差异无统计学意义(45%

vs. 43%，$P = 0.65$）。meta 回归分析显示，年龄、睾丸体积、FSH、LH 和睾酮等其他参数并不能预测成功取精。年龄小于 20 岁的患者与年龄大于 20 岁的患者相比，SRR 差异无统计学意义（43% *vs.* 43%，$P = 0.95$）。同样，与单侧途径相比，双侧睾丸精子获取的 SRR 无显著差异（51% *vs.* 44%，$P = 0.34$）。累积妊娠率和活产率结果相似（每个 ICSI 周期 43%）。高 FSH 水平与每个 ICSI 周期的 LBR 呈负相关（$P = 0.06$）。使用新鲜精子与冷冻精子相比，每 ICSI 周期妊娠率（39% *vs.* 36%，$P = 0.76$）和每 ICSI 周期 LBR（39% *vs.* 29%，$P = 0.38$）无显著差异。有个别报道称流产率为 15%。然而，作者报告了一些局限性和可能的偏倚来源，需要更大规模的试验才能对这些患者做出明确的结论。

总　结

KS 是最常见的 X 染色体畸变，会导致性腺功能减退和男性不育。KS 的变异类型具有相同的高促性腺激素减退症的特征，但在表型特征上有所不同。青少年和成年 KS 患者有不同的表现。与其他技术相比，通过显微 TESE 提取精子可以获得更好的生殖结局。ICSI 是一种安全的技术，遗传性染色体异常的可能性极小。遗传咨询应通过多学科途径开展，重点关注 KS 男性的生活质量和整体健康状况。

检索标准

使用以下搜索引擎对克兰费尔特综合征进行了全面的医学文献搜索：PubMed、Google Scholar、MEDLINE 和 Science Direct。使用检索词"Klinefelter syndrome（克兰费尔特综合征）""variants（变体）"" testicular sperm extraction［睾丸切开取精术（TESE）］""intracytoplasmic sperm injection［卵细胞质内单精子注射（ICSI）］""male infertility（男性不育）""spermatogenesis（精子发生）""genetic counselling（遗传咨询）"及"sperm retrieval（精子提取）"，进行研究鉴别和数据提取。

参考文献

请登录 www. wpxa. com 查询下载，或扫描二维码查询。

第 12 章　男性不育的染色体易位和倒位

Kareim Khalafalla，*Pallav Sengupta*，*Mohamed Arafa*，*Ahmad Majzoub*，
Haitham Elbardisi

要　点

- 睾丸发育和精子发生相关功能基因的染色体异常可能导致男性不育。
- 特发性男性不育最常见的两种结构染色体异常是染色体易位和倒位。
- 染色体易位是指将部分染色体转移到另一条染色体上。
- 染色体倒位是指染色体的一部分断裂，旋转 180°，然后重新整合到同一条染色体上。

K. Khalafalla

Department of Urology，Hamad General Hospital，Doha，Qatar

P. Sengupta

Department of Physiology，Faculty of Medicine，Bioscience and Nursing，MAHSA University，Jenjarom，Selangor，Malaysia

M. Arafa（✉）· A. Majzoub · H. Elbardisi

Department of Urology，Hamad Medical Corporation，Doha，Qatar

© Springer Nature Switzerland AG 2020

M. Arafa et al.（eds.），*Genetics of Male Infertility*，

https://doi.org/10.1007/978 – 3 – 030 – 37972 – 8_12

案 例

案例 1

28 岁男性,既往没有任何药物和手术治疗史,因原发不育 2 年在不孕不育门诊就诊。其妻子今年 27 岁,身体健康。全身体格检查显示该男子正常男性特征,生殖器检查显示睾丸和附睾的大小和质地正常。最初的激素显示卵泡刺激素(FSH)、黄体生成素(LH)和睾酮水平正常。根据 WHO 2010 版标准进行精液分析显示无精子症,精液体积正常,精浆果糖呈阳性。遗传学分析发现染色体异常罗伯逊易位[45,XY,der(15,21)(q10,q10)]。该患者接受了显微镜下睾丸切开取精术(TESE)并取到了精子,其妻子接受了卵巢刺激并取卵。所有胚胎都进行了植入前遗传学诊断(PGD),5 个胚胎中只有 1 个是稳定的,植入后该胚胎发育成一个健康的胎儿。

案例 2

健康的 29 岁男性结婚 6 年,其妻子 27 岁,有多次流产史。二人均没有药物和手术治疗史,也没有不孕不育的危险因素。这对夫妻的身体检查没有发现任何异常。丈夫的激素水平在正常范围内。根据 WHO 2010 版标准,2 次精液分析均显示为少弱畸精子症。核型分析显示染色体相互易位[46,XY,t(2;4)(p11.2;q31.3)]。未检测到 Y 染色体微缺失。在咨询期间,他们选择了供精人工授精。

案例 3

40 岁男性,因原发不育症就诊。既往无特殊内外科病史。他最近刚结婚,妻子 30 岁,身体健康,无反复流产或不孕不育的家族史。体格检查显示,该男子一般情况、睾丸大小、输精管及第二性征均正常。2 次精液分析显示无精子症,性激素水平在正常范围内。细胞遗传学分析显示 9 号染色体(p11q12)存在着丝粒倒位,没有无精子症因子(AZF)区微缺失。该男性患者接受了显微 TESE,其妻子接受了卵巢刺激并取卵,所有胚胎都进行了植入前遗传学分析(PGP)。然而,由于所有胚胎都是不稳定的,没有可移植胚胎。

简介和定义

染色体异常是包括男性不育在内的许多先天性疾病的主要病因之一[1]。这些基本上是染色体 DNA 的异常或突变(缺失或插入)[2]。

精子发生和睾丸的正常发育依赖于大量功能基因[3]。这些基因大多位于男性特异的 Y 染色体上,如 *SRY*、*AZF*、*DAZ*、*USPY*、*TSPY*、*DFFRY*、*CREM*、*UTY* 和 *MIS*。但有研究证明也有很多基因存在于不同的常染色体上,如 *SOX9*、*WT1*、*FSHR* 等[4-7]。这些基因的任何异常都可能导致生精停滞和睾丸发育不良,最终可能导致男性不育。这是研究者们 30 多年前就提出的假设,随着时间的推移,逐渐得到证实[8]。

染色体异常的类型

染色体异常可分为数目异常和结构异常两种类型[9]。本章将回顾两种最复杂的染色体结构异常:染色体易位和倒位。染色体易位的定义是染色体的一部分转移到另一条染色体上。根据被转移的区域是部分或完整的染色体、交换或完全转移,又分成不同的类型,主要的两种易位类型是相互易位和非相互易位或罗伯逊易位[10]。

相互易位是指两条非同源染色体臂之间的染色体物质交换,因此位置发生改变,但通常遗传物质的数量不变[9](图 12.1)。任何染色体都可以表现出相互易位,因与这些染色体相对长度有关,最常在第 12、第 22 和 Y 染色体上观察到[11]。不平衡的相互易位通常与智力低下[12-13]和身体疾病[14]相关,但平衡易位除了可能表现为从少精子症到无精子症的各种精液异常,或者产生不平衡配子的风险增加,通常对携带者表型没有任何影响[15-16]。相互易位导致少精子症的机制尚不明确。研究表明,对精子发生至关重要的基因在交换遗传物质的断裂和重组过程中可能会受到干扰(表 12.1)[17]。相反,易位的染色体在减数分裂过程中形成配对杂交,阻碍减数分裂过程,导致精子发生停清滞[18-19],这也可能导致少精子症。

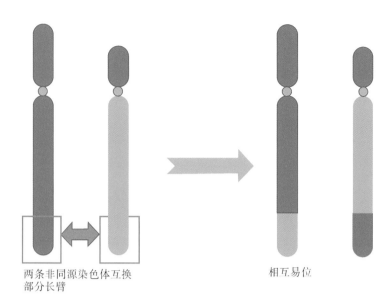

两条非同源染色体互换
部分长臂

相互易位

图 12.1　相互易位

表 12.1　已报道的与男性不育相关的相互易位

常染色体易位	精液特征	参考文献
46,XY,t(7;16)(q21.2;p13.3),inv(9)(p11q13)	精子浓度 $(2 \sim 5) \times 10^6/\text{mL}$,精子活力低下 $(A + B = 35\%)$,精子形态异常,精子头部缺陷率为 98%	[17]
46,XY,t(9;13;14)(p22;q21.2;p13)	无精子症(多次精液分析)	[61]
46,XY,t(10;15)(q26;12)	精子浓度 $42 \times 10^6/\text{mL}$,精子活力极差(6%),精子形态异常达 100%,特别是精子头部缺陷	[62]
46,XY,t(18;21)(p11;q21)	严重少精子症(离心后 HPF 内发现 2~3 个精子)	[63]
46,XY,t(11;22)(q23;q11)	精子浓度 $110 \times 10^6/\text{mL}$,精子活力 5%	[64]
46,XY,t(3;7)(q25;q22)	少量无精子症	[65]
46,XY,t(2;9)(p21;p22)	无精子症	[65]
46,XY,t(2;4)(p11;q31.3)	精子浓度 $2.3 \times 10^6/\text{mL}$,精子活力 5%,异常形态精子 77%	[65]
46,XY,t(11;22)(p10;q10)	精子浓度 $2.6 \times 10^6/\text{mL}$,精子活力 4%,异常形态精子 94%	[65]
46,XYt(11;19)(p10;p10)	无精子症	[65]
46,XYt(5;6)(p10;q10)	无精子症	[65]

性染色体易位	精液特征	参考文献
45;X;dic(Y;13)(p1?;p12).ish dic(Y;13)(p11:32;p12)	严重少精子症	[66]
46,X,t(Y;16)(p11;q11)	无精子症	[42]
46,X,t(Y;16)(q11;q13)	少精子症	[67]
46,X,t(Y;16)(q11;p13)	无精子症	[68]
46,X,t(Y;16)(q12;q11 – 12)	无精子症	[69]
46,X,t(Y;16)(q11.21;q24)	少精子症	[70]
46,X,t(Y;16)(q12;q13)	无精子症	[30]
46,X,t(Y;13)(q12;p11.2)	精子浓度 0.1×10^6/mL	[71]
46,Y,t(X;11)(q26;q21)	无精子症(多次样本)	[72]
46,Y,t(X;18)(q22.3;q23)	精子活力 <25%,畸形精子99%	[41]
46,XY,t(Y;10)(q11.2;q24)	精子数 1.2×10^6/mL,精子活力 0,异常形态精子88%	[65]

推荐意见	GR
对所有寻求体外受精(IVF)治疗的精子发生缺陷(精子浓度 $<10 \times 10^6$/mL)的男性进行标准核型分析;	B
为所有在临床或遗传学调查中发现基因异常的夫妻,以及携带(潜在)遗传病的患者提供遗传咨询	A

　　罗伯逊易位(非互换)是一种染色体结构变异,它是由于近端着丝粒染色体位于末端附近的着丝粒染色体融合而发生的[1](图 12.2)。人类通常有 5 对近端着丝粒染色体,即 13 号、14 号、15 号、21 号和 22 号染色体[20]。由此产生的平衡核型显示了 45 条染色体,包括由 2 条近端着丝粒染色体的长臂组成的易位染色体[21]。平衡易位携带者在表型上是正常的,但存在不孕不育、反复流产和后代核型不平衡的风险[22]。发生在 5 条近端着丝粒染色体的 10 种可能的非同源型罗伯逊易位携带者均有报道,但(13:14)和(14:21)这两种组合的频率比其他组合更高,分别为 73% 和 10%[9]。

　　除此之外,染色体倒位一直被认为是染色体结构异常之一,通常与易位异常有关。在染色体倒位中,染色体的一部分断裂,旋转 180°,然后重新连接到同一条染色体上(图 12.3)。这是一个重排的问题,而不是基因丢失的问题[9]。倒位分臂内倒位和臂间倒位两种类型,取决于是否含有着丝粒区。臂内倒位不包含着丝粒,断裂发生在染色体的一条臂上;而臂间倒位包括着丝粒,断裂发生在两条染色体臂上[23-24]。在杂合子个体中,倒位会导致携带者出现异常,而在纯合子平衡的个体,可能会因其正常表型特征而被忽视。9 号染色体倒位是人类最常见的类型,特别是在 inv(9)(p12q13)[25]。

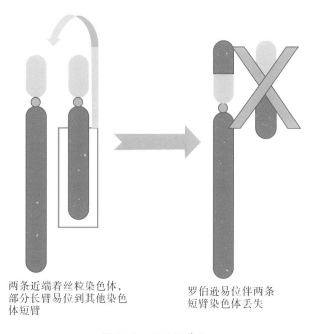

两条近端着丝粒染色体,部分长臂易位到其他染色体短臂

罗伯逊易位伴两条短臂染色体丢失

图 12.2 罗伯逊易位

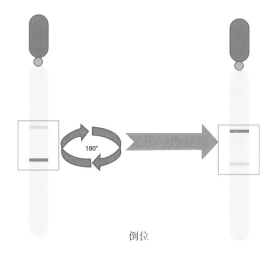

倒位

图 12.3 染色体倒位

发病率

男性不育症的病因与基因和染色体异常密切相关,其发生率为 2.2% ~ 15%[26]。罗伯逊易位在许多病例报告和研究中都有报道,在不育症男性中占 0.7% ~ 3%[22,27],是人群中最常见的结构性重排,发生在 1.23% 的新生儿中[28]。相互易位在无精子症和少精子症男性中的发生率要低得多,仅为 0.9%,其中无精子症患者的发生率较高[29-30]。主诉不育并寻求体外受精(IVF)治疗的无精子症和少精子症男性中臂间倒位占 0 ~ 0.3%[31]。由于研究人群的不同,9 号染色体倒位的发生率为 1% ~ 4%[32-33]。

发生机制

已有许多研究报道了相互易位的发生机制及其对男性不育的影响[34-35]。有观点认为与精子发生基因有关,这些基因受到染色体变异的影响导致其失活或缺失。众所周知,正常精子发生过程中,精子头部染色质包装过程中鱼精蛋白取代了组蛋白。鱼精蛋白和过渡蛋白编码基因(如 *PRM1*、*PRM2* 和 *TNP2*)发生改变,影响精子的分化、活力和功能,这可能解释不育症的病因[36-37]。另一种理论认为,在减数分裂 I 的粗线期,易位染色体可能与 XY 二价体形成着丝粒结合,可能影响 X 染色体的失活。这对生殖细胞产生严重的基因剂量效应,导致精子发生停滞[19,38]。

相互易位也可导致女性伴侣卵巢衰竭和性腺功能障碍,进而影响生育[39]。这主要是通过 X 染色体易位来实现的。据报道,由于 X 染色体遗传物质的易位,可能导致 X 染色体的激活或失活,以及不同基因的表达。X 染色体上的几个区域可以发生易位,例如 X1 ~ 4、6 ~ 9、11、12、14、15、17、19、21 和 22[40-41]。

关于 Y 染色体易位,有人推测 Yp11 可能含有未知的精子发生调控基因,这些基因受易位影响导致男性不育[42]。先前的研究提出了一种理论,即 1 号、9 号、16 号染色体在某些异染色质区域和间期核仁之间存在减数分裂障碍[43-44]。

倒位的临床意义与每条染色体重排的后果有关。学者对不育症的主要原因提出了不同的假说,但没有一个被完全证实,可能是易位影响了减数分裂粗线期,导致精子发生停滞和生殖细胞凋亡[45-46]。另一种观点则认为,倒位产生了一种低重组频率的致命产物,阻碍了精子发生的正常过程,特别是发生在精子发生中重要基因的断裂点[47]。

临床表现

染色体易位或倒位的患者通常表现为低生育力或不育。他们可能有不明原因的流产和反复 IVF 失败。这类患者的精液分析结果通常为无精子症或严重的少弱精子症，或精液质量差。其妻子的评估通常是基本正常的，男性的激素水平和体检通常也正常，或 FSH 升高合并低限睾酮水平。进一步检查包括睾丸活检和核型分析，睾丸活检可见发育停滞和精子发生障碍，遗传分析可能发现不同的染色体异常。

根据美国泌尿外科协会（AUA）的建议，所有非梗阻性无精子症（NOA）和严重少精子症（$<5 \times 10^6/\text{mL}$）的患者都应该进行染色体核型分析和遗传咨询。同样，欧洲泌尿外科协会（EAU）认为，基于不同精子浓度患者的染色体异常的频率，核型分析适用于无精子症或少精子症（$<10 \times 10^6/\text{mL}$）的男性。

处 理

尽管在这类病例中有自然妊娠的报道，但卵细胞质内单精子注射（ICSI）和植入前遗传学诊断（PGD）被认为是此类病例的标准处理方法。随着生殖技术的出现和睾丸精子提取技术的突破，这类严重男性因素不育的 NOA 患者有了生育的机会。很少有研究报道染色体易位的患者行辅助生殖技术（ART）后的妊娠率。据报道，在罗伯逊易位中，接受抗逆转录病毒治疗的携带者的妊娠率为 20%～25%[48]。据我们所知，目前还没有研究报道相互易位携带者接受抗逆转录病毒治疗的妊娠率。无精子症易位患者睾丸取精术取精率未见文献报道。取精可采用睾丸精子抽吸术（TESA），如果未发现精子，可采用常规或显微外科方法进行 TESE。

植入前遗传学筛查（PGS）或植入前遗传学诊断（PGD）

PGS 是对染色体正常个体进行评估和筛查，以判断是否存在染色体数目异常。主要适用于那些反复植入失败、流产、高龄孕妇和男性因素（严重）的群体。相反，植入前基因诊断是对已知具有遗传异常（如单突变、易位和遗传病）的父母的胚胎进行特定遗传异常的评估[49]。这是选择一个完全健康的胚胎进行移植的过程，这一过程包括活检、DNA 分离和扩增遗传物质,然后进行分析和整理结果[50]。

多年来,许多不同的方法已经应用到 PGD 或 PGS 中。这些关键技术包括荧光原位杂交(FISH)、比较基因组杂交(CGH)、单核苷酸多态性(SNP)分析,以及被认为准确率和效率最高的先进技术——二代测序(NGS)[50]。

生育咨询

许多患者不了解他们的遗传异常及其对妊娠的影响,特别是他们的生活没有受到任何影响时;因此,遗传咨询可以确保患者理解这些疾病的影响。此外,患者应该得到所有关于生殖选择的信息,包括 PGS/PGD 结合 IVF 和 ICSI、自然受孕、使用供精结合 IVF/ICSI,或者宫腔内人工授精(IUI)和领养。对一些患者来说,他们并不愿意承担孩子染色体异常增加的风险,因此使用供精或领养可能更具吸引力。在一项对 407 对未成功妊娠而停止治疗的男性因素不育症夫妻的回顾性研究中,11% 的夫妻选择领养,1% 的夫妻使用供精。遗传咨询的作用是告知患者所有的选择,这样他们就可以在未来有生育意愿时做出明智的选择[51-53]。

遗传咨询首先要获取三代人的家系,了解可能的不孕不育症、反复流产、出生缺陷、残疾和遗传病的家族史。然后与患者进行深入讨论,解释在不考虑母亲的年龄或家族史的前提下,所有妊娠都有 3% 的出生缺陷和智力障碍的风险[54-55]。

PGD 是为了让易位携带者怀上稳定的后代,降低流产的风险。众所周知,易位携带者会产生许多不稳定的胚胎,只有当女性对卵巢刺激反应后产生足够多的卵母细胞以增加获得稳定胚胎的机会时,PGD 才是他们获得生物学后代的唯一机会[56-57]。

囚此,所有患者都要接受不孕不育症专家和医学遗传学家的评估和咨询。专家们必须向患者解释 PGD 的过程和局限性,包括由于胚胎嵌合体而误诊的风险,以及 PGD 中使用的 FISH 也有 1%~2% 的技术错误率[58-60]。

结 论

本章讨论了染色体易位或倒位与男性不育或低生育力的关系。有遗传异常的患者常经历原因不明的流产和 IVF 失败。染色体异常的男性大多被诊断为无精子症、严重少弱精子症或精液质量差。即使这些遗传异常对他们目前的生活没有任何影响,也需要让这些夫妻了解他们的遗传异常。这一点至关重要,因为男性的染色体异常也可能影响其伴侣的妊娠结局。因此,遗传咨询可以确保夫妻理解这些情况的影响。

检索标准

使用 Science Direct、Ovid、Google Scholar、PubMed 和 MEDLINE 等搜索引擎进行了广泛的文献检索,以研究染色体易位、倒位和男性不育之间的关系。研究筛选和数据提取的总体策略基于以下关键词:"chromosomal abnormalities(染色体异常)""chro-mosomal inversion(染色体倒位)""chromosomal translocation(染色体易位)""male infertility(男性不育)"和"semen parameters(精液参数)"。此外,还考虑了非英语发表的文章。仅在会议、网站或书籍中发布的数据不包括在内。网站和图书章节引用仅提供概念性内容。

参考文献

请登录 www. wpxa. com 查询下载,或扫描二维码查询。

第 13 章 输精管发育不全的遗传学研究

Rahul Krishnaji Gajbhiye, *Shagufta Khan*, *Rupin Shah*

要 点

- 先天性双侧输精管缺如(CBAVD)是梗阻性无精子症的常见原因。CBAVD 见于大多数患有囊性纤维化(CF)的男性,而孤立的 CBAVD 通常与 *CFTR* 基因突变有关。
- 伴有肾脏发育异常的 CBAVD 通常是由囊性纤维化跨膜传导调节基因(*CFTR*)突变以外的原因引起的。
- *CFTR* 基因有 2000 多个突变,而且存在较大的种族差异。亚洲和非洲地区缺少特定人群的基因突变谱和专业指南。
- 单侧输精管缺如可能是由 *CFTR* 突变引起的,但伴有同侧肾脏发育不全时可能有其他病因。
- CBAVD 患者的精子发生基本上是正常的,可以通过穿刺附睾或睾丸获得的精子行卵细胞质内单精子注射(ICSI)来解决生育问题。

R. K. Gajbhiye · S. Khan

Department of Clinical Research, ICMR-National Institute for Research in Reproductive
Health, Mumbai, Maharashtra, India

R. Shah (✉)
Department of Andrology, Lilavati Hospital and Research Centre,
Mumbai, Maharashtra, India

© Springer Nature Switzerland AG 2020

M. Arafa et al. (eds.), Genetics of Male Infertility,
https://doi.org/10.1007/978 – 3 – 030 – 37972 – 8_13

案 例

案例 1

VN（29 岁）和 SN（25 岁）是一对无血缘关系的印度南部夫妻，原发性不育 2 年。无囊性纤维化（CF）的个人史或家族史。男方精液分析显示精液量少（< 1mL）、无精子和果糖阴性。体格检查示睾丸体积正常，双侧输精管未扪及。激素水平正常。经直肠超声（TRUS）显示先天性双侧精囊缺失（CASV）伴米勒管小囊肿。腹部超声（USG）显示双侧正常肾脏。在提供遗传咨询并获得知情同意后，医生收集了 VN 和 SN 的血样进行了 *CFTR* 基因突变筛查，对 *CFTR* 基因 27 个外显子，包括启动子、编码区和剪接位点进行了测序，结果发现 VN 携带两个突变：一个与经典囊性纤维化 c.1521_1523delCTT（F508del）相关的常见突变和一个新的 *CFTR* 突变 L578I。患者没有 CF 家族史，也没有与 CF 相关的呼吸系统、胰腺或胃肠道症状的既往病史。而 SN 是 A1285V 杂合携带者，A1285V 是在患有先天性双侧输精管缺如（CBAVD）的印度北部男性中检测到的一种新的 *CFTR* 突变[1]。考虑到子代患有典型 CF 或 CFTR 相关疾病（如 CBAVD）的风险，这对夫妻接受了遗传学咨询和产前基因诊断。

案例 2

RS（28 岁）和 PS（26 岁）是一对健康的无血缘关系的印度古吉拉特夫妻，原发不育 1 年半。男方精液分析显示无精，果糖阴性，精液量 <1mL。体格检查示睾丸正常，但仅可触及双侧附睾头部，双侧输精管未扪及。经直肠超声证实 CASV。腹部超声检查显示右肾缺如，左侧异位肾位于膀胱左侧，伴有轻度代偿性肥大。RS 被诊断为 CBAVD 伴单侧肾发育不全（URA）。对 *CFTR* 基因 27 个外显子，包括启动子、编码区和剪接位点进行测序，无法检测到导致 CF 或 CBAVD 的突变，但发现了先前已报道的几个潜在调控编码 *CFTR* 基因变体（AGA 单倍型）c.1540G > A V470M（杂合）、c.2694T > G T854T（杂合）、c.4521G > A Q1463Q（纯合）和 TG12 - 5T/TG11 - 7T（杂合）。而女方也不是 CF 携带者，这对夫妻接受了遗传咨询。经皮附睾精子抽吸术（PESA）获得的精子质量良好。这对夫妻接受了 1 个周期的 ICSI 治疗仍未妊娠。

案例 3

SS(28 岁)和 RS(26 岁)是一对健康的无血缘关系的夫妻,原发不育 3 年。男方精液分析显示精液量少,无精子,果糖阴性。体格检查示右侧输精管粗大,左侧输精管未扪及。经直肠超声证实左侧输精管和精囊缺如。右侧精囊扩张明显,右侧输精管部分显示不清。腹部超声示左肾缺如,右肾代偿性肥大。SS 被诊断为先天性单侧输精管缺如合并单侧肾发育不全(CUAVD-URA)。采集 SS 和 RS 血样进行 *CFTR* 突变筛查,结果只发现 C.1210 – 12[5][5T]变异。女方不是 CF 携带者。遗传咨询后这对夫妻接受了 2 个周期的 ICSI 治疗,在第 2 个 ICSI 周期女方顺利分娩 1 名女婴。

输精管发育不全

CBAVD 与正常的精子发生和梗阻性无精子症有关,涉及中肾管(WD)衍生物的完全或部分缺陷[2]。CBAVD 影响 2% ~3% 的男性不育症患者,并导致 25% 的梗阻性无精子症[3-5]。CBAVD 的病因尚未阐明,然而 CBAVD、CF 和 *CFTR* 基因突变之间存在着一定的联系[3,6]。人类男性内部生殖器起源于成对的 WD,在男性胚胎中,WD 由睾丸激素调节稳态。导管发育成独立但又相连接的器官,即附睾、输精管和精囊。在胚胎生长 6 周的发育过程中,WD 在输尿管口附近的部位通向泌尿生殖窦(图 13.1A)。在 7 ~8 周时,沿中外侧轴的 WD 位置及泌尿生殖窦的形态存在离散差异(图 13.1B)。在 8 ~9 周时,泌尿生殖窦的双侧上角开始向脐向上生长。在第 9 周期间,根据膀胱平滑肌及尿道横纹肌的发育情况,输精管明显下降(图 13.1C)。在 10 ~11 周时,膀胱平滑肌的急剧上升发育及前列腺的发育加速了输精管的下降(图 13.1D)[7]。*CFTR* 突变对 WD 的影响可能在发育的第 9 周后,导致 CF 或 CFTR 相关疾病。在胚胎中,输尿管芽穿透后肾原始细胞诱导肾脏发育。在 WD 和输尿管芽完全分离之前的任何中断都可能导致肾发育不全(URA)和 CUAVD,而分离后 WD 的发育中断可能导致孤立性 CUAVD[7]。

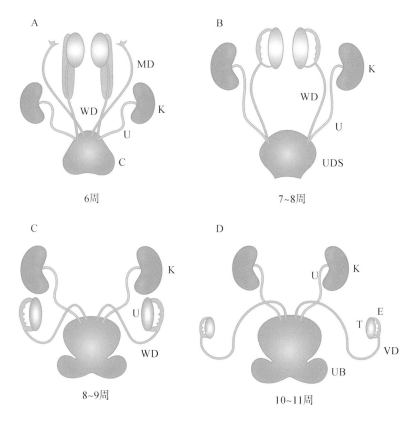

图 13.1　男性泌尿生殖系统生长发育情况。WD：中肾管；MD：米勒管；K：肾；
U：输尿管；C：泄殖腔；UGS：泌尿生殖窦；VD：输精管；E：附睾；T：睾丸；UB：膀胱

输精管发育不全的遗传因素

CFTR 基因首次被报道为 CF 的致病因子[8]。几乎 95% 的 CF 患者患有 CBAVD[6]。患有 CBAVD 的健康男性不育患者（没有 CF）称为孤立性 CBAVD,现在被归类为 CFTR 相关疾病[3]。CBAVD 和典型的 CF 有不同的 CFTR 突变谱[9]。大多数 CBAVD 男性（88%）携带一种重度和一种轻度 CFTR 突变,或者携带 2 个轻度 CFTR 突变（12%）,但不可能会携带 2 个重度的 CFTR 突变[3,10]。*CFTR* 基因位于染色体 7q31.2 的长臂上,包含 27 个编码外显子,全长 230 kb。它的 6.5 kb mR-NA 编码一个 1480 个氨基酸的蛋白质,可调控多种组织中的氯离子通道[11-12]。*CFTR* 基因的任何缺陷都会导致呼吸道、胰腺、肠道、输精管、肝胆系统和汗腺上皮细胞电解质的异常运输[13]。根据 CFTR 突变的临床严重程度,传统上将 CFTR 突

变分为 6 类(表 13.1)。Ⅰ类和Ⅱ类突变常见,Ⅲ类和Ⅳ类突变不常见(CF 突变的 1% ~5%),Ⅴ类和Ⅵ类突变非常罕见(不到 CF 突变的 1%)[14]。CBAVD 通常是由残留功能 CFTR Ⅳ或Ⅴ类突变引起的,导致不足 10%的野生型 CFTR 功能(图 13.2)。最近,De Boeck 和 Amaral 提出了 7 种类型,其中Ⅰ、Ⅱ、Ⅲ和Ⅶ类被定义为严重突变,而Ⅳ、Ⅴ和Ⅵ类被定义为与轻度表型相关[15]。传统的Ⅰ类突变被分为Ⅰ类(终止密码子突变)和新的Ⅶ类突变,其中没有 mRNA 转录导致 CFTR 蛋白缺失,类似于传统的Ⅰ类突变。然而,它不能通过药物改变。研究小组提出,CFTR Ⅶ类突变很重要,应保留为 IA类,其中包括无法进行治疗的严重表型突变,其次是 IB ~ Ⅵ类[16]。

表 13.1　CFTR 突变的分类

分类	基因突变	对 CFTR 蛋白的影响	CFTR 功能	举例
Ⅰ	突变导致过早终止密码子,从而提前终止 mRNA 的翻译	蛋白质合成缺陷	无	Trp1282X Arg553X Gly542X
Ⅱ	突变导致蛋白质加工缺陷和运输障碍	错误折叠的蛋白质不能运输到表面	无/减少	Phe508del Asn1303Lys Ala561Glu
Ⅲ	突变导致氨基酸替换,从而影响通道调节	氯离子通道减少或缺乏	无(膜表面存在无功能的 CFTR)	Gly551Asp Ser549Arg Gly1349Asp
Ⅳ	突变导致氨基酸替换,形成有缺陷的 CFTR 通道	畸形通道阻碍了氯离子的流动	有	Arg117His Arg334Trp Ala455Glu
Ⅴ	错义突变破坏 mRNA 合成,产生正常和替代转录物	正常蛋白质合成减少,导致表面运输的蛋白减少	有/减少	3272 - 26 A→G; 3849 + 10 C→T
Ⅵ	突变增加细胞表面蛋白质的产生	过量的 CFTR 不稳定,并被细胞机械降解	有,不稳定	120del23; 丢失 F508del; N287Y

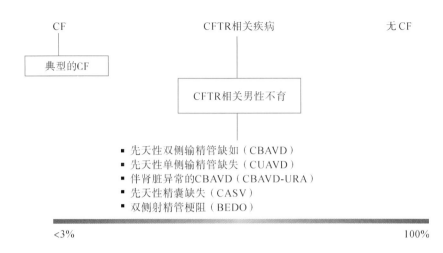

图 13.2　与囊性纤维化跨膜传导调节蛋白(CFTR)相关的男性不育

自 *CFTR* 基因被发现以来,已经有 2000 多个 *CFTR* 基因序列变体被报道[17],有 3 个不同的 CFTR 数据库,即 http://www. genet. sickkids. on. ca/,http://www. umd. be/CFTR 和 http://www. cftr2. org/。F508del 是在 CF 和 CFTR-RDS 中检测到的最常见的严重突变,在高加索人中出现的频率为 50% ~80%,而其他已知的突变发生的频率较低(<6%)[3]。此外,内含子 9(IVS9)与聚胸腺嘧啶核苷 5、7 和 9 的轻度变异影响外显子 10 的剪接。IVS9 的 TG 重复序列(TGM)位于多 T 区的上游,外显子 11 的多态性 c. 1408G > A,p. (Met470V Al)(M470V) rs213950(HGVS)与 CBAVD 有关[19-20]。据报道,突变的频率因地理和种族差异而不同[3,5,21]。与孤立性 CBAVD 患者相比,大多数(95%)CF-CBAVD 患者的 *CFTR* 基因突变[22],其中 60% ~70% 的患者可检测到 *CFTR* 基因突变[23]。在孤立的 CBAVD 患者中未能检测到 *CFTR* 基因异常,可能是由于突变检测方法的局限性或者是 *CFTR* 基因以外的病因所致。在欧洲人群中,报道的最常见的 CBAVD 基因型是反式 F508del(位于两条不同的染色体上)与 IVS8 - 5T(28%)和反式 F508del 与 R117H(6%)[3,22]。然而,居住在不同地理区域的 CBAVD 患者中,最常见 CFTR 突变[F508del,c. 1210 - 12[5](5T)]的频率也存在差异(表 13.2)。尽管 F508del 的频率有很大的差异性,但不同种族 CBAVD 男性中发现的 5T 变异在来自亚洲和欧洲的 CBAVD 男性中存在相同或非常相似的频率[印度人(25% ~ 39.4%)[24-25],日本人(30%)[26],土耳其人(19.6%)[27],伊朗人(25.9%)[28],西班牙人(23%)[29],葡萄牙人(27.4%)[30]]。这一证据表明,即使在被认为是低 CF 发病率的人群中,5T 变体也在 CBAVD 的发病中起作用[3]。

表 13.2　CBAVD 男性中 F508del 和 5T 突变频率的种族差异

国家及地区	F508del	5T
德国[57]	26%	13%
西班牙[29]	18%	23%
法国[10]	22%	19%
埃及[58]	2.5%	43.7%
土耳其[56]	2.9%	19.6%
日本[26]	0	29%
中国[60]	0	46.5%
台湾地区[59]	0	44.4%
印度[24,58]	11	39.4%

由于突变分析技术的改进,鉴定无突变的 CBAVD 患者 CFTR 基因的大片段重排和缺失已成为可能[31-33]。转化生长因子(Tr2GFB1)和 A 型内皮素受体(EDN-RA)等基因的多态性可能会增加 CBAVD 相关突变的外显率[34]。突变通常在 80% 的 CBAVD 患者中可被检测到;在剩余 20% 的患者中未能检测到突变,这表明除了 CFTR 基因外,还有其他遗传因素的参与。最近,在 CFTR 突变阴性的 CBAVD 患者中发现了一个新的致病基因 ADGRG2,该基因编码输出管道和附睾特异性 G 蛋白偶联受体,是 X 连锁遗传模式[7,35-36]。一项在中国人群中的研究表明,与高加索人相比,CFTR 基因启动子区的突变存在差异[37]。C. -966T > G 纯合突变状态频率最高,这降低了 CFTR 转录水平。二代测序(NGS)在评估 CBAVD 患者中的应用,将进一步提高我们对可能与 CBAVD 发病机制和相关表型相关的新基因的认识[38]。

先天性输精管缺如的临床诊断及其分型

与 CFTR 相关的男性不育分为以下亚型:①CBAVD;②CUAVD;③CBAVD-URA;④CASV;⑤双侧射精管梗阻(BEDO)。

CBAVD

CBAVD 通常在成年时评估其他无症状的男性不育症时或在外科手术时偶然发现。在 CBAVD 男性中,双侧输精管、附睾体和尾部缺如,双侧或单侧精囊缺如。附睾头在所有 CBAVD 患者都存在并具有正常功能[39]。在一些 CBAVD 男性中,输精管在阴囊中可扪及,但在手术探查时发现这类输精管通常是纤维条索、不通管道或盲端[3]。孤立性 CBAVD 现在被认为是一种 CFTR 相关疾病,尽管根据最新的共识,它并不符合 CF 的诊断标准[3]。

临床上诊断 CBAVD 很容易,通过精液分析示无精、低精液量(<1mL)、低或无果糖、精液 pH 低(<6.8)[3],以及体格检查发现输精管未扪及等均可判断。然而,因为可能会被初诊医生忽略,CBAVD 的正确诊断可能会延迟 4.3 年[40]。经直肠超声检查(TRUS)通常可确定精囊和射精管缺如,但在 15% 的输精管发育不全患者可观察到精囊样结构,这可能是导致误诊的原因。上尿路异常可通过腹部和盆腔超声来诊断。在大多数 CBAVD 男性中,睾丸体积和血清促性腺激素水平正常,睾丸活检示精子发生正常或轻度受损[40]。

CUAVD

CUAVD 是一种罕见症状,发生率为 0.5% ~1%,通常与肾脏发育不全有关[41]。由于有一侧输精管正常,可能不影响患者的生育,所以 CUAVD 的发生率可能被低估了[42]。CUAVD 患者肾脏异常发生率高于 CBAVD 患者,绝对风险增加 20.1%[43]。CUAVD 患者的肾脏异常表现为孤立肾旋转不良、多囊肾、异位肾和马蹄肾[44]。CUAVD 中 CFTR 突变的频率低于 CBAVD 中的突变频率[3]。最近有研究报道,克兰费尔特综合征(KS)和 CUAVD 患者(包括 KS-CUAVD),携带 CFTR 基因突变,包括 delta F508[45]。最新 meta 分析表明,CUAVD 男性中总体 CFTR 变异的频率相当高,而杂合基因型 F508del/5T 和 F508del/R117H 的频率非常低[43]。此外,CUAVD 男性显示 5T 风险等位基因增加,频率为 15.5%[43]。这个结果表明,有必要对 CUAVD 患者进行详细的体格检查和基因筛查。

CBAVD 伴肾脏发育异常(CBAVD-URA)

CBAVD 患者中有部分(11% ~20%)伴有泌尿生殖系统异常,包括单侧肾发育不全[3]。因此,CBAVD 或 CUAVD 患者应完善腹部和盆腔超声检查,来排除肾脏发育异常。CBAVD-URA 的发病机制尚未阐明。CFTR 基因突变在这类亚群患者中的作用并不确定,因为大多数研究都未能在 CBAVD-URA 中检测到 CFTR 基因突变[3,46]。CBAVD-URA 的病因可能与 *CFTR* 基因以外的遗传因素有关[3]。

CASV 和 BEDO

CBAVD 男性通常有双侧或单侧精囊缺如或发育不全。在伴有 BEDO 和伴随精囊异常的不育男性中检测到 *CFTR* 基因突变,提示 *CFTR* 基因异常是生殖道异常及由此导致的梗阻性无精子症的分子基础[47]。BEDO 伴精囊异常应被认为是男性生殖道的 CFTR 相关疾病,因为 *CFTR* 基因突变在 CBAVD 和 BEDO 伴精囊异常中有相当大的重叠[47]。

在辅助生殖技术(ART)的帮助下,患有 BEDO 的不育男性能够获得生物学后代[48]。然而,应该为这些男性及其配偶提供遗传咨询和 *CFTR* 基因突变检测分析,以阻止突变基因遗传给子代。

CBAVD、辅助生殖和遗传咨询

虽然大多数 CBAVD 男性的睾丸活检病理示精子发生正常,且 CBAVD 男性的精子能够使卵子受精,但在 1987 年之前这类男性无法获得后代。由于附睾头在 CBAVD 男性中是存在的,ART 和精子获取技术的进步使这类梗阻性无精子症患者能够成为生物学父亲。然而,一旦 CBAVD 临床确诊,就应该向这些患者及其配偶提供遗传咨询和 *CFTR* 基因突变筛查,因为 *CFTR* 突变遗传给子代的风险很高。Silber 及其同事记录了一对男性患有 CBAVD 的夫妻的第一次妊娠[49]。1988 年首次报道采用显微外科附睾精子抽吸(MESA)技术结合体外受精(IVF)让一名丈夫患有 CBAVD 的女性顺利生育之后,其他技术如经皮附睾精子抽吸(PESA)、细针抽吸(FNA)和睾丸精子抽吸(TESA)也应运而生,且卵细胞质内单精子注射(ICSI)显著提高了受精率和妊娠率。Kamal 等人报告,CBAVD 组($n = 434$)和正常组($n = 687$)之间的受精率、临床妊娠率和流产率未见明显差异[50]。采用附睾精子和睾丸精子行 ICSI 的受精率、妊娠率和流产率相似[50]。然而也有报道称,与非 CBAVD 患者相比,CBAVD 患者的 *CFTR* 突变可能导致流产和死产风险增加,活产率降低[51]。中国学者研究发现,接受 PESA + ICSI 的 CBAVD 组和非 CBAVD 组在受精、植入或临床妊娠率方面没有显著差异,但 CBAVD 组的活产率显著低于非 CBAVD 组,流产率显著高于非 CBAVD 组,这可能与 *CFTR* 突变有关[23]。一项为期 10 年的 ICSI 研究分析评估了 CBAVD 患者睾丸生精质量(组织病理学所确定的),结果表明精子发生受损对 ICSI 的早期胚胎发育存在不良影响[52]。

目前美国生殖医学会(ASRM)、美国妇产科医师学会(ACOG)和美国医学遗传学与基因组学学会(ACMG)建议对 CBAVD 患者进行基因诊断或风险预测,包括扩大 *CFTR* 突变检测或对 23 个最常见的 *CFTR* 突变进行筛查[53]。与亚洲人、非洲人和其他人群相比,高加索人的 *CFTR* 突变谱有明显的特征。现有的 *CFTR* 突变谱数据来源于高加索和北欧的 CF 患者,对非高加索的 CBAVD 患者的参考价值有待进一步评估。此外,还有 2% 的 CBAVD 患者中存在外显子缺失、插入或重复等现象,标准化的测序方法无法检测到[54]。有报道称 *TGFβ-1* 和 *EDNRA* 在 CBAVD 的发生、发展中发挥一定作用[34,55]。在 CFTR 阴性的 CBAVD 患者中发现新的致病基因 *ADGRG2*[2,36]。因此,目前 ASRM、ACOG 和 ACMG 关于 CBAVD 基因诊断或风险预测的建议仍具有局限性,有必要制定基于种族特异性 *CFTR* 突变筛查的区域性指南,特别是针对亚洲和非洲人群。

展　望

证据表明大多数 CBAVD 与 *CFTR* 基因异常有关,但现有的 *CFTR* 筛查方法存在局限性。此外,在为进行 ART 的 CBAVD 患者及其配偶提供遗传咨询时,需要考虑到 *CFTR* 以外的致病因子。越来越多证据表明,亚洲、非洲和非欧洲人群中 CBAVD 的发病率与高加索人相似。因此,应该在亚洲、非洲和非欧洲的 CBAVD 人群中进行更大规模的研究,以确定 CFTR 突变谱和新的致病基因。同样还应在曾经被认为 CF 和 CFTR-RD 发生率较低的这些人群中确定配偶的 CF 携带率。需要制定和执行相关指南,尤其是对于亚洲和非洲人群,在接受 ART 之前必须行遗传咨询和 *CFTR* 筛查。这可在世界卫生组织(WHO)及为全球 CF 和 CFTR-RD 患者工作的国际非政府组织的支持下实现。

CUAVD 在临床实践中受到的关注较少。meta 分析表明 5T 和 F508del 是 CUAVD 男性中最常见的 CFTR 异常[43]。如果 CUAVD 的诊断被延误,因泌尿生殖系统缺陷而导致的死亡率和发病率可能会增加[56]。考虑到 CUAVD 患者伴发肾脏发育异常的高风险,建议对泌尿生殖系统进行影像检查以改善生活质量,并提供 CFTR 的全外显子测序以防遗传给子代[43]。

检索标准

我们应用搜索引擎 PubMed、Google Scholar、Medline 和 Science Direct 对输精管发育不全的遗传学医学文献进行了全面的检索，关键词"vas aplasia（输精管发育不全）""genetics（遗传学）""cystic fibrosis（囊性纤维化）""azoospermia（无精子症）""CFTR""CBAVD""CUAVD""CFTR and renal anomalies（CFTR 和肾脏异常）"及"genetic counseling（遗传咨询）"被用于研究的确定和数据提取。

致　谢

感谢 Smita Mahale 博士（孟买 ICMR-NIRRH 负责人），Vijay kulkarni 博士（IC-MR-NIRRH 男性顾问医生），Vaibhav Shinade（ICMR-NIRRH 技术员）及 Aishwarya Bhurke（项目助理）。

参考文献

请登录 www.wpxa.com 查询下载，或扫描二维码查询。

第14章 Y染色体异常

Matheus Roque，Igor Faria Dutra

要　点

- 虽然在一般人群中很少见,但Y染色体微缺失可能存在于高达7%的严重少精子症和大约15%的无精子症男性中。
- 一般,具有Y染色体微缺失的患者无症状,但有时可能表现为睾丸体积的减小。
- 精液分析示精子浓度 $<5 \times 10^6/\mathrm{mL}$ 或无精子症的男性,必须检查是否存在Y染色体微缺失。
- Y染色体微缺失检测不能采用标准的染色体核型分析,其检测诊断包含了一系列PCR扩增。

M. Roque (✉)
Department of Reproductive Medicine，Mater Prime—Reproductive Medicine，
São Paulo，Brazil

I. F. Dutra
Department of Reproductive Medicine，ORIGEN-Center for Reproductive Medicine，
Rio de Janiero，Brazil
Department of Surgery，Division of Urology，Antonio Pedro University Hospital，
Fluminense Federal University，Rio de Janiero，Brazil

© Springer Nature Switzerland AG 2020
M. Arafa et al. （eds.），*Genetics of Male Infertility*，
https://doi.org/10.1007/978 – 3 – 030 – 37972 – 8_14

- AZFa 患者应避免取精术,而对于是否应该在 AZFb 和 AZFbc 患者中实施取精术存在争议;此外,大约 50%～70% 的 AZFc 患者有精子。
- 使用 Y 染色体微缺失患者的精子实施卵细胞质内单精子注射(ICSI)技术操作不会增加后代出现并发症的风险。

案 例

案例 1

患有 3 年原发性不孕不育的一对夫妻被转诊到诊所进行评估。妻子是一名 30 岁女性,月经周期规律且输卵管通畅,具有足够的卵巢储备(有腔卵泡计数 = 17 个;抗米勒管激素 = 3.5 ng/mL)。3 次精液分析后,丈夫被诊断为非梗阻性无精子症(NOA)。所有精液分析表现为精液体积波动在 2.1～3.5mL,pH 值水平为 7.6～8.0。即使在离心沉淀后也没有发现精子。染色体核型分析、血清总睾酮、卵泡刺激素(FSH)、黄体生成素(LH)水平都正常。男方存在左侧Ⅲ度和右侧Ⅱ度精索静脉曲张。半年前,这对夫妻在一个生殖中心接受了 1 个周期的体外受精(IVF),在取卵术前 1 天进行了显微镜下睾丸切开取精术(Micro-TESE)。即使在双侧睾丸手术和睾丸样本隔夜培养之后也没有发现精子。女方接受取卵手术,获得 15 个成熟的卵母细胞进行玻璃化技术低温保存。这对夫妻不想使用精子库精子,医生建议他们至少等待 6 个月才能进行重复活检,同时男方应该接受双侧显微精索静脉曲张结扎术,以提高成功取精的概率。

患者来到医生诊室寻求评估和建议。

对于以下几点您有什么建议?

1. 施行精索静脉曲张结扎术,因为已经证明临床型精索静脉曲张患者接受精索静脉曲张修复后,NOA 患者取精成功率更高。

2. 与另一位专家进行第二次显微 TESE,无需事先纠正精索静脉曲张,因为在睾丸活检之前,没有临床数据显示该方法有任何益处。

3. 使用抗氧化剂、氯米芬和人绒毛膜促性腺激素(hCG)至少 2～3 个月,随后对精子样本进行重新评估。

4.因为男方基因诊断不完整,所以要完善基因诊断,虽然它对患者临床治疗预后没有影响。

5.因为男方基因诊断不完整,所以要完善基因诊断,它对患者的临床治疗预后作用有影响。

您建议他们完成基因分析并进行测试来评估 Y 染色体改变的可能。完成测试后,患者向您提交 AZFa 微缺失报告。现在您有哪些建议?

1.进行精索静脉曲张结扎术,因为已经证明临床型精索静脉曲张患者接受精索静脉曲张修复后,NOA 患者的取精成功率更高。

2.与另一位专家进行再次微创取精术,无需事先矫正精索静脉曲张,因为在进行睾丸活检之前,没有临床数据证明与此策略相关的任何益处。

3.使用抗氧化剂、氯米芬和 hCG 至少 2~3 个月,然后再次进行显微 TESE。

4.在精子库中寻找精子样本实施宫内人工授精(IUI)。

5.在精子库中寻找精子样本,用冷冻卵子实施试管婴儿技术。

6.建议选择 4 和 5,因为它们都是正确的。

7.由于宗教、文化及个人原因,有时无法使用精子库。

简 介

据估计,8%~15%的夫妻在有规律、无避孕措施同房 1 年后无法生育的,就要考虑不孕不育症。单纯男性因素约占 20%,而有约 30%~40% 由夫妻双方共同因素造成。不同激素、局部分泌因子和睾丸特异性基因的协同作用,对于产生足够精子的过程是必要的。这个过程中的任何缺陷都可能引起误差积累,导致精子生成受损,最终引起男性不育[2]。在过去数十年中,男性不育领域取得了非凡的进展,主要基于对睾丸发育和精子生成相关基因功能的理解[3]。基因异常可能与精子的生成和运输问题有关,它可以以染色体、遗传、核苷酸或表观遗传修饰的形式存在,并可能是男性不育临床上最重要的一个方面[4]。

与有生育能力的男性相比,NOA 或严重少精子症(精子浓度 $<5 \times 10^6/mL$)患者出现遗传异常的风险较高[5]。然而,即使我们知道到许多无精子症和少精子症患者存在不育遗传倾向,但其机制仍不明确(在大多数情况下)[6]。在男性不育的已知基因病因中,已经确定了染色体数量和结构异常、Y 染色体微缺失、X 连锁和

常染色体基因突变[7-8]。在本章中,我们重点讨论与 Y 染色体改变相关的男性不育的遗传病因。

背 景

1976 年,Tiepolo 和 Zuffardi 首次解释了 Y 染色体在精子发生中的作用,当时在 6 例无精子症患者的 Y 染色体长臂上发现了微缺失。他们提出精子发生相关的重要基因应该存在该区域,称此区域为"无精子症因子(AZF)"区域[9]。此后,Vogt 等人确定了存在微缺失的 3 个区域,这些区域与无精子症相应的睾丸组织学相关。故此,他们把 AZF 区域划分为 3 个次区域:AZFa、AZFb 和 AZFc。在 370 例患有严重少精子症或无精子症的男性中,有 13 例发现了这一区域的缺失[10]。

Y 染色体异常的患病率

据估计,每2000～3000 例男性中就有 1 例男性存在 Y 染色体微缺失。然而,这种发病率在精子发生严重受损的不育男性中上升到 7% 左右,在无精子症患者中增加到16%[11],尽管世界各地具有显著的差异[12]。

Y 染色体异常的遗传学基础

Y 染色体主要含有基因编码因子,这些因子对睾丸发育至关重要,也参与精子发生。从时间顺序上看,Y 染色体在获得睾丸决定基因上发生了分化,随后出现了大规模倒位和连续抑制的现象,X 和 Y 染色体的重组以逐步的方式进行[13-15]。作为进化的结果,为了促进对男性有选择性有利的功能特化[15-16],发生了渐进的遗传衰退,减少了 Y 染色体上的基因数量。Y 染色体上的基因数量远低于 X 染色体上的基因数量。在 Y 染色体中,有 54 个蛋白质编码基因,而 X 染色体中约有 700 个[2]。

人类 Y 染色体是一条顶端着丝粒染色体,由 2 个拟常染色体区域(PAR1 和 PAR2)组成,包含 27 个编码与多种生物功能相关产物的基因,以及占 Y 染色体长度约95%的男性特异性 Y 区域(MSY)。PAR 包含至少 29 个基因,在细胞信号转录调节和线粒体功能中具有不同的作用。然而,两种 PAR 之间在基因成分和功能上存在很大差异[17]。PAR1 基因缺陷与精神和身高障碍[18-19]、精神分裂症和双相情感障碍[20-21]有关。因此,PAR 与生育问题无关[22]。MSY 是一个常染色质区域,包括着丝粒周围区域和 Y 染色体的短臂(Yp)和长臂(Yq)。有学者提出 MSY 在健康相关方面发挥重要作用,参与性别决定和大脑功能调节等过程[2](图 14.1)。

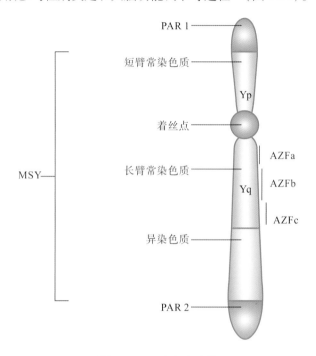

图 14.1　Y 染色体结构

　　Y 染色体(Yq11)的长臂上有一个特定区域,包含 26 个与精子发生过程相关的基因,即所谓的 AZF 区域[12,23],这个区域由 Vogt 等人首次描述(1996 年)[10]。这些基因分布在 3 个不同的位置:a 区(AZFa)、b 区(AZFb)和 c 区(AZFc)。这些区域的单独或联合缺失可能导致严重的少精子症,甚至无精子症[2,7]。对精子发生的影响取决于受影响的 AZF 次区域。频率最高的微缺失次区域是 AZFc 区域,占 AZF 微缺失的 80%。此外,AZFb 发生在 15% 的 Y 染色体微缺失中,而 AZFa 罕见(不足 3%)[23-24]。

　　与精子发生相关的 *MSY* 基因分为两类:单拷贝和扩增多拷贝基因。在 AZFa 区,有 2 个与精子发生相关的蛋白质编码基因 *USP9Y* 和 *DBY*。*DBY* 在精子发生中起着重要作用,编码 RNA 解旋酶。以 *USP9Y* 单独缺失形式的部分 AZFa 缺失已有报道。AZFb 区包含 7 个与精子发生相关的蛋白质编码基因,包括位于 X – 退化常

染色质中的 *EIF1AY*、*RPS4Y2* 和 *SMCY*，以及位于扩增区的 *HSFY*、*XKRY*、*PRY* 和 *RB-MY*。AZFc 区包含 5 个与精子发生相关的蛋白质编码基因：*BPY2*、*CDY*、*DAZ*、*CSPG4LY* 和 *GOLGAZLY*。*DAZ*（无精子症中缺失的基因）是第一个从 AZFc 区分离的候选基因，被鉴定为不育男性 Y 染色体上一个经常缺失的基因，也是研究最多的基因[7]。后来发现 *DAZ* 细分为 4 个基因（*DAZ* 1~4），这 4 个拷贝在精原细胞和所有阶段都有表达[2]。AZF 区之外还有一些基因被认为在配子发生中起作用，但这些基因的缺失或突变在不育症患者中均未被发现，我们仍然缺乏其生精功能的证据[25]。

Yq 位点上的大量基因在睾丸中转录，并在精子发生中起基础作用，因此这些区域的缺失与不育有关。Y 染色体不育可能是由于 Y 染色体 AZF 区 Yq 臂微缺失或重排引起的，该区域与多个基因的缺失、重复和变异有关。临床上，Y 染色体的改变可分为：①AZF 缺失，出现一个或多个 AZF 位点的完全缺失；②部分 AZF 缺失和重复；③基因拷贝数变异。这些改变与不同的睾丸组织学和患者的预后有关[2]。

在临床实践中，AZFa、AZFb 和 AZFc 缺失是导致生精障碍的主要原因之一，这表明筛查 AZF 缺失有必要成为不育男性常规诊断检查的一部分[8,23,26]。

Y 染色体异常男性的临床表现和诊断

患有 Y 染色体不育症的男性通常无症状，有时可能表现为睾丸体积减小。因此，最重要的是全面检查精子浓度 <5×10^6/mL 或无精子症男性患者，因为他们存在更高的遗传异常风险，所以进行遗传咨询是有必要的[1,8]。然而，有时候 Yq 缺失延伸到区域中的着丝粒附近，这个区域含可能控制生长的基因（GCY），会出现身材矮小[27-28]，这也可能是由 PAR 内的隐藏拷贝数变化引起的[29]。

通过标准的核型分析无法检测出 Y 染色体微缺失[8]，其诊断包括 Y 染色体大致区域内的一系列聚合酶链反应（PCR）扩增[7-8]。Y 染色体大致区域内的一系列 PCR 扩增使分子诊断 Y 染色体微缺失成为可能。有许多特定的基因（*USP9Y*、*DDX3Y*、*BPY/VCY*、*HSFY1*、*HSFY2*、*KDM5D*、*RPS4Y2*、*RBMY*、*PRY*、*DAZ*、*CDY*）位于 Y 染色体的长臂，应包含在 Y 染色体完整性分析中[30]。

遗传咨询

来自 Yq 微缺失不育患者的精子有充足的生育能力，这些精子在卵细胞质内单精子注射(ICSI)后,甚至在自然受孕后仍保留其受精潜能[31]。尽管在这些患者中可以观察到精子发生受到严重影响,但是有一些报道,女方没有任何不孕症相关因素,严重少精子症男性已经自然生育。然而,这种情况很少见,而且一般来说,患者都需要使用 ICSI 技术施行体外受精(IVF)。Y 染色体不育以 Y 连锁方式遗传,男性后代将具有与父亲相同的缺失,并在未来面临不育问题的风险[3]。然而,鉴于不同的遗传背景,精子发生失败的严重程度无法完全预测。不同遗传背景和环境因素都可能危及患者的生殖功能[31]。如果无先天性畸形的风险,则对女性后代没有任何影响[3]。

治疗和预后

出现 Y 染色体异常并表现出严重少精子症或无精子症的不育男性,如果精液中有精子或在睾丸取精过程中发现精子,则可通过 ICSI 技术生育后代[32,33]。出现不同的睾丸表型取决于缺失类型,这些表型差异与睾丸取精中获得精子的成功率相关。然而,在 IVF/ICSI 治疗期间,缺失的存在对受精和妊娠没有影响,与出生缺陷的风险增加无关[34]。分子诊断和微缺失分型不仅对遗传咨询有用,而且在患者咨询睾丸取精术中获得精子成功率也有用[24,34-36]。

AZF 微缺失有 6 种经典类型且与表型相关:①AZFabc,只与纯睾丸支持细胞(SCO)的组织病理学有关;②AZFa(SCO);③AZFbc(SCO/成熟停滞);④AZFb(成熟停滞);⑤AZFc(严重少精子症到无精子症);⑥部分 AZFc(正常精子发生到无精子症)[37]。出现 AZFa 微缺失患者的睾丸样本细胞组织病理总是与完全型 SCO 相关,应建议避免进行取精术,因为在这种类型的微缺失中未发现精子[34,36,38]。

因此,识别 Y 染色体微缺失具有诊断、预后和预防价值。通过 Y 染色体微缺失的检测可以解释患者不育的原因,从而避免不必要的内外科治疗。如果不育的根本原因可以确定为遗传原因,则可能需要非必要治疗措施,其主要目的是改善精液特性,这些治疗是不可逆的[35]。

根据 Yq 微缺失的类型,无精子症患者可能需要睾丸取精术。在 AZFa 微缺失中找到精子的概率几乎为零,应避免取精术[12,24,34,36,38-39]。AZFb 和 AZFbc 的患者是否应该接受取精术尚存争议,因为他们的预后非常差。然而,也有一些 AZFb 微缺失的患者出现少精子症,这表明有这种微缺失的无精子症患者可能会有精子[36,40,41]。相比之下,AZFc 微缺失患者通常有残存精子发生,取精的成功率约为

50%～70%。此外,在 AZFc 微缺失患者中发现精子时,通过 ICSI 生育的概率似乎不受影响[24]。

结　论

在已知的男性不育遗传原因中,Y 染色体微缺失是导致严重少精子症和无精子症的重要原因,因此应对这些患者进行评估。其检查不仅用于诊断,而且具有预后和预防价值。应告知患者:当有精子时,进行 ICSI 不会增加其后代并发症的风险,且男方能够获得生物学后代。

检索标准

我们使用 MEDLINE、EMBASE、ScienceDirect 和 Scielo 数据库对截至 2018 年 11 月的医学文献进行了全面检索。检索词使用了相关术语,包括"Y chromosome anomalies(Y 染色体异常)""Y chromosome microdeletion(Y 染色体微缺失)""genetic cause(遗传原因)"及"male infertility(男性不育)"。

参考文献

请登录 www.wpxa.com 查询下载,或扫描二维码查询。

第 15 章　不育症和隐睾症

Joshua Bitran，*Simon Dadoun*，*Ranjith Ramasamy*

要　点

- 隐睾症是男童中最常见的先天性缺陷,也是导致不育症和睾丸癌的重要危险因素。
- 约 1/10 的不育男性有隐睾病史。
- 低出生体重和早产与隐睾症密切相关。
- 睾丸需要比腹部更低的温度才能完成精子发生——隐睾会破坏这一过程,进而损害生育能力。
- 建议最早在出生后 6～12 个月内进行睾丸固定术,以确保睾丸生殖细胞在出生的第 1 年正常地发育。

J. Bitran・S. Dadoun・R. Ramasamy (✉)

Department of Urology, University of Miami, Miami, FL, USA

e-mail：ramasamy@ miami. edu

© Springer Nature Switzerland AG 2020

M. Arafa et al. （eds.）, *Genetics of Male Infertility*,

https://doi. org/10. 1007/978 – 3 – 030 – 37972 – 8_15

案　例

26 岁男性与 24 岁女性结婚,无避孕措施正常性生活 2 年后未妊娠。7 岁时,该男性因睾丸未降而接受了单侧睾丸固定术。体格检查显示双侧 8 mL 睾丸。激素水平为卵泡刺激素(FSH)12 IU/mL、黄体生成素(LH)8 IU/mL 和睾酮(T)223 ng/dL。精液分析显示正常量、正常 pH 值和无精子症。该患者的最佳治疗方案是什么?

简　介

隐睾症是一个或两个睾丸从后腹壁到阴囊的迁移过程中出现停滞的情况。它是男性最常见的先天性出生缺陷之一,是不育症和睾丸癌的重要危险因素。隐睾症与睾丸异位是有区别的,睾丸异位是一种在迁移道外的位置异常。隐睾症可以发生在单侧或双侧(占所有隐睾病例的 20%～40%)[1]

隐睾可以分为不同的临床类别,例如先天性或后天性、可触及或不可触及,以及单侧或双侧。后天性隐睾症是由腹股沟手术(如睾丸固定术或腹股沟疝修补术)导致的,本章将讨论先天性隐睾症。在腹股沟管中可以触及一个未降的睾丸组织,如果睾丸不可触及,则意味着睾丸可能位于腹部或完全没有睾丸,称为无睾症。

患病率

隐睾症是男性最常见的先天性缺陷,是不育症和睾丸癌的重要危险因素。大约 2%～4% 的足月新生儿出生时伴有至少一侧隐睾。在早产儿中,这一比例增加到约 30%。在出生后的最初几个月,隐睾可能会继续正常下降,因此到出生的第 1 年年底患病率会下降到 1%[2]。

危险因素

隐睾症在很大程度上仍被认为是特发性的。然而,新兴研究指出各种遗传和环境因素可能会破坏调节睾丸下降的激素而引发隐睾症。支持隐睾症遗传因素的证据很多,家族性病例已有描述,隐睾家族史是睾丸未降的危险因素[3]。初步研究发现,隐睾患者的兄弟和父亲患隐睾症的概率会更高[4]。最新数据显示,22.7%的睾丸未降患者有隐睾症家族史,而对照组仅为7.5%[5]。人类孟德尔遗传在线数据库OMIM对所有人类基因和遗传疾病进行了登记,其中关于隐睾症的条目超过了250条。这些结果指出了隐睾症发病机制的复杂性,无论是作为孤立症状存在还是与其他异常相关[6]。

与自然妊娠获得的后代相比,借助辅助生殖技术(ART)受孕出生的后代患先天性畸形(如隐睾症)的可能性要高30%[7],主要的原因是ART婴儿早产或低出生体重的倾向。研究还表明,父母生育能力低下本身就是先天性畸形的危险因素。与妊娠时间少于12个月相比,妊娠时间超过12个月的父母,其孩子患先天性畸形的可能性要高20%~40%[8]。许多妊娠期间使用的药物被认为与隐睾症有关,涉及的药物包括己烯雌酚(DES)[9]、普诺地嗪(止咳药)[10],以及镇痛药,如对乙酰氨基酚和布洛芬[11-12]。虽然其中一些已经引起了媒体的广泛关注——尤其是像镇痛药这种常见药物,但大多数这些研究的样本量相对较小,因此它们检测统计显示关联度的能力有限。在证据不足的情况下,得出母亲使用镇痛药与其后代患隐睾症之间存在关联的结论显得很牵强。而证明强烈正相关的研究,总会另有研究显示有限的[13-14]或零[15]证据,对于这一相互矛盾的情况,有人提出,母亲摄入镇痛药与隐睾症没有直接因果关系,隐睾症的增加可能与其他尚未检测到的指标有关[16]。我们需要进行强有力的、多变量调整的调查来更好地评估这种暴露。

最后,人们不能忽视与隐睾症相关的各种环境或职业暴露。多项研究调查发现,这些化学物质的产前环境暴露与隐睾症的发生之间存在关联。在大多数情况下,研究者们较为感兴趣的化学品暴露是合成制造的化学品——特别是用于农业的化学品。研究人员在丹麦的一个大型队列中观察到,在妊娠期间务农的女性的儿子患隐睾症的概率是不务农女性的儿子的3倍[17]。另一项队列研究发现,生活在喷洒二氯二苯三氯乙烷(DDT)地区的女性所生的儿子出生时患有隐睾症的概率是其他地区的2倍以上[18]。在匈牙利[19]和韩国[20]进行的研究发现,患隐睾症的风险随着与化工厂的距离缩短而增加。尽管这些发现无法明确哪些特定暴露与隐睾症相关,但它们确实证明,暴露于潜在内分泌干扰的化学物作为一个整体可能会增加隐睾症的风险。

值得注意的是,低出生体重和早产一直显示出与隐睾症的强相关性[21-23],但不是因果关系。出生体重和胎儿生长受限可能与隐睾症存在共同的病因。睾丸迁移至腹股沟阴囊阶段发生在妊娠的最后 3 个月,因此,导致早产或限制胎儿发育的因素常与睾丸下降障碍有关。

睾丸下降

睾丸下降被认为发生在两个阶段,每个阶段都受到激素和生长过程的综合影响[24]。经腹阶段的特征是睾丸下降到下腹部位置,而后是腹股沟阴囊阶段,即睾丸通过腹股沟管进入阴囊。

睾丸下降的第一阶段发生在妊娠 10~15 周。这个阶段,在腹腔扩大和腹部内脏生长的压力作用下,睾丸保持靠近腹股沟区域。睾丸迁移在这个阶段起着决定性的作用。从头侧看,它起源于睾丸的尾端,插入生殖器增大区域(未来的阴囊)。在睾丸下引带的插入点,出现腹膜内陷("阴囊"),腹膜内陷加深,而睾丸缩短,从而将睾丸向下拉。事实上,"gubernaculum(引带)"这个单词在拉丁语中是"方向舵"的意思,恰如其分地描述了其在控制睾丸进入阴囊中的作用。

INSL3 是睾丸间质细胞中表达的小肽激素,在睾丸开始下降之前首先被检测发现,INSL3 的受体松弛素家族肽 2(RXFP2)在引带上表达。INSL3 及其受体的存在对于引带的增大和成熟是必要的[25]。抗米勒管激素(AMH)也可作用于引带的发育。携带 AMH 突变的男孩,出生时可表现为持续存在的米勒管和腹内未降睾丸,但外生殖器的男性化是正常的。雄激素缺乏不会影响第一阶段的睾丸经腹下降过程,因此推测 INSL3 和 AMH 是负责睾丸迁移第一阶段的主要激素。

睾丸下降过程中,腹股沟阴囊阶段发生在妊娠的最后 3 个月,在这个阶段,睾丸从腹股沟区域移动到阴囊,此阶段依赖于睾酮。睾酮作用于颅悬韧带(CSL)并使其退化,睾酮也作用于引带。雄激素可能使生殖股神经(GFN)的感觉分支男性化,而后释放降钙素基因相关肽(CGRP)来控制股骨的生长和伸长。股骨的直径在第 7 个月达到最大,从而诱导扩大周围的腹股沟管。同时,阴道突的尖端主动伸长以形成腹膜憩室,使腹内睾丸离开腹部[6](图 15.1)。

有趣的是,人类胚胎中雄激素产生的峰值直接出现在腹股沟阴囊睾丸下降之前[26]。雄激素的降低和(或)雄激素受体缺乏,与人类和其他各种物种的色氨酸病有关[27]。由于雄激素还控制着男性外部生殖器官的发育,因此存在尿道下裂等生殖器畸形(雄激素水平低的结果)的男性新生儿出现不同程度的隐睾症也就不足为奇了。

隐睾症可以表现为多种形式。睾丸迁移不同阶段所受的影响,可以揭示其病因和发病机制。例如,腹部睾丸可能提示 *AMH*、*INSL3* 或 *RXFP2* 基因发生突变,而在腹股沟管中发现睾丸可能表明胎儿宫内暴露于雌激素或雄激素受体基因突变。

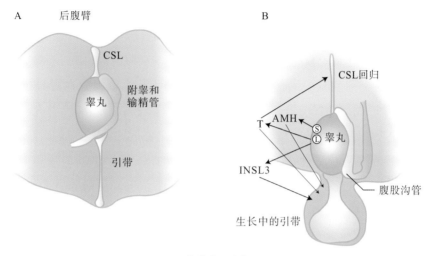

INSL3依赖性经腹期

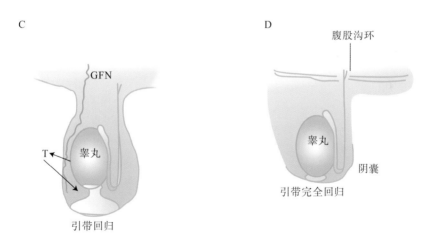

雄激素依赖性腹股沟阴囊期

图15.1　人类睾丸下降模型,显示了 INSL3 依赖性经腹期(A,B)和雄激素依赖性腹股沟阴囊期(C,D)。睾丸与 Y 染色体调控发育中的支持细胞(S)产生 AMH,并从间质细胞(L)产生睾酮(T)和 INSL3。这两种激素直接和间接(通过 GFN 和 CGRP)影响睾丸下降过程中 CSL 和引带的作用。CSL 的回归主要受睾酮的控制。引带的男性特征主要受 INSL3 控制。其他似乎由 AMH 和雄激素发挥作用,可能通过 GFN 和 CGRP[6]。

隐睾症和不育症

在正常发育过程中,睾丸从腹部下降到阴囊,适合精子发生所需的较低环境温度(图 15.2)。隐睾周围的不利环境会损害胎儿生殖细胞(胎儿/新生儿原始生殖细胞)向精原细胞的分化和未分化生殖细胞的程序性死亡。精原细胞的缺乏意味着青春期后用于生精的干细胞减少,而持续存在未分化的胎儿生殖细胞在青春期后可恶变[28]。事实上,将隐睾置于阴囊环境的目的是保留精子发生的潜力,并允许胎儿生殖细胞分化为精原细胞,从而减少可能恶变的未分化胎儿期生殖细胞的数量。

约 1/10 的不育症男性有隐睾病史。长期的调查研究表明,有隐睾病史的成年男性患不育症或缺乏生殖细胞的风险为 30% ~ 60%。与单侧隐睾男性相比,双侧隐睾病史的男性生育能力更低。89% 未经治疗的双侧隐睾症成年男性被诊断为无精子症(精液中完全没有精子)。有趣的是,虽然有单侧隐睾病史的男性生育率较低,但他们的父权率与正常人群相似。另一方面,有双侧隐睾病史的成年人生育率和父权率较低[1]。

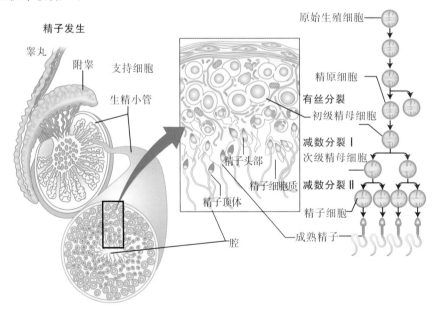

图 15.2 精子发生。从青春期开始,精原细胞沿着生精小管基底膜通过有丝分裂提供初级精母细胞和精原细胞的持续更新。初级精母细胞最终发育为成熟的精子。隐睾产生的热量会损害原始生殖细胞发育成精原细胞,从而导致不育[45]

隐睾症和癌症

有关于出生后 12 个月时就缺乏生殖细胞的报道,因此建议隐睾患儿在 12 月龄前进行睾丸固定术。原位癌在有隐睾病史的男性中更为常见,其患病率在成人患者中为 2% ~3%[29]。存在肉眼可见的睾丸萎缩、双侧隐睾、腹内睾丸、生殖器异常或核型异常的男性,睾丸癌发生率较高[30]。在患有单侧未降睾丸(UDT)的男孩中,对侧隐睾的癌症风险略有增加[31]。

长期随访研究的临床证据表明,有隐睾症病史的患者发生睾丸生殖细胞肿瘤(TGCT)的概率增加 5 ~ 10 倍[32]。睾丸生殖细胞肿瘤很常见,影响 1% 的年轻男性[29]。它们占男性所有肿瘤的 1% ,发病高峰在 20 ~30 岁。大约 10% 的 TGCT 发生在有隐睾病史的男性人群。腹腔内和双侧 UDT 发生 TGCT 的风险更大[32-33]。如果在青春期前进行 UDT 睾丸固定术,则 TGCT 的风险会显著降低[34]。建议在出生后 6 ~12 个月时就进行睾丸固定术,以确保出生后第 1 年生殖细胞得到最佳的发育[35-36]。

治 疗

治疗隐睾症的主要目的是促进睾丸下降到阴囊中,以防止精子发生受损并最大限度地降低 TGCT 的风险。目前,主要的处理方法有两种:激素和外科手术,可以单独处理或联合处理,其中联合处理更常见。

UDT 的激素治疗基于以下假设:由于雄激素参与睾丸下降过程,母体子宫内缺乏雄激素导致睾丸沿其迁移路径停滞,因此使用激素疗法刺激其内源性产生似乎是合理的。最常用的激素是人绒毛膜促性腺激素(hCG)、促性腺激素释放激素(GnRH)或二者的组合。激素治疗可作为睾丸固定术前的新辅助治疗或 UDT 早期手术后的辅助治疗[28]。hCG 的管理可以追溯到 20 世纪 30 年代[37]。在子宫内,hCG 来源于胚胎的合体滋养层细胞,并刺激睾丸间质细胞产生睾酮。hCG 治疗至今仍在使用。然而,20 世纪 90 年代和 21 世纪的关键研究及 meta 分析表明,hCG 会对未来的生殖功能产生不利影响[38-39]。

GnRH 由下丘脑产生并刺激垂体前叶分泌 LH 和 FSH。FSH 刺激精原细胞的增殖和分化。GnRH 治疗可能会改善隐睾男孩的生殖细胞数量、成熟度和后期精液参数[34-35]。GnRH 和 hCG 联合用药 1 年以上对年轻男孩精原细胞的转化和增殖有益,成功率约为 20%[40]。

如今,对于可触及 UDT 的外科治疗方法是睾丸固定术,通过阴囊薄膜将其固定在阴囊内的手术操作来实现。对于无法触及睾丸的情况,首选诊断性腹腔镜检查。不可触及的睾丸产生一些临床表现,睾丸可能存在于腹腔内,或者一个或两个睾丸缺失(无睾)。睾酮对 hCG 刺激的阳性反应、血清低 FSH 和正常的抑制素 B 水平表明,存在功能正常的睾丸组织。双侧不可触及睾丸的男孩对 hCG 刺激无反应,血清 FSH 水平升高,抑制素 B 水平非常低,提示不存在睾丸组织[41]。目前,推荐在出生后 6～12 个月时进行睾丸固定术[42-43]。然而,精子数量不足的风险可能与手术年龄无关,但与存在的生殖细胞和精原细胞的数量相关[35]。值得注意的是,除了增加精子发生和降低 TGCT 的风险外,由于腹股沟睾丸和鞘突存留未闭的活动性更大,手术还有助于降低睾丸扭转的风险,睾丸扭转在隐睾婴儿中会增加[44]。

正常的睾丸下降是一个主要由激素精细调控的过程。经腹阶段的特征是主要由 INSL3 控制睾丸下降到下腹部位置。腹股沟阴囊阶段主要由雄激素控制睾丸通过腹股沟管进入阴囊的过程。了解睾丸下降的正常生理功能,可通过未下降睾丸的位置判断哪些过程被中断。多种遗传和环境危险因素可影响睾丸下降过程的精确和协调,从而导致隐睾症。了解病理生理学很重要,与隐睾症相关的主要并发症是不育症和癌症。及时治疗可以最大限度地减少发生这些并发症的风险。目前的治疗主要是激素和手术方法,以便将睾丸引导到阴囊的有利环境中。

检索标准

使用以下搜索引擎对有关隐睾症的医学文献进行了全面搜索:PubMed、SCOPUS 和 ScienceDirect。关键词"cryptorchidism(隐睾症)""infertility(不育)""testicular descent(睾丸下降)""mechanism of descent(下降机制)""cryptorchidism management(隐睾管理)"及"spermatogenesis(精子发生)"用于研究识别和数据提取。

参考文献

请登录 www.wpxa.com 查询下载,或扫描二维码查询。

第 16 章　卡塔格内综合征及原发性纤毛不动综合征

Igor Faria Dutra，*Matheus Roque*

要　点

- 虽然卡塔格内综合征(KS)是一类具有相似临床表现的异质性疾病,但相关的不育治疗已经发生了很大变化。
- 医疗行为应该始终是个体化的,精子活力是决策中的重要相关因素。
- KS 患者的精液中均为不动精子,可借助卵细胞质内单精子注射(ICSI)助孕。
- 与直接使用精液中的精子相比,使用睾丸内的精子可以获得更好的 ICSI 结局。
- 强烈建议 KS 患者进行遗传咨询。

I. F. Dutra

Department of Reproductive Medicine，ORIGEN-Center for Reproductive Medicine，
Rio de Janiero，Brazil

Department of Surgery，Division of Urology，Antonio Pedro University Hospital，Fluminense
Federal University，Rio de Janiero，Brazil

M. Roque (✉)
Department of Reproductive Medicine，Mater Prime—Reproductive Medicine，
São Paulo，Brazil

© Springer Nature Switzerland AG 2020

M. Arafa et al.（eds.），*Genetics of Male Infertility*，
https：//doi. org/10. 1007/978 – 3 – 030 – 37972 – 8_16

案　例

　　一对夫妻因原发性不育 2.5 年就诊。他们曾在外院有一次体外受精(IVF)助孕失败的经历,现已在生殖妇科诊室完成基本的不育筛查。女方 25 岁,无不孕相关因素。男方 32 岁,有反复呼吸道病史。患者父母属近亲结婚,亲兄弟也患有不育。患者否认服用违禁药物。两次精液分析结果均提示弱精子症,精液量、pH 值、精子浓度均正常。体格检查未见阳性体征,睾丸体积、附睾、输精管正常,未触及精索静脉曲张。既往外院的 IVF 助孕史提示,女方对控制性卵巢刺激反应佳,共获卵子 18 个,其中 15 个为成熟卵子。选取精液中的精子进行卵细胞质内单精子注射(ICSI)助孕,所有卵子全部受精。

　　这对夫妻在我们中心接受了遗传咨询,拟行睾丸取精联合 ICSI 助孕。女方在首次胚胎移植后妊娠,无任何产科或围产期并发症,最终足月分娩一名健康婴儿。

简　介

　　不孕不育的医学定义为一年以上未采取任何避孕措施,性生活正常而没有成功妊娠。据估计,约有 8% ~ 15% 的育龄夫妻存在不孕不育,其中男性因素约占 50% ~ 60%,单纯的男性因素在不孕不育中约占 20%[1]。在众多的男性不育病因中,卡塔格内综合征(KS),又称纤毛不动综合征或原发性纤毛运动不良症(PCD),值得特别关注。KS 属于遗传性疾病,伴许多合并症,可能严重影响患者的生活质量[2]。

　　PCD 是一种具有遗传异质性的常染色体隐性遗传病,其特征是人体纤毛和鞭毛的功能异常,导致纤毛清除能力不足和黏液滞留[3-5]。临床表现包括慢性鼻窦炎、支气管扩张和内脏反位三联征,以及由于精子不动导致的不育[6-7]。约有 50% 的 PCD 患者属于 KS,存在右位心或全内脏反位[8],新生儿发病率约1/20 000 ~ 1/15 000。由于仅有小部分患者明确诊断,PCD 的发病率可能远远高于这个数字[9]。

　　生育方面,纤毛功能障碍可能同时影响夫妻双方的生育能力。由于精子鞭毛是全身纤毛系统的一部分,结构异常可能导致精子鞭毛运动障碍,进而引起男性不育。另一方面,女性输卵管纤毛功能障碍可导致异位妊娠和不孕症风险增加[10]。在本章中,我们将对 PCD 的相关文献进行回顾,着重关注男性不育相关内容。

历史背景

PCD 最早由 Kartagener 等人于 1933 年报道,作者描述了 4 例表现为慢性鼻窦炎、支气管扩张和内脏反位三联征的患者[11]。40 年后,Adzelius 发现纤毛不动综合征患者具有纤毛超微结构缺陷,动力蛋白臂功能发生变化,导致运动功能缺陷,进而发生黏液清除率降低[11-13]。此后,当不伴超微结构畸形时,由于纤毛功能障碍导致临床表型的患者,被重新命名为"原发性纤毛运动障碍"(PCD)[14-16]。这个名称可以更恰当地描述其异质遗传基础和纤毛功能障碍,也可以将其与多种原因引起的上皮损伤后继发性的纤毛缺陷区分开来[9]。目前,PCD 囊括所有先天性纤毛功能障碍。当患者伴有内脏反位时,则继续沿用 KS 这一诊断[10]。

病理生理学

要理解 PCD 的临床表现,必须先了解纤毛和鞭毛的生理结构。纤毛是突出在细胞表面的高度复杂的细胞器,由一种称为"轴丝"的细胞骨架支撑[17]。轴丝由数百种蛋白质和排列复杂的微管组成。过去,纤毛被认为仅在细胞运动和黏膜表面运输液体时发挥作用。然而,最近有研究发现纤毛还具有感觉功能,能调节细胞发育及细胞功能。运动纤毛和感觉纤毛都由高度组织化的微管阵列和辅助元件组成[9]。

结构上,轴丝由周边的 9 对双联微管和中央 2 根微管组成,呈"9+2"结构。每对双联微管分为 A 亚微管和 B 亚微管,每个微管蛋白分子又由 α 微管蛋白和 β 微管蛋白 2 个亚单位组成。微管在维持鞭毛的整体结构中起着重要作用:①连接蛋白,位于二联体之间的连接丝上,起稳定轴丝的作用;②动力蛋白臂,由外动力蛋白臂(ODA)和内动力蛋白臂(IDA)形成,并通过连接蛋白连接,负责鞭毛的摆动;③放射辐条,将中央微管与周围微管和中央鞘连接起来。如果缺乏中央微管,则表现为"9+0"结构[9,18-19]。因此,动力蛋白臂是分子马达,通过 ATP 酶依赖反应使微管滑动,促进纤毛和鞭毛的移动(图 16.1)[20]。

PCD 患者存在多种纤毛结构缺陷,可能包括微管结构、放射辐条及 ODA/IDA 异常[21-22]。例如,"9+0"结构的纤毛运动丧失,在细胞表面呈现为单个纤毛;"9+2"结构的纤毛则以多纤毛为特征。几乎所有的人类细胞都有初级纤毛或感

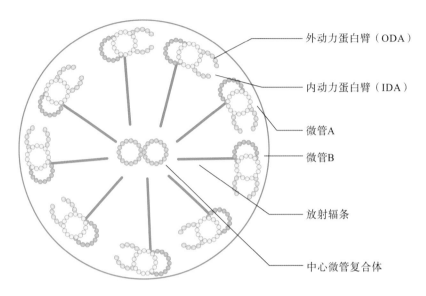

图 16.1　正常纤毛横断面超微结构示意图

觉纤毛,而高度分化的细胞有多个可动纤毛[20,23-24]。

因此,纤毛的结构和功能缺陷导致运动功能受损或缺失,发生清除功能障碍,分泌物滞留。此外,由于纤毛摆动参与胚胎内脏血窦定位的过程,因此,纤毛功能紊乱可能导致部分或完全的内脏反转[10]。

PCD 的遗传学基础

PCD 属于常染色体隐性遗传或 X 连锁遗传。已知有数百个基因参与编码纤毛复合体,这些基因的突变可能影响纤毛的运动并引发相关临床表现。PCD 患者以影响轴丝动力蛋白臂的基因突变为特征,研究最多的两个基因是轴丝动力蛋白中间链基因(*DNAI*1)和轴丝动力蛋白重链基因(*DNAH5*),这些基因的突变可能导致外动力蛋白臂(ODA)缺失,引发纤毛超微结构功能障碍[25-27]。编码 ODA 靶点基因和 ODA 锚定蛋白基因也可能发生突变(如 *CCDC*103 和 *ARMC4*),以及复合体基因(*ODA-DC*),如 CCDC151[28-34]。此外,越来越多不编码纤毛本身而编码复杂结构和运输过程的基因突变正被陆续发现[35-36]。在动植物研究中,科学家发现了许多参与动力蛋白组装的蛋白质,如来自鞭毛虫有机体莱茵衣藻的 ODA8、ODA5 和 ODA10[37-38]。然而,已知的基因突变只占 PCD 病例的 70%,更多的相关基因还有待鉴定[35]。

临床表现

PCD 在男性和女性中的发病率相同,大多数患者在 15 岁之前或青少年时期确诊[10,39]。由于纤毛广泛存在于多种组织和器官中,临床上 PCD 不仅表现为典型的三联征,还可能经常伴有多种畸形和并发症[10]。

胚胎组织的节状纤毛具有"9 + 0"结构,类似于不运动的纤毛结构,但它们具有运动性。当这种纤毛运动有缺陷时,会导致身体器官位置的改变。因此,大约一半的 PCD 患者会出现脾脏和其他器官的反位[20,23 - 24,40]。

呼吸上皮纤毛、输卵管和脑室系统的纤毛均呈"9 + 2"排列。这些纤毛功能障碍会导致患儿感染、慢性上呼吸道和下呼吸道充血,并进展为支气管扩张。这些症状通常在早期出现,伴有新生儿呼吸窘迫综合征。患者还可能有脑积水、听觉缺陷和视网膜营养不良等异常[40 - 42]。

鞭毛和纤毛在超微结构上非常相似,但动力蛋白臂的分布有细微的差异,主要区别在于它们的长度和运动模式。当轴丝呈"9 + 2"排列时,二者运动模式相同。精子鞭毛中轴丝动力蛋白的功能改变将导致精子不能运动,从而引起男性不育[2,43 - 44]。

诊 断

PCD 的"金标准"诊断试验,是通过电子显微镜超微结构分析鼻刮或支气管刷活检获得的呼吸纤毛。目前,可开展的临床基因检测十分有限[9]。由于鼻部一氧化氮(NO)在 PCD 患者中浓度极低,因此,鼻部 NO 检测可作为鉴别 PCD 患者的辅助检测[42,45 - 46]。

然而,PCD 的临床诊断并不复杂,患者可能表现为反复的呼吸道感染症状。由于 PCD 在近亲结婚的后代中发病率很高,因此诊断前获得家族史相关信息十分重要。胸部和鼻窦的影像学检查也可能有助于诊断。KS 影像学诊断的主要依据还包括右位心[10]。

男性不育的处理及预后

第一个将 PCD 与男性不育联系起来的研究可以追溯到 20 世纪 70 年代,由 Afzelius 首次报道[12]。然而,PCD 患者在某些情况下是有生育能力的,这是由于 KS 的异质性,轴丝超微结构缺陷并不一定导致精子完全不活动[44]。由于纤毛与鞭毛的运动模式不同,KS 患者精子鞭毛不一定表现为不协调运动,这可以解释某些 KS 患者中存在支气管肺疾病与正常生育能力之间的矛盾[2,43-44]。

ICSI 等辅助生殖技术可用于 KS 患者的助孕治疗,且其临床结局与活动精子行 ICSI 相似[47]。低渗肿胀试验可以非常有效地区别不动的精子属于活精子还是死精子。低渗溶液由 50% 培养基及 50% 去离子水组成[43,48-50],使用这种溶液筛选活精子是一种简单实用的方法,后续 ICSI 的受精率与妊娠率尚可[51-52]。根据报道,精子完全不动的 KS 患者的受精率在 0 ~ 75%[51-57]。为了提高精子活力和精子过筛率,可以在 ICSI 前尽可能多留取精液样本,同时也可以使用己酮可可碱(磷酸二酯酶抑制剂)来刺激精子运动[10]。

也有研究表明,使用睾丸精子可以提高受精率,尽管它们也属于不动精子[57]。与直接使用精液精子相比,从睾丸取精行 ICSI 的受精率和妊娠率相近或更好[56,58-59]。精液中的精子,即使经过低渗肿胀试验筛查,其受精率也难以预测,而睾丸精子似乎有更高的受精能力[43]。由于精子通过附睾需要很长时间,这增加了精子衰老的风险,这可能是行睾丸内取精联合 ICSI 助孕时受精率高的原因之一[60]。根据报道,使用睾丸精子行 ICSI 助孕,受精率为 53% ~ 63%[51-52,55]。尽管有证据表明使用睾丸精子的受精率高,但一些学者仍建议在弱精子症患者中使用多次射精的方法收集精子,以获得更好的精子存活力及受精能力[57,61]。在 KS 患者中,偶见精液中存在活动精子,在第 1 个周期的刺激中受精率为 73%,在第 2 个周期中可达 100%,这说明即使是 KS 患者,射精精子用于 ICSI 也可以获得高受精率[47]。

KS 患者的胚胎性染色体畸变并不多见,应在胚胎移植前进行植入前遗传学诊断,并进行遗传咨询[52]。对于面临不育症治疗的患者,应强制进行遗传咨询,因为与 PCD 相关的缺陷不仅会导致不育症,而且还可能增加子代遗传风险[10]。

结 论

尽管 PCD 患者可能由于弱精子症而出现不育,但仍可行 ICSI 助孕获得自己的后代。PCD 是一种罕见的遗传病,大约 70% 的患者中可以发现已知的基因突变,还有许多基因仍需进一步鉴定。

检索标准

通过 MEDLINE、EMBASE、ScienceDirect 和 Scielo 数据库对 2018 年 10 月前的文献进行全面检索。检索词包括"Kartagener syndrome（卡塔格内综合征）""immotile cilia syndrome（原发性纤毛不动综合征）""primary ciliary dyskinesia（原发性纤毛运动不良症）"及"male infertility（男性不育）"。

参考文献

请登录 www.wpxa.com 查询下载，或扫描二维码查询。

第17章　米勒管永存综合征

Robert A. Petrossian, Nicholas N. Tadros

要　点

- 病因:米勒管永存综合征(PMDS)是由抗米勒管激素(AMH)通路,包括米勒管激素或其受体 AMHR2 功能异常引起的,或者是特发性的米勒管结构(子宫、输卵管和阴道近端)的持续存在。
- 发病率:未知,文献报道约 300 例。
- 表现:46,XY 男性,有 3 种解剖变异:
  - "女性型":双侧隐睾,盆腔内的睾丸位于女性卵巢所在的部位。
  - 腹股沟子宫疝:单侧隐睾(盆腔内睾丸)伴对侧腹股沟疝,疝内包含睾丸及其米勒管结构。
  - 横向睾丸异位:单侧隐睾伴对侧腹股沟疝,疝内包含两个睾丸及部分米勒管结构。

R. A. Petrossian・N. N. Tadros (✉)

Department of Urology, Southern Illinois University School of Medicine,
Springfield, IL, USA

© Springer Nature Switzerland AG 2020

M. Arafa et al. (eds.), *Genetics of Male Infertility*,
https://doi.org/10.1007/978 – 3 –030 – 37972 – 8_17

- 诊断：影像学（首选 MRI）和腹腔镜检查后的病理诊断。
- 治疗：目的是通过腹腔镜睾丸固定术和切除米勒管残余物来预防其两个主要并发症——不育症和恶性肿瘤。

简 介

抗米勒管激素（AMH），也称为米勒管抑制物，由胎儿睾丸的支持细胞产生，正常情况下会导致米勒管结构退化，而在正常女性发育的过程中，米勒管结构是持续存在的。此外，胎儿睾丸间质细胞产生的睾酮诱导男性内、外生殖道的男性化。男性性发育障碍（DSD）通常源于睾酮、抗米勒管激素或二者的异常。

米勒管永存综合征（PMDS）是一种罕见的男性假两性畸形，通常见于睾酮功能正常但 AMH 通路功能异常的患者。具有完整 AMH 通路的特发性病例已被确认，但这种病例并不常见[1]。PMDS 的表型特征是在一个正常男性化外观的 46,XY 男性体内存在米勒管结构（子宫、输卵管、阴道近端）。

第一个被记录的 PMDS 案例被认为是 Nilson 在 1939 年报道的[2]，但这种疾病的最早文献可以追溯到 1895 年[3]。

流行病学

PMDS 是一种罕见的情况，文献已报告大约 300 例[4]。大多数 PMDS 是在儿童中发现的[5]。虽然 PMDS 的真实发病率尚不清楚，但近年来确诊患者的比例似乎有所上升。1964—2012 年间报告了约 200 例 PMDS 病例，而 2012—2016 年间报告了 34 例[4,6]。这一比例的增加可能是由于人们对该疾病的认识提高，以及腹腔镜检查的应用和隐睾的早期手术干预。

胚胎学

AMH 是转化生长因子-β（TGF-β）超家族的一部分，在生殖、激素生成及性别分化和发育中发挥着重要作用[7]。与其他 TGF-β 多肽相反，它仅由性腺产生。

在胎儿性别分化之前，中肾管（沃尔夫管）和副肾管（米勒管）都存在。正常的男性性别分化取决于两种激素的存在：睾酮和 AMH。在正常的男性发育过程中，睾酮自妊娠第 9 周开始由胎儿睾丸间质细胞产生。这使中肾管得以保留并刺激外生殖器男性化。此外，从妊娠第 7 周开始，睾丸支持细胞开始分泌 AMH，后者作用于抗米勒管激素受体Ⅱ型（AMHR2），导致米勒管的退化[1]。然而，如果米勒管未能退化，睾丸就留在盆腔里，通常附着在阔韧带上。睾丸与阔韧带的这种附着关系不像正常发育的女性那样牢固。正是这种区别使附着在输卵管上的睾丸部分或全部下降到腹股沟管和阴囊[8]。

相反，女性生殖道通常在缺乏 AMH 的情况下发育。在 PMDS，AMH 不能分泌或不能对 AMHR2 起作用都会导致男性米勒管结构的持续存在。

遗传学

PMDS 患者的基因型是 46,XY 男性[1,9]。

PMDS 通过常染色体隐性遗传，携带 AMH 基因或 AMHR2 基因的突变[10]。一项大型研究对 157 个 PMDS 家系进行分子检测，发现 88% 的患者存在 AMH 通路的突变[9]。有趣的是，并非所有 PMDS 患者都有 AMH 或 AMHR2 突变，这部分 PMDS 亚群的 AMH 和 AMHR2 完整，被称为特发性 PMDS。与研究者们预期的相符合，近亲结婚率在有 AMH 突变的家系中高达 40%，在有 AMHR2 突变的家系中达 33%，而在特发性 PMDS 中仅为 10%[9]。

AMH 是一种 145 kDa 的二聚糖蛋白，与特定的Ⅱ型丝氨酸 - 苏氨酸激酶跨膜受体（AMHR2）结合。人类 AMH 基因位于 19 号染色体短臂上的子带 13.2 ~ 13.3，包含 5 个外显子，长度分别为 412、124、108、160 和 856 个碱基对[11]。

AMHR2 基因位于染色体 12q13 的长臂上，大小为 82 kDa，由 573 个氨基酸组成。其胞外结构域是配体的结合位点，而其胞内结构域具有丝氨酸 - 苏氨酸激酶活性[1,12]。

临床表现

PMDS 患者外观上表现为大体正常的男性表型，通常在出生时被认定为男性[13]。因此，PMDS 经常在隐睾手术或疝修补术中被偶然发现[14]。鉴于 PMDS 较为罕见，尽管手术矫正了疝气或隐睾，但诊断还是会被遗漏[15]。成年患者可能出现不育、血尿或血精[9,13]。

PMDS 有 3 种不同的表现形式:双侧隐睾(也称为"女性型")、单侧隐睾(称为"腹股沟子宫疝")和横向睾丸异位[9]。

睾丸滞留在相当于女性卵巢所在的盆腔内部位,就表现为双侧隐睾。这是最常见的临床表现,在大约 55% 的 AMH 通路突变患者和 86% 的特发性患者中发现双侧隐睾。

单个睾丸连同其同侧输卵管和子宫的一部分位于腹股沟疝中,就表现为单侧隐睾。尽管疝囊中存在米勒管结构,但 PMDS 的诊断仍然经常被漏诊。这种表现见于大约 20% 的 AMH 通路突变患者和 14% 的特发性患者。

横向睾丸异位是一种与 PMDS 相关的、记录较为充分的现象。这种情况表现为两个睾丸及其部分米勒管结构向同侧阴囊移位,疝入一个未闭的鞘突。一个典型例子就是,不可触及的左侧睾丸伴有未降的右侧睾丸和右侧腹股沟疝[16]。值得注意的是,这种表现只见于大约 25% 的 AMH 通路突变患者,在特发性患者中从未见到过横向睾丸异位[9]。

临床特征

由于 PMDS 患者外在表现为正常的男性表型,所以难以直接诊断。然而,仔细的体格检查会发现单侧或双侧隐睾伴有潜在的腹股沟疝。青春期后患者的症状可能包括不育、少精、血尿、血精或腹股沟疝[9,13,17]。

青春期前患者下降睾丸的大小与正常睾丸的参考曲线相当。此外,与成年人相比,青春期前患者睾丸代偿性生长得更大,这支持了睾丸损伤可能与被忽视的隐睾有关,而不是该综合征的组成部分[18]。

大多数 PMDS 患者是无精子症[16]。这可以归因于 PMDS 男性排精管道的异常。输精管可以变窄、盲端,甚至完全缺失。也有报告附睾与睾丸分离的情况。此外,睾丸(精索内)动脉的长度通常会缩短,这就需要将这些血管分开,以便将睾丸置入阴囊[9]。即使没有这些发现,隐睾也会导致这些患者不育。

据估计,有 3.1% ~ 8.4% 的 PMDS 男性,其保留的米勒管结构中会发生恶性肿瘤[4]。已有米勒管残余物中发生子宫透明细胞腺癌和子宫腺肉瘤的文献报道[19-20]。大多数专家似乎都认同应尽可能切除米勒管结构,以降低发生米勒管恶性肿瘤的风险,并避免终身随访的负担。

一般,男性患睾丸癌的风险约为 1%。隐睾发生睾丸癌的相对风险比阴囊内睾丸高 3.7 ~ 7.5 倍[21]。PMDS 患者隐睾患睾丸癌的风险与没有 PMDS 的腹内隐睾患者相似,报告的发病率为 5% ~ 18%[4]。与没有 PMDS 的患者相同,PMDS 患者患精原细胞瘤的风险最高,但也有患其他睾丸恶性肿瘤的报告(成性腺细胞瘤、绒毛膜癌、胚胎细胞癌、卵黄囊瘤、畸胎瘤、混合生殖细胞瘤)[9]。

评价和管理

为了成功诊断 PMDS,就必须对 PMDS 有高度的认知和怀疑。由于 PMDS 罕见,目前尚无评估和管理这种情况的标准方案。尽管如此,文献中仍有被普遍支持的专家意见:早期诊断和干预在 PMDS 的治疗中很重要,主要目的是为了预防其两种主要并发症——不育和恶性肿瘤。

诊　断

影像学(超声和 MRI 优于 CT,以避免儿童过度辐射暴露)与腹腔镜检查结合切除器官的病理分析,是确诊 PMDS 的两种最可靠的方法。

应进行染色体检查以证实 46,XY 染色体核型,这在 PMDS 诊断时必须确定。如果遇到不同的染色体核型,必须考虑其他诊断。针对 PMDS 的特定基因检测是一种选择,但可能成本高、耗时长,通常不被推荐。

酶联免疫吸附测定(ELISA)可用于检测 AMH 水平,以便区分 AMH 缺陷和 AMHR2 缺陷。AMH 基因的突变将导致血清 AMH 水平低或检测不到,而 AMH 受体的突变将导致血清 AMH 水平正常或升高。因此,一旦确定了 PMDS 的诊断,ELISA 对明确遗传缺陷的类型是最有用的。值得注意的是,鉴于血清 AMH 表达在青春期开始的睾丸雄激素影响下被支持细胞抑制,ELISA 仅在青春期前儿童中有价值[1]。

青春期前患者的睾丸活检是不必要的,因为已有活检研究显示该人群的睾丸组织学正常[10]。然而,对成年人来说,可能需要通过睾丸活检来评估睾丸的发育异常或恶变。

鉴别诊断

在 PMDS 的诊疗过程中,有一些诊断是必须考虑的。

XY 部分性腺发育不全(MGD)通常是需要与 PMDS 区分的最常见的鉴别诊断。MGD 是一种 DSD,具有多种多样的表现形式,典型特征为 45,X/46,XY 嵌合型,同时具有男性和女性表型[22]。MGD 通常有不对称的性腺发育,一侧有腹内或发育不良的睾丸,对侧有索状性腺和持续存在的米勒管结构,也可以看到两性生殖器。如果患者是女性表型或有两性生殖器,那么可以排除 PMDS 的诊断。另外,鉴于 PMDS 不会存在任何 45,X 染色体组型,染色体组型分析也是区分 MGD 和 PMDS 的有效方法。

发育不良的男性假两性畸形(DMP)是 MGD 的一种变体,也必须与 PMDS 相区别。DMP 患者通常为 46,XY,存在双侧睾丸发育不良、持续存在的米勒管结构、隐睾和男性化不足[23]。因此,如果患者有两性生殖器,PMDS 可被排除诊断。

含有任何腹腔内容物(肠、阑尾、膀胱、阑尾、肿瘤、转移灶)的腹股沟疝都是另一个需要考虑的鉴别诊断。体检有时可能不可靠,尤其是对于隐匿性的疝。超声检查是一种安全的初诊检查,尽管结果可能是不确定的。在这些情况下,MRI 被认为是诊断腹股沟疝最灵敏、特异和准确的影像学检查方法[24]。

生　育

不育是 PMDS 最常见的并发症。不育的风险是由睾丸异位和排精管道异常引起的。睾丸固定术提高了睾丸的生育潜能,同时降低了睾丸发生恶性肿瘤的风险。睾丸取精术仍然是寻求生育的 PMDS 患者的一种选择。一项全面的文献综述显示,19% 的 PMDS 成年患者生育了后代;有趣的是,这些患者中的绝大多数(除了 1例)患有腹股沟子宫疝或横向睾丸异位[9]。这些发现支持这样的观点,即只要至少有一个阴囊内睾丸和完整的排精管道,则可以生育(即使不常见)。

放射学检查

从影像学的角度来看,超声、MRI 和 CT 检查都已经成功地用于识别持续存在的米勒管结构及其他可能的相关异常,如横向睾丸异位。但儿童应该尽量避免与 CT 相关的高剂量辐射,并考虑使用超声和 MRI,这些检查足以确定 PMDS 的诊断。

根据所采用的影像学方法和特定的 PMDS 变体不同,有报告描述了一些特征性的放射学发现[15]。横向睾丸异位时,在同侧阴囊内可以看到两个睾丸及米勒管结构。相反,当 PMDS 为"女性型"时,阴囊内是空的。

对于腹股沟子宫疝,矢状阴囊超声图像通常会显示阴囊内充满液体的厚壁结构,代表充满液体的子宫内膜腔。

如果遇到 PMDS 的腹股沟子宫疝亚型,在 CT 上可以看到膀胱后方有一个盲端、充满液体的管状结构,该结构可能向下延伸至腹股沟管和(或)阴囊。卵巢呈特征性缺失,而精囊可能存在,也可能不存在。可以看到前列腺和射精管,后者可能与阴道上部相通。

MRI 是确诊 PMDS 的最佳影像学方法,因为它具有显示复杂软组织解剖结构的出色能力。MRI 将显示一个盲端、充满液体的结构的信号特征,以及子宫的带状解剖结构,后者可能向下与阴道上部充满液体的结构相连。值得注意的是,阴道的下 1/3 将是缺失的。卵巢呈特征性缺失,而精囊可能存在,也可能不存在。前列腺和射精管的解剖与 CT 表现相似。

外科治疗

诊断性腹腔镜检查无疑是治疗不可触及睾丸的最准确方法[25]。考虑到 PMDS 患者先天就有一个睾丸不可触及(即位于腹腔内或对侧阴囊内),诊断性腹腔镜检查是诊断和治疗 PMDS 的首选手术方法。也有采用选择性剖腹探查术的报道[15]。

如果要实施手术,则要特别注意 PMDS 男性患者的排精管道与米勒管结构有密切的解剖关系[9]。因此,切除米勒管衍生物对附睾、输精管和输精管动脉造成损伤的风险较高。如果睾丸固定术失败或技术不可行,那么应慎重考虑把睾丸切除术作为最后的选择,以阻止将来睾丸发生恶变的风险[9]。换句话说,只有当看到性腺呈条索状或发育不良、睾丸发生了恶变,或者睾丸不能充分移位到可触及的部位时,才应该进行睾丸切除术。

其他考虑因素

医生应保证向患者和(或)家属提供关于性别认同的鉴定。如果医生认为合适,应将患者转诊至精神科进行咨询。

医生还必须考虑对 PMDS 患者的兄弟姐妹和二级亲属进行检查[14,26]。通常,阴囊和盆腔超声检查是很好的初始检查,如果超声诊断不明确,则随后进行 MRI 可以更好地显示盆腔内的软组织问题。无论如何,腹腔镜检查仍然是诊断和治疗 PMDS 的最佳方法。如果父母打算生育多个孩子,也可以考虑遗传咨询。

如果米勒管或男性生殖结构留在原位或不能切除,建议终身随访,尽管目前还没有建立标准化的随访时间表。

检索标准

● PubMed 搜索"persistemt Müllerian duct syndrome(米勒管永存综合征)""hernia uteri inguinalis(腹股沟子宫疝)"和"transverse testicular ectopia(横向睾丸异

位)"($n = 505$)。

    – 按标题和摘要筛选文章。

    – 排除了个别病例报告、动物研究及与当前主题无关的研究($n = 483$)。

    – 从最初的搜索中引用了 22 篇文章。

• 第二次 PubMed 搜索包括与抗米勒管激素通路有关的基因和受体($n = 32$)。

    – 按标题和摘要筛选文章。

    – 排除了个别病例报告、报告罕见突变或新突变的研究,以及与当前主题无关的研究($n = 28$)。

    – 从二次搜索中引用了 4 篇文章。

• 共引用了 26 篇文章。

参考文献

请登录 www.wpxa.com 查询下载,或扫描二维码查询。

第 18 章　性别决定障碍

Ibrahim A. Abdel-Hamid, *Ezzat S. Elsobky*, *Moustafa A. Elsaied*

要　点

- 调节性腺决定的基因缺陷通常会导致器官缺陷和一系列疾病表型,这些都可以归为"性别决定障碍(disorders of sex determination, DSD)"或性发育异常(disorders of sex development, DSD)。
- 考虑到临床和生物化学表型,基因检测对医疗保健和预测未来生育能力方面有重要作用。
- 非综合征性 SRY 阳性 46,XX 睾丸型 DSD,是 DSD 如何引发男性不育表型的一个很好例证,它在很大程度上与克兰费尔特综合征重叠。

I. A. Abdel-Hamid (✉) · M. A. Elsaied

Department of Andrology, Mansoura Faculty of Medicine, Mansoura University Hospital, Mansoura, Egypt

E. S. Elsobky

Genetics Unit, Pediatrics Department, Ain Shams University, Medical Genetics Center, Cairo, Egypt

© Springer Nature Switzerland AG 2020

M. Arafa et al. (eds.), *Genetics of Male Infertility*,

https://doi.org/10.1007/978 – 3 – 030 – 37972 – 8_18

- 非综合征性 46,XX 睾丸型 DSD 的临床表现差异较大,从经典的男性表型到 46,XX 真两性畸形(也称为 46,XX 卵睾型 DSD)皆有可能。
- 由于缺乏位于 Y 染色体上的无精子症因子(AZF)区域,46,XX 睾丸型 DSD 男性无法利用辅助生殖技术获得生物学后代。

简　介

　　人类的性腺发育是一个复杂的生物学过程,可以分为 3 个连续的主要步骤[1]。第一步发生在受精时,从父亲那里获得 X 或 Y 染色体(即"染色体性别")。不论遗传性别是哪一种(即 46,XX 或 46,XY),胚胎都是双潜能的(即性别概率均等)[2]。第二步(性腺性别确定,也称为初级性别确定),双潜能性腺发育为睾丸或卵巢。男性胎儿睾丸分化通常发生在人类妊娠的 6~7 周时,女性胎儿卵巢分化则延迟至妊娠约 12 周时[2-3]。SRY 被认为是睾丸分化的开关信号[4-5]。而常染色体和 X 染色体上的一些基因,位于 *SRY* 基因的上游或下游,参与睾丸发育过程[6-7]。一些基因促进睾丸形成,一些基因维持睾丸形成,而另一些基因抑制睾丸形成。这些复杂的通路及机制目前仍在探索中[8]。在双潜能性腺内,每种细胞类型都表现出双潜能,因此在每种细胞类型中都有一种表达模式,以促进预定的表型并主动抑制替代途径[2-3]。这一导致睾丸形成的生物学步骤被命名为"性别决定"。

　　接下来的一步也是最后一步,是内外生殖器的分化(性别分化)。此时,完全形成的睾丸或卵巢分泌相应激素因子,来诱导内外生殖器分化。妊娠早期,所有胚胎均有副肾管(米勒管)和中肾管(沃尔夫管)[9]。如果睾丸发育,抗米勒管激素(AMH),一种由未成熟支持细胞分泌的糖蛋白,作用于米勒管的受体,诱导其退化[10]。发育中的睾丸间质细胞分泌的睾酮作用于中肾管中的雄激素受体,诱导附睾、输精管和精囊的发育。睾酮进一步还原为双氢睾酮(DHT),作用于雄激素受体,使外生殖器雄激素化(男性化)[9]。

　　性腺决定基因的突变或缺陷都归入"性别决定障碍"(表 18.1)。基于 2006 年[11]和 2016 年[12]更新的国际性别障碍共识会议,这些性别决定障碍现已被纳入更广义的性发育障碍(DSD,也称为性发育异常)。这组疾病的命名目前存在争议。当性腺特异性调节区的基因发生突变时,就会出现孤立性 DSD——症状仅限于性发育。然而,大多数与性发育相关的基因不仅在发育中的性腺中表达,在其他器官中也有表达。这些基因的缺陷均可能导致综合征性 DSD[13]。

导致性腺形成异常的性别决定障碍包括特纳综合征和克兰费尔特综合征,这两者是涉及性染色体的最常见的遗传综合征。而 46,XX 睾丸型 DSD 是一种不常见的综合征。本章的目的是:①介绍一名性别决定障碍患者的临床表型(非综合征性 46,XX 睾丸型 DSD);②讨论诊断方法、治疗经验和管理方案;③简要回顾人类性别决定的遗传学。

表 18.1　性别决定障碍

Ⅰ. 性染色体异常(性染色体数目异常,又称性发育相关的染色体异常)	克兰费尔特综合征及其变异型 特纳综合征及其变异型 45,X/46,XY 46,XX/46,XY
Ⅱ. 46,XY 性发育障碍(睾丸发育异常)	**性腺发育不良(全部、部分或混合)** 1. 孤立性性腺发育不良(GD) 2. 综合征: 　性腺发育不良伴肾上腺发育不良综合征(*SF1/NR5A1* 基因突变) 　德尼-德拉什综合征(*WT-1* 基因突变) 　弗雷泽综合征(*WT-1* 基因突变) 　短指发育不良综合征(*SOX9* 基因突变) 　GD 伴神经综合征(*DHH* 基因突变) 　X 连锁 α-地中海贫血/精神异常 **发育迟缓综合征(*XH2* 基因突变)** 　掌跖角化过度伴鳞状细胞癌综合征(*RSPO1* 基因突变) 　睑裂-下垂-内眦赘皮综合征Ⅰ型(*FOXL2* 基因突变)
Ⅲ. 46,XX 睾丸型 DSD(46,XX 性反转/真两性畸形)	**基于 SRY(+)或 SRY(-)** 1. XX^{Y+}(SRY 易位至 Xp 末端或常染色体)(80%～90%) 2. XX^{Y-}(睾丸发育的下游调节因子突变)(10%～20%) **基于临床表型** 1. 典型的 XX 男性,外生殖器明确 2. 外生殖器性别不明确的男性 3. XX 真两性畸形(即 46,XX 卵睾型 DSD)

案　例

33 岁男性患者,结婚 18 个月,排除女方因素后证实为原发性不育。患者智力正常,拥有大学学位。出生后,患者睾丸自发降至阴囊,在青春期正常生长。患者自诉性欲减退和勃起功能障碍。患者嗅觉正常，且无特殊家族史，无明显病史或手术史，不曾接受过常规药物治疗。体格检查显示为男性体型轮廓，头发没有暂时性衰退（图 18.1），面部、腋窝和阴毛稀疏（图 18.1，图 18.2）。患者身高 161 cm，上身长 78.5 cm，下身长 82.5 cm，两臂伸展距离为 164 cm，体重是 78 kg。患者乳房双侧均呈现为中度男性乳房发育症（图 18.1）。患者嗓音正常男性化。体格检查中未发现骨骼异常。阴囊和阴茎发育良好，阴茎伸展长度为 12.8 cm。无尿道下裂。睾丸小而软，超声检查提示左侧睾丸 1.8 cm×1.1 cm×0.8 cm，右侧睾丸2.1 cm×1.3 cm×0.9 cm。可触及输精管，未触及精索静脉曲张。盆腔超声检查未发现子宫或卵巢。经直肠彩超检查提示前列腺、精囊和射精管正常。多次精液分析均提示无精子症，精液平均体积为 2 mL。精液果糖、黏度和 pH 值均正常。激素测定结果如下：黄体生成素（LH）31 mIU/mL（正常范围：1.5～9.3 mIU/mL），卵泡刺激素（FSH）42 mIU/mL（正常范围：1.4～18.1 mIU/mL），总睾酮 201 ng/dL（正常范围：241～827 ng/dL），雌二醇 60.3 pg/mL（正常范围：21～76 pg/mL），催乳素 8.1 ng/mL（正常范围：2.1～17.7 ng/mL）。

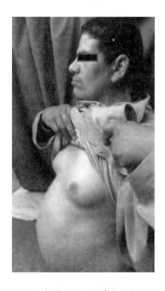

图 18.1 患者头发没有暂时性衰退，面部毛发稀疏且双侧乳房发育

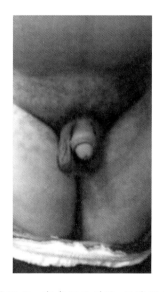

图 18.2 患者阴毛稀疏，阴茎形态良好，睾丸较小

诊　断

　　根据现有的临床和生化报告，该患者被诊断为无精子症（即精液中无精子）。睾

丸体积小的无精子症男性可能患有原发性睾丸功能障碍(原发性或高促性腺激素性性腺功能减退)或继发性睾丸功能障碍(低促性腺激素性性腺功能减退)。罕见情况下,性腺功能减退可以出现在完全(睾丸女性化)或部分(赖芬斯坦综合征)雄激素不敏感综合征中[14]。在这种情况下,正如在本例患者中所观察到的,激素评估将有助于鉴别诊断。结合该患者存在双侧男性乳房发育、性欲下降、勃起功能障碍、LH 和FSH 水平升高及血睾酮水平降低,考虑存在原发性睾丸功能障碍(高促性腺激素性性腺功能减退)。由于昼夜变化,用于测定睾酮的血样应在上午 10 点前采集。美国食品药品监督管理局(FDA)将性腺功能减退定义为睾酮水平≤300 ng/dL[15]。

既往史和手术史中排除了隐睾症、睾丸炎或睾丸扭转等儿科疾病,以及外伤或药物使用等因素。体格检查和影像学检查排除了厌食症、肿瘤和精索静脉曲张。由于存在男性乳房发育、小睾丸、无精子症、血清 LH 和 FSH 水平升高及血清睾酮水平降低,不排除为克兰费尔特综合征。47,XXY 男性缺乏单一的克兰费尔特临床表现谱,可以表现出任何表型,取决于患者体内有多少循环睾酮,其表型可以从完全性腺功能减退到正常男性化[16-17]。我们对该患者进行了核型分析,这是评估无精子症男性所需的最常见的遗传分析法,结果提示 46,XX,这与正常女性核型一致(图 18.3)。因此,我们又进行了荧光原位杂交(FISH)分析,提示 SRY 位点已被异位到 X 染色体的短臂(p)上(图 18.4)。基于上述临床特征以及 46,XX 染色体补体和 FISH 分析结果,我们确定了该患者非综合征性 SRY(+),46,XX 睾丸型 DSD 的诊断。

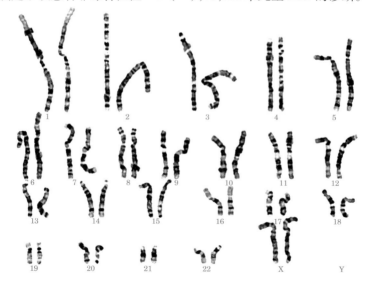

图 18.3　患者的核型分析(46,XX)

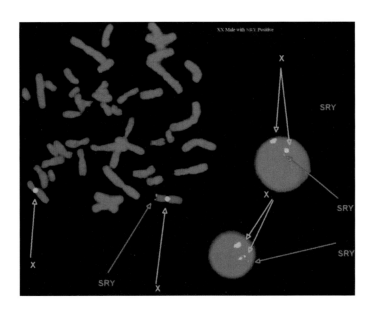

图18.4 利用着丝粒 X(绿色光谱)、SRY 独特序列探针(红色)和4,6－二脒
基－2－苯基吲哚(DAPI)复染(蓝色)对患者中期染色体进行荧光原位杂交
(FISH)分析。中期染色体分散实验显示,X 染色体的短臂上有2个 X 着丝粒绿
色信号和1个 SRY 红色信号

非综合征性46,XX 睾丸型 DSD(也称46,XX 男性综合征;XX 男性;46,XX 性
反转1型;或 De la Chapelle 综合征)是一种遗传性疾病,其临床表型为男性,但基
因型为女性。值得注意的是,本病例是较为罕见的性别决定障碍病例,每2万名新
生男性中仅发生1例(数据来自 NIH 美国国家医学图书馆的 Genetics Home
Reference服务),占不育患者的0.2%[18-19]。从本病例研究中可获知以下几点:
①无精子症患者的诊疗方法各不相同;②某些疾病要进行鉴别诊断(表18.2);
③非综合征性46,XX 睾丸型 DSD 的临床表型具有多样性;④基因检测不仅是为了
发现由遗传异常引起的非梗阻性无精子症(NOA),也是为解答这些 NOA 患者的生
育潜能问题;⑤NOA 患者寻求生育治疗并不总是富有成效的。

性别决定的基因遗传和表观遗传多样性

人类性别决定是一个受严格控制且高度复杂的过程,其中双潜能性腺原基发
育为卵巢或睾丸。该过程涉及一系列复杂的基因和信号通路协同或拮抗作用,是

多个基因表达的时间和水平上微妙平衡后的产物[20-21]。男性和女性的性别发育是通过对另一性别发育通路的抑制实现的,这个过程非常复杂。换言之,决定睾丸形成的基因可能通过抑制向女性器官分化而发挥作用,反之亦然[20,22-24]。目前,参与男性性别决定的因子和信号通路已经得到了很好的研究,而调节女性性别决定的途径仍未完全确定。表观遗传变化(DNA 甲基化、组蛋白修饰和非编码 RNA)通过改变 DNA 相互结合和调节基因表达的因子的微环境,从而增加了性别决定过程的复杂性[25-27]。在人类中,男女性别决定之间信号通路的微妙平衡发生波动可能会导致 DSD。

SRY 是公认的睾丸决定基因,在支持细胞前体中通过激活下游效应因子[如 SOX9(SRY 相关聚合体 HMG-box 9)]的表达,从而启动男性性别决定[4,22]。这将启动一个复杂的遗传网络级联,以介导睾丸的取向和分化[28-29]。在 SRY 上游或下游,其他基因也被认为参与了性别决定过程(表 18.3)。女性胎儿缺乏 SRY,卵巢的一些特异性转录因子,即 FOXL2、WNT4、R-spondin 1 和活化的 β 联蛋白途径,启动和维持了卵巢的分化[30-31]。男性(SRY-SOX9-FGF9)和女性(RSPO1 – WNT4 – FOXL2)信号通路之间相互作用的分子基础尚不十分清楚,仍需进行大量研究来确定这些通路之间的相互作用机制。

约有 50% 的 DSD 还无法在分子水平进行解读,这表明目前仍存在许多未知的性别决定相关基因。例如,一方面,46,XX 睾丸型 DSD 中 80% ~90% 的发病机制可以用 SRY 易位至 X 染色体或常染色体来解释[18-19,32];另一方面,10% ~20% 的 SRY(-)患者可以用其他基因的异常来解释,如 SOX9 重复可导致 SRY(-),46,XX 睾丸型 DSD[33-34]。

表 18.2　46,XX 睾丸型 DSD 的鉴别诊断

鉴别诊断	有鉴别诊断意义的典型特征
非综合征性 SRY(+),46,XX 睾丸型 DSD	青春期后就诊 身高低于人群平均值 男性乳房发育症 小而软的睾丸可能随着年龄的增长而变硬 非梗阻性无精子症(NOA) 睾酮缺乏症状 继发于睾丸功能障碍的高促性腺激素性性腺功能减退 无米勒管结构存在的证据 经核型分析和 FISH 结果证实

鉴别诊断	有鉴别诊断意义的典型特征
非综合征性 SRY（－）,46,XX 睾丸型 DSD	出生时生殖器不明确,如尿道下裂、隐睾、青春期前后的男性乳房发育症 经核型分析、FISH 结果及其他分子遗传学检测证实
综合征性 XX 睾丸型 DSD	相关的非生殖系统表现可能包括: ①掌跖角化病(R-spondin 突变) ②小眼畸形和线状皮肤缺损(Xp 微缺失) ③面部变形特征(SOX9 区染色体异位) ④发育迟缓(*SOX*3 相关的遗传突变)
克兰费尔特综合征	身材大多正常或高大,无睾丸 高促性腺激素性性腺功能减退的体征和症状 小而结实的睾丸 男性乳房发育症 NOA 言语延迟、学习障碍和行为问题 经核型证实,47,XXY 及其变异型(48,XXXY;49,XXXXY 和 46,XY/47,XXY 嵌合体)
46,XX/46,XY	外生殖器可以表现为典型的男性,也可以不明确,或表现为典型女性 经染色体核型分析证实
45,X/46,XY	男性临床表型 可能身材矮小,根据 45,X 细胞所占百分比而高矮不同 如果 45,X 细胞的百分比非常高,则该表型与患有典型特纳综合征的女性相似 临床上类似于 46,XX 睾丸型 DSD 经核型分析证实
常染色体上 SOX9 的重复引起的 XX 性反转	婴儿期可表现为严重的阴茎/阴囊尿道下裂或具有小睾丸的正常男性外生殖器和内生殖器 成年人中,显示不育伴睾丸萎缩、NOA 和纯睾丸支持细胞综合征 核型分析显示为 46,XX 应通过 FISH 排除 SRY 的存在 通过聚合酶链式反应(PCR)检查证实 SOX9 重复

续 表

鉴别诊断	有鉴别诊断意义的典型特征
46,XX 卵睾型 DSD	表型可以是男性,也可以是女性
	75% 在成长过程中表现为男性,大多数表现为阴茎下弯畸形、尿道下裂、隐睾和男性乳房发育症
	正常男性表型不超过 10%
	性别不明、外生殖器或性腺不对称或腹股沟疝的新生儿需要考虑本病
	对性别不明、性腺不可触及的儿童,在排除 21α - 羟化酶缺乏导致的先天性肾上腺皮质增生症(CAH)后,需要考虑本病
	一些患者的主诉是不育或不孕
	大多数患者在不同部位存在泌尿生殖窦残迹
	一些患者因可能含子宫的不可复性疝气就诊
	性腺可以是双侧的,也可以是单侧的,并且可以存在于睾丸从腹腔下降到阴囊的路径上的任何部位
	核型:46,XX(占 70%);46,XX/46,XY(占 20%)和 46,XY(占 10%)
	通过组织病理学诊断卵睾组织可确诊

表 18.3　人类性分化涉及的基因

名称/基因 ID	位置	描述	性别决定过程中的功能	基因异常的临床表型
涉及双潜能性腺分化发育的基因(SRY 上游)				
EMX2 ID:2018	10 号染色体,NC_000010.11 (117542445..117549546)	空通气孔同源框 2[智人(人类)]	拟在端脑背侧、嗅觉神经上皮发挥泌尿生殖系统脊发育功能	46,XY DSD 单肾 智力残疾 脑裂畸形[43] 46,XX 女性米勒管畸形[44]
LHX9 ID:56956	1 号染色体,NC_000001.11 (197912505..197935476)	LIM 同源性 9[智人(人类)]	性腺发育中的蛋白质—蛋白质相互作用	暂无相关报道

名称/ 基因 ID	位置	描述	性别决定过程中的 功能	基因异常的临床表型
NR5A1 ID:2516	9 号染色体， NC_000009.12 (124481236.. 124507420	核受体亚家族 5A 组成员 1 ［智人（人 类）］	调节下丘脑—垂 体—性腺轴和 肾上腺皮质中 表达的诸多基 因的转录，这些 基因起协调性 腺发育、类固醇 生成和性腺分 化功能	46,XY 性腺发育不全伴肾 上腺发育不全[45-46] 46,XX 原发性卵巢发育 不全[47-48]
WT1 ID:7490	11 号染色体， NC_000011.10 （ 323877775.. 32435539）	肾母细胞瘤蛋 白基因 1［智 人（人类）］	SRY 的激活在泌尿 生殖系统正常 发育中的作用	46,XX 男性发育障碍[49] 德尼－德拉什综合征 弗雷泽综合征 46,XY 女性性反转[50]
*GATA*4 ID:2626	8 号染色体， NC_000008.11 (11676919.. 11760002）	GATA 结合蛋 白基因 4［智 人（人类）］	支持细胞调节性腺 分化和发育功能	46,XY 性腺发育不全伴或 不伴心脏缺损[51-52]
*CBX*2 ID: 84733	17 号染色体， NC_000017.11 （79776254.. 79787650）	色素框同源物 2 ［智人（人类）］	通过改变染色质状 态来调节 SRY 表 达，从而激活男 性途径且抑制女 性途径	46,XY 性腺发育不全[53-55]
*MAP3K*1 ID:4214	5 号染色体， NC_000005.10 （56815073.. 56896152）	撕裂活化蛋白 激酶基因 1 ［智人（人类）］	调节 SRY 表达	46,XY DSD 伴部分或完 全性腺发育不全[56]
*ZFPM*2 （*FOG*2） ID: 23414	8 号染色体， NC_000008.11 （105318859.. 105804539）	锌指蛋白，FOG 家族 2［智 人（人类）］	支持细胞功能的 调节 性腺功能和发育	46,XY DSD 和无睾症[57] 46,XY 性腺发育不全[51]

名称/ 基因 ID	位置	描述	性别决定过程中的 功能	基因异常的临床表型
涉及性别决定和睾丸发育的基因				
SRY ID:6736	染色体 Yp11. 3,NC_000024. 10(2786855.. 2787741)	性别决定区 Y [智人(人 类)]	激活男性性别决定 诱导 *SOX9* 表达	46,XY 卵巢型 DSD 伴性 腺发育不全(无功 能)[58-59] XX 男性综合征(易 位)[32,35,37]
SOX9 ID:6662	B17 号染色体, NC_000017.11 (72121020.. 72126420)	SRY-box9 [智 人(人类)]	诱导支持细胞分化 与 SF1 共同调节 抗米勒管激素的 转录	46,XY 或 46,XX DSD 伴 性腺发育不良伴或不 伴短指发育不良[60-62] 46,睾丸 DSD(重复/三倍体)
SOX8 ID: 30812	16 号染色体, NC_000016.10 (981808.. 986979)	SRY-box8 [智 人(人类)]	在睾丸索形成中起 作用,诱导激活 AMH 启动子, TESCO 与 SF1 共 同调整 SOX9 的 功能	表型谱,包括 46,XY DSD 男性的不育症 46,XX 原发性卵巢功能 不全[64]
SOX3 ID:6658	X 染色体, NC_000023.11 (140502987.. 140505060)	SRY-box 3 [智 人(人类)]	对配子形成和性腺 功能至关重要 参与细胞分化	重复(包括 *SOX3*)和 *SOX3* 上游的缺失: XX 睾丸 DSD[65]
SOX10 ID:6663	22 号染色体, NC_000022.11 (37972312.. 37984532)	SRY-box10 [智 人(人类)]	联合 SF1 调整 SOX9 功能 诱导 AMH 启动子	*SOX10* 基因在 22q13 处 的过度表达导致 46, XX 性反转和其他 异常[66-67]
FGF9 ID:2254	13 号染色体, NC_000013.11 (21671076.. 21704501)	成纤维细胞生 长因子9[智 人(人类)]	FGF9 在 XY 性腺中 的主要作用是抑 制抗肿瘤活性 WNT4 基因;当 *WNT4* 不存在时, FGF9 不需要用于 启动*SRY/SOX*9和 维护睾丸发展	*FGF*9 基因重复,SRY(-) 46,XX 男性综合征[68]

名称/ 基因 ID	位置	描述	性别决定过程中的 功能	基因异常的临床表型
NR0B1 （DAX1） ID：190	X 染色体， NC_000023.11 （30304422.. 30309378）	核受体亚家族 0 B 组成员 1 ［智人（人 类）］	作为一种抗睾丸基 因，通过拮抗 SRY 发挥作用	突变导致 X 连锁先天性 肾上腺发育不全、青 春期促性腺激素分泌 不足性性腺功能减退 和非梗阻性无精 子症[69-70] NR0B1 基因重复导致 46,XY 剂量敏感的男 女性别反转[71]
DMRT1 ID：1761	9 号染色体， NC_000009.12 （841647.. 969090）	双重性别和 mab-3 相关 转录因子 1 ［智人（人 类）］	性别决定支持细胞 增殖和分化网络 的一部分，在男 性胚胎的生殖嵴 与 SRY 共表达	46,XY 部分性腺发育不 全[72] 非梗阻性无精子症 （NOA）[73]
DHH ID： 50846	12 号染色体， NC_000012.12 （49086656.. 49094819）	沙漠刺猬因子 ［智人（人 类）］	在调节形态发生中 的作用	46,XY 部分或完全性腺 发育不全[74-75]
与卵巢发育相关的基因				
RSPO1 ID： 284654	1 号染色体， NC_000001.11 （37611350.. 37634923）	R-spontin 1［智 人（人类）］	调节 Wnt 信号 通路，激活 β 联蛋白信号 通路颗粒细 胞分化	家族性 46，睾丸型和卵睾 型 DSD[76] 综合征性真两性畸形[77]
CTNNB1 ID：1499	3 号染色体， NC_000003.12 （41199422.. 41240453）	胃蛋白酶［智 人（人类）］	抑制 SRY-SOX9- FGF9 途径	暂无人类 DSD 患者 CTNNB1 突变的报道
FOXL2 ID：668	3 号染色体， NC_000003.12 （138944224.. 138947140）	叉头框 L2［智 人（人类）］	参与在卵巢颗 粒细胞和垂 体前叶促性 腺细胞的 发育	睑裂狭小综合征与卵巢功能 早衰[78]

名称/ 基因 ID	位置	描述	性别决定过程中的 功能	基因异常的临床表型
WNT4 ID： 54361	1 号染色体， NC_000001.11 （22117305.. 22143981）	Wnt 家族成员 4 ［智人 （人类）］	调节胚胎发生过程 中的细胞命运和 模式 拮抗睾丸决定因素	功能丧失突变：XX 米勒 管发育不全[79] 1p 重复（包括 *WNT4* 和 *RSPO1*）：46，XY 性腺 发育不全[80]

非综合征性 46，XX 睾丸型 DSD 的临床表现

一般，非综合征性 46，XX 睾丸型 DSD 表现为以下 3 种表型：①经典型 46，XX 睾丸型 DSD，表现为不育，但男性内外生殖器均正常；②生殖器异常的 46，XX 睾丸型 DSD 通常在出生时可见外生殖器不明确，包括尿道下裂、小阴茎或大阴蒂；③46，XX 卵睾型 DSD（真两性畸形），在出生时就可检查到内生殖器或外生殖器的异常[32,35,38]。这些病例进一步分为两大类，一类是 SRY（＋）（约占80%～90% 的病例），这主要是 *SRY* 基因易位到另一个染色体，通常易位到 X 染色体，少数易位到常染色体。这个群体通常具有正常的男性外生殖器。另一类为 46，XX，SRY（－）男性（占 10%～20%），大多数患者的生殖器不明确[35,38]。在这种情况下，有人提出表型的变异主要依赖于两个机制：X 染色体失活（XCI）模式和 Y 染色体的物质，包括 *SRY* 基因易位到 X 染色体上[39]。

非综合征性 46，XX 睾丸型 DSD 的治疗

要区别梗阻性无精子症（OA）和 NOA，最重要的是要确定无精子症是否由生精功能衰竭导致。NOA 与一系列睾丸内在损伤相关的严重且不可治疗的疾病有关（见上文）。因此，应该对所有无精子症患者都进行详细的病史采集和体格检查，以确定是否患有 NOA。NOA 的典型表现包括睾丸体积小、附睾正常、精囊和射精管正常，可触及输精管，以及促性腺激素水平升高。表 18.2 列出了本病要考虑的鉴别诊断。区分所有可能的病因至关重要，因为其导致的潜在结果不同，从而会影响患者管理。根据染色体核型分析、FISH 结果和缺乏非生殖相关的临床表现，

考虑诊断非综合征性 46,XX 睾丸型 DSD 的可能性。通常,建议所有患有 NOA 的男性进行基因检测。然而,并非每个无精子症患者都需要完成全部基因检测选项。对于睾丸体积小、FSH 水平高的男性,核型分析是重要的第一步遗传检测。根据 NOA 的临床背景和染色体核型分析的结果,可能需要进行其他特定的基因检测。14% ~ 19% 的 NOA 男性存在核型异常[40]。46,XX 睾丸型 DSD 是在无精子症男性中发现的罕见核型。

大多数权威指南为该患者提供了以下处理意见[11,41-42]:①遗传咨询,为患者及其家人提供有关遗传性疾病的本质、遗传和含义的信息,以帮助他们做出明智的医疗和个人决定,并提供心理支持。SRY(+)46,XX 睾丸型 DSD 一般不会遗传,因为它是由 Y 染色体和 X 染色体之间的从头异常交换导致的,从而导致 X 染色体上出现 SRY 和不育。②需要告知患者,由于缺乏 Y 染色体连锁无精子症因子(AZF)区域,他无法通过辅助生殖获得生物学后代,这意味着睾丸中不可能产生精子[11,32,35,37],并且睾丸活检会显示支持细胞有特异性的病理特征。③用睾酮替代疗法治疗患者,以纠正性腺功能减退症状,改善继发性性别特征,并确保骨骼和肌肉的正常发育。应在疾病确诊后考虑与患者讨论关于睾酮治疗的不同形式及其可能的不良反应。④应进行骨密度扫描,即双能 X 线骨密度测定(DEXA),以检查是否有骨量减少或明显的骨质疏松症。根据骨量减少的程度,给予包括补钙、运动、维生素 D、双膦酸盐或降钙素等治疗。建议转诊至内科或内分泌科。⑤在此类性腺功能减退患者中,睾酮治疗可能导致男性乳房发育症消退,但在一些患者中,睾酮可能被芳香化为 E2,导致乳房进一步增大。如果乳房发育未出现消退,且导致患者出现心理困扰、疼痛或压痛,则可试行乳房缩小成形术。⑥应对患者进行长期随访监测,每年检测一次骨密度(用 DEXA),并监测睾酮替代疗法的疗效和不良反应。

结 论

在综合考虑临床和生化表型的基础上进行基因诊断,对医疗服务的提供有着重大影响,同时也能让我们知道患者未来的生育潜力。本病例极好地证明了 DSD 是如何引发男性不育表型的,其与克兰费尔特综合征在很大程度上有重叠,但不同之处在于 DSD 缺乏 Y 染色体。许多 DSD 患者表现为男性不育。此外,不育是 46,XX 睾丸型 DSD 获得诊断的最常见原因。这种情况通常与高促性腺激素性性腺功能减退症有关。这种临床表型可以通过睾酮疗法来治疗,以确保在骨骼和肌肉正常发育的情况下出现适当的男性化,并降低发生性腺功能减退相关疾病的风险。患有 46,XX 睾丸型 DSD 的患者由于缺少 Y 染色体相关 AZF 区,无法通过辅助生殖技术生育生物学后代,这意味着睾丸中不可能产生精子。

检索标准

本章的目的是介绍一例具有代表性的性别决定障碍患者(非综合征性 46,XX 睾丸型性发育障碍);讨论诊断方法、经验教训和管理方案;并简要回顾人类性别决定的遗传学。

作者检索了 1966 年至 2018 年 10 月的电子数据库,包括 PubMed、MEDLINE、EMBASE、EBCSO Academic Search Complete、Google Scholar 搜索工具,检索了以下关键词:"azoospermia(无精子症)""sex determinatian(性别决定)""46,XX testicular disorder of sex development(46,XX 睾丸型性发育障碍)""XX male syndrome(XX 男性综合征)""testis(睾丸)"及"small testicular size(睾丸体积小)"。

参考文献

请登录 www.wpxa.com 查询下载,或扫描二维码查询。

第 19 章 内分泌遗传缺陷

Joseph Thomas Mahon, Nicholas N. Tadros

要 点

- 男性生育能力依赖于影响间质细胞和支持细胞的完整下丘脑—垂体—性腺轴。
- 正常间质细胞或支持细胞功能的偏差可能会导致生精障碍。
- 可以通过是否存在嗅觉来区分孤立的促性腺激素释放激素缺乏症和卡尔曼综合征。
- 克兰费尔特综合征在促性腺激素过多的情况下,可导致生精小管透明化和纤维化。
- 通过替代治疗补充缺失的促性腺激素,可以重新获得精子。

J. T. Mahon

Genitourinary Reconstruction & Men's Pelvic Health, Department of Urology, Loyola
University Medical Center, Maywood, IL, USA

N. N. Tadros (✉)
Department of Urology, Southern Illinois University School of Medicine,
Springfield, IL, USA

© Springer Nature Switzerland AG 2020
M. Arafa et al.（eds.）, *Genetics of Male Infertility*,
https://doi.org/10.1007/978-3-030-37972-8_19

睾丸微环境的遗传缺陷

据世界卫生组织（WHO）统计，大约 15% 的夫妻受到不孕不育症的影响[1]。这些夫妻中有 50%～60% 为男性因素异常，但男性为唯一因素的只有 20%。关于导致男性不育的解剖因素、历史因素和激素因素已被确定。其中一些因素被证明是可逆的，一些则不可逆。男性生育力取决于垂体，也就是下丘脑对睾丸的激素影响。下丘脑—垂体—性腺轴是男性性成熟和精子发生的"引擎"。

下丘脑接收来自中枢神经系统多个区域的神经元输入，然后将这些信号合并，通过神经元通路和不同于体循环的门脉血管网络向垂体产生脉冲[2]。下丘脑还可产生一种 10 个氨基酸的肽，即促性腺激素释放激素（GnRH），GnRH 作用于垂体前叶，促进黄体生成素（LH）和卵泡刺激素（FSH）的分泌进入体循环。LH 和 FSH 都是由 2 个多肽链亚基（α 和 β）组成的糖蛋白，α 亚基是 LH、FSH 及许多其他垂体激素共有的，而 β 亚基是其独有的。

这些促性腺激素通过影响间质细胞和支持细胞来调节睾丸功能。LH 刺激间质细胞将胆固醇转化为雄激素，从而创造一个富含睾丸激素的睾丸微环境，而 FSH 则通过影响支持细胞在生精小管的生长和发育，最终影响其在精子发生中的作用。这些过程的稳态通过对下丘脑和垂体的抑制性反馈回路来维持。维持有效和高效的精子发生和雄激素产生，依赖于间质细胞和支持细胞功能之间的和谐关系。事实上，性腺功能某一方面的改变可能会影响所有过程，如图 19.1 所示。男性生育领域仍有许多有待研究的地方，本章我们将讨论精子发生的内分泌环境及导致内分泌疾病的潜在遗传变异。文中将讨论被研究最多的实际病例，从而指导临床。虽然存在大量其他已确定的遗传缺陷，但我们对于较罕见的疾病的发生机制并未完全了解，因此在文中未进行讨论。

LH 和 FSH 的遗传缺陷

普拉德－威利综合征

普拉德－威利综合征于 1956 年由 Prader、Labhart 和 Willi 首次描述[3]。普拉德－威利综合征患儿表现出性腺功能减退、青春期延迟/缺失、隐睾、新生儿张力减退、食欲亢进、肥胖、身材矮小和认知困难[4]。估计其在活产婴儿中的发生率为1/26 000[5]。

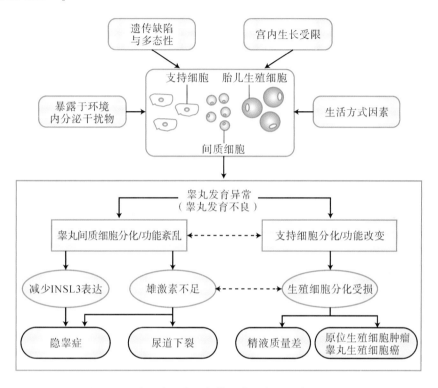

图 19.1　对间质细胞和支持细胞的影响及其下游效应

父系 15 号染色体长臂（q）的染色体异常是导致普拉德 – 威利综合征的原因[6]。遗传编码的一些缺陷可能导致 15q 功能的丧失。15q 关键区域的父本缺失占普拉德 – 威利综合征病例的大部分，并且这些缺失的变异通常会逃避常规的产前遗传分析。当后代获得了其母亲的 2 个 15 号染色体，而未从父亲获得时，就会发生母体单亲二倍体（UPD）。在较小的变异中，小的基因突变（印记突变）或染色体易位可能导致父系 15q 染色体活性缺失。在所有这些情况下，父系染色体 15q 的表达缺失导致普拉德 – 威利综合征的表型表达[7]。

性腺功能减退最常归因于下丘脑功能障碍导致的低 LH，我们可以观察到多种不同的染色体异常表型。隐睾症很常见，小概率还可能会有阴囊发育不全、小阴茎、睾丸萎缩、青春期延迟或不完全及不育症。由于与普拉德 – 威利综合征相关的染色体异常很多，因此该人群的生殖能力也不同。

虽然目前没有关于普拉德 – 威利综合征男性生育后代的报道，但一些小型研

221

究报道了睾丸组织病理学结果[8-10]。在2008年的一项研究中，Vogels及其同事研究了8名青春期前男孩和一名27岁的普拉德－威利综合征男性的睾丸组织学特征，这些参与者因隐睾症接受了睾丸固定术或睾丸切除术[11]。睾丸组织病理结果范围从正常到纯睾丸支持细胞综合征。作者推断，这些个体的生育表型也可能代表正常和不育。此外，由于性腺功能减退是普拉德－威利综合征的一个核心特征，这些人的性欲下降也可能是他们不育的原因之一。

尽管尚未完全阐明普拉德－威利综合征的确切机制（以及该类患者的总体生育状态），但下丘脑功能改变导致LH缺乏是已知的普拉德－威利综合征患者不育的一个重要因素。

孤立性LH缺乏症

孤立性LH缺乏源于异二聚体糖蛋白β亚基的突变。LH β亚基的基因序列位于染色体19p13.32。尽管这种疾病已被证明极为罕见，但报道的病例已经确定了导致该缺陷的多个突变。Weiss及其同事报道了一名17岁男孩青春期延迟、间质细胞缺失和生精阻滞[12]。遗传分析鉴定了LH β亚基基因的第54位（Gln54Arg）精氨酸替代谷氨酰胺的错义突变。Valdes-Socin及其同事的第2份报告确定了天冬氨酸替代了36位甘氨酸（Gly36Asp）的错义突变[13]。这2种突变分别通过在结构上损害LH－LH受体结合和α－β异源二聚化而使LH失去生物学活性。

在正常的下丘脑—垂体—睾丸轴中，LH刺激间质细胞产生睾酮，间质细胞产生的睾酮水平是血清的几百倍[14]。富含睾酮的睾丸内微环境支持了精子发生。外源性睾酮的给药会增加循环雄激素水平，这对下丘脑—垂体—睾丸轴产生反馈抑制，从而减少了LH的分泌，进而抑制了睾丸间质细胞产生睾酮。此外，睾丸微环境通过血睾屏障与体循环隔离。因此，维持这种屏障可以防止外源性睾酮进入睾丸微环境。而外源性睾酮最终导致睾丸内睾酮减少，精子发生受损，说明FSH和LH都是精子发生的必要条件[15-16]。同理，LH因基因突变失去对睾丸微环境的影响会导致类似的生育能力受损。

在2007年一项对患有孤立性LH缺乏症的两兄弟的研究中[17]，两人均表现为青春期发育的缺失，且对外源性睾酮疗法有一定反应。在弟弟的睾丸活检标本中可观察到间质纤维增厚、生精小管发育不良，表现为以支持细胞为主、生精停滞及间质细胞缺失，证实了间质细胞在精子发生中的重要性。在其他孤立性LH缺乏症患者中也有过类似发现[12-13,16]。在给予外源性睾酮后，两人均表现出睾丸体积的增长。作者推测是在睾酮及 FSH 升高的协同作用下，支持细胞增殖而促进了睾丸体积增长。

人绒毛膜促性腺激素（LH 的一种类似物）长期疗法的应用，已实现对孤立性 LH 缺乏症的逆转[18]。精子发生的恢复情况似乎因人而异，在一些男性患者射出的精液中发现了成熟的精子，而在其余男性患者中只发现了未成熟的精子。但这些患者仍有希望生育后代。虽然文献中并未报道妊娠案例，但相信通过辅助生殖技术（ART），患有孤立性 LH 缺乏症的男性是能够实现生育愿望的。

孤立性 FSH 缺乏症

与孤立性 LH 缺乏症患者相反，患有孤立性 FSH 缺乏症的男性由于垂体—间质细胞轴维持正常而表现出正常的雄激素化，但由于支持细胞缺少了 FSH 而导致了生精障碍。这是位于 11 号染色体短臂上的 FSH β 亚基基因所特有的遗传缺陷。这种极其罕见的突变表现为常染色体隐性遗传模式。Berger 及其同事回顾了 3 例先前报道的男性孤立性 FSH β 亚基突变的病例[19]。这些男性均表现为睾丸小而软、无精子症及不育症。进行了基因分型的 2 名男子，均被鉴定为 FSH β 亚基基因错义突变的纯合子。这 2 名男性的睾酮水平正常，尽管第 3 名男性 LH 水平高，但表现出青春期发育缺失和低睾酮水平。对孤立性 FSH 缺乏症患者的睾丸病理检查显示：生精小管狭窄、支持细胞数量减少、生殖细胞缺失及间质细胞增生[20-21]。

重组的 FSH 可用于替代缺乏的 FSH，但其成本往往限制了其应用。注射人类绝经期促性腺激素或许能够提供足够的 FSH 样活性来促使精子发生。然而需要注意的是，FSH 替代疗法的疗效尚未完全清楚。由于孤立性 FSH 缺乏症极其罕见，很少有研究能够充分说明激素替代疗法可作为一种有效治疗不育症的方法。

GnRH 的遗传缺陷

孤立性 GnRH 缺乏症

患有孤立性 GnRH 缺乏症（IGD）的男性的 LH 和 FSH 血清浓度均过低，从而导致血清睾酮水平低和生精障碍。GnRH 缺乏可能是独立存在的（40%），也可能与嗅觉障碍相关（60%），与嗅觉障碍相关的称为卡尔曼综合征，这将在后文中讨论。IGD 与许多遗传缺陷有关（图 19.2）[22]，因此 IGD 可能表现为常染色体显性遗传、常染色体隐性遗传，此外也有其他散发病例报道遵循 X 连锁遗传模式。在此，我们将对部分已被描述得较为清楚的基因异常进行讨论。通常对疑似 IGD 的男性所采用的评估方法如图 19.3 所示。

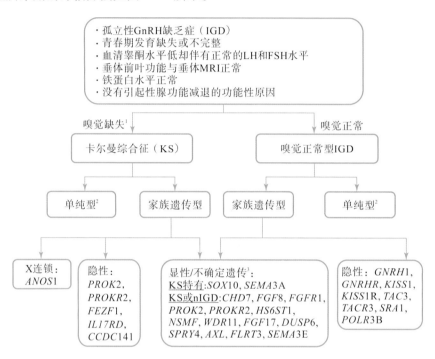

1. 嗅觉减退或嗅觉缺失为针对年龄/性别的基础上使用宾夕法尼亚大学嗅觉识别测试（UPSIT）所得出的结论。
2. 单纯型指的是不存在有先证者的病例。家族中无成员具有可识别的GnRH缺乏症和（或）嗅觉缺失。多基因组套检测或表型特异性方法适用于这一群体。
3. 寡基因遗传可能性高，尤其是当变异存在不完全外显率时。

图 19.2 已被证实可致 IGD 的基因缺陷（经许可，引自 Balasubramanian 和 Crowley[22]）

基因异常引起 GnRH 神经元发育缺陷，导致这些神经元功能受损、GnRH 释放障碍或 GnRH 配体和受体的相互作用受到阻断，进而导致 IGD[23]。GnRH 受体的失活突变是导致嗅觉正常型 IGD 的最常见原因。成纤维细胞生长因子受体 1（FGFR1）编码一种酪氨酸激酶受体，除 FGFR1 的配体——成纤维细胞生长因子 8（FGF8）外，该受体还与 anosmin－1 基因相互作用，参与 GnRH 轴突的生长及嗅球的发育。FGFR1 或 FGF8 的失活突变已在患有卡尔曼综合征及嗅觉正常型 IGD 的男性中被证实[23]。前动力蛋白受体 2（PROKR2）及其配体前动力蛋白 2（PROK2）也参与了嗅球的发育及 GnRH 神经元的迁移。大量的 PROKR2－PROK2 突变已被报道,包括杂合突变、复合杂合突变和纯合失活突变[24-27]。此外,在卡尔曼综合征及嗅觉正常型 IGD 患者中均发现了染色体解旋酶 DNA 结合蛋白 7(CHD7)的杂合突变,约占患者总数的 5% ~ 10%[28]。FGFR1 – FGF8、PROKR2 – PROK2 和 CHD7 存在的差错可导致 GnRH 神经元发育异常,但这可能并不是影响 GnRH 活性的唯一途径。

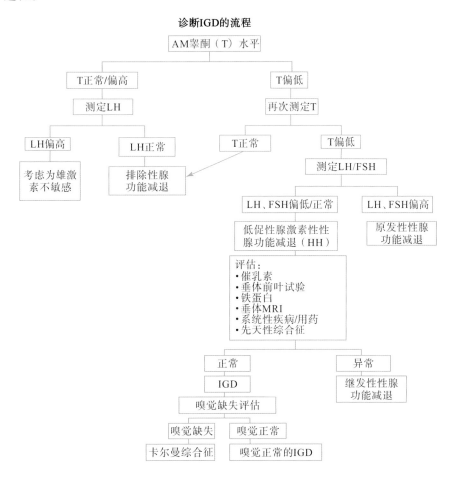

图 19.3　诊断 IGD 的流程(经许可,引自 Balasubramanian 和 Crowley[22])

G 蛋白偶联受体 54(GPCR54)及其配体 KISSR 的失活使 GnRH 分泌发生异常[29-31]。正常情况下,GPCR54 是一种表达于 GnRH 神经元表面的七螺旋跨膜受体,被 KISSR 激活后分泌 GnRH。此外,编码 GnRH 前激素原的 *GNRH*1 基因中的纯合移码突变也可导致嗅觉正常的 IGD。

虽然患者的表现可出现在发育的任何阶段,但大多数 IGD 男性在青春期时被诊断出青春期缺乏或终止。在婴儿时期,患有 IGD 的男性可能出现小阴茎和(或)隐睾,这是雄激素缺乏直接导致的性发育异常。更多的患者表现为青春期性成熟异常,可观察到多种表型的异常。体格检查通常显示青春期前的小睾丸、肌肉减少和缺乏第二性征。实验室血清学检查显示低睾酮和低促性腺激素。大多数男性在精液分析中会表现出无精子症,但在一种变异的 IGD 中,男性的青春期发育被保留,在这些男性的精液中可能有精子。

男性 IGD 的治疗包括外源性替代缺失的促性腺激素。通过使用人绒毛膜促性腺激素(hCG)来替代 LH,重组 FSH 替代缺乏的内源性 FSH。或者注射人类绝经期促性腺激素,可以同时提供类似 LH 和 FSH 的活性。

在 2014 年的一项研究中,Sidhoum 及其同事发现,多达 10% 的 IGD 男性患者在停止激素治疗后表现出下丘脑—垂体—性腺轴的恢复,从而实现 GnRH 的产生和分泌[32]。

卡尔曼综合征

1856 年,Maestre de San Juan 首次记录了嗅球异常和小阴茎之间的联系[33]。然而,直到 1944 年,Kallmann 及其同事才首次报道了这种疾病的遗传性[34]。此后,该疾病被称为"卡尔曼综合征",在促性腺激素分泌不足、性腺功能低下的男性中,嗅球部分或完全缺失的发生率为 1/10 000。卡尔曼综合征遵循常染色体显性遗传、常染色体隐性遗传模式,也有散发病例报道遵循 X 连锁遗传模式。另外,在不同的表型中可以看到显著的变异性,但性腺功能减退常同时合并嗅觉障碍。

在胚胎发生早期,神经嵴和外胚层源的 GnRH 神经元位于嗅基板内。这些神经元随后与嗅觉受体神经元的轴突相关联,迁移到下丘脑。在 1989 年的一项研究中,Schwanzel-Fukuda 和 Pfaffzai 在一个 X 连锁卡尔曼综合征的 19 周流产的胎儿中发现 GnRH 神经元在筛板上方被阻滞[35]。他们提出,轴突延伸、迁移和终末分化被破坏,表明细胞靶向、神经支配和联会发生的缺陷也可导致嗅球畸形,从而提示了性腺功能减退性不育症和嗅觉缺失的症状相关性。

男性卡尔曼综合征的治疗包括外源性替代缺失的促性腺激素。这是通过使用 hCG 替代 LH,并结合重组 FSH 来实现的。另外,可注射的人类绝经期促性腺激素可以提供 LH 和 FSH 样活性。

雄激素受体突变

调节雄激素受体(AR)的基因位于 X 染色体长臂 Xq11~12 的区带内[16]。男性生殖功能障碍与较长的胞嘧啶-腺嘌呤-鸟嘌呤(CAG)重复外显子序列有关。对 AR 不敏感的男性由于下丘脑和垂体水平的反馈抑制丧失,血清睾酮、雌二醇和 LH 水平升高,而 FSH 受到抑制素反馈的控制,所以血清水平通常是正常的。人们认为,睾丸微环境的改变是在支持细胞的正常促性腺激素刺激存在下精子发生不足的"罪魁祸首"。Tordjman 及其同事表明,使用精液中的精子或睾丸提取的精子,通过体外受精(IVF)和卵细胞质内单精子注射(ICSI)是可能获得后代的[36]。

高催乳素血症

催乳素的过量产生和分泌干扰了垂体释放 GnRH 的正常脉冲,导致下游促性腺激素功能障碍和不育症。男性多发性内分泌肿瘤综合征(MEN) I 型易患垂体前叶肿瘤,从而增加高催乳素血症的风险。MEN I 型是由于位于染色体 11q13 的突变,该染色体编码 610 种氨基酸蛋白(Menin)。Menin 本身参与细胞分裂、转录调控和基因组稳定性。除垂体前叶肿瘤外,MEN I 型患者还表现为甲状旁腺肿瘤和胰岛肿瘤。目前已鉴定出 1330 多个 MEN I 基因突变(1133 个种系和 203 个体系),其中 23% 为无义突变,41% 为移码缺失或插入,6% 为框内缺失或插入,9% 为剪接位点突变,20% 为错义突变,1% 为完整或特定基因缺失[37]。

虽然 MEN I 型代表少数遗传原因不育的男性,但鉴于该综合征出现其他表现的倾向,对有内分泌肿瘤或家族史及发现高催乳素血症的患者,临床医生须考虑此疾病的可能性。

检索标准

● PubMed 搜索"endocrine genetic defects(内分泌遗传缺陷)""infertility(不育)""spermatogenesis(精子发生)"($n = 131$)。

– 通过标题和摘要进行筛选:

排除了与非人类研究相关的文章($n = 72$);

排除了与相关内容无关的文章($n = 30$)。

– 最初的搜索中有 29 篇文章被引用。

- 在 PubMed 中对已确认的遗传疾病的特定系列进行的二次搜索包括"Pra-der-Willi syndrome（普拉德 – 威利综合征）""Kallmann syndrom（卡尔曼综合征）"和"Klinefelter syndrome（克兰费尔特综合征）"。
  - 文章通过标题和摘要进行筛选；
    排除最初搜索中冗余的文章；
  - 包括另外 4 篇文章。
- 共有 33 篇文章被引用。

参考文献

请登录 www. wpxa. com 查询下载，或扫描二维码查询。

第 20 章 精子非整倍体

Lorena Rodrigo Vivó

要　点

- 荧光标记的 DNA 探针可用于确定去浓缩精子核中的染色体数目。精子固定和杂交后,通过评估荧光信号,分析精子中的染色体,其可被分类为正常单倍体、二体或二倍体。

- 有精子非整倍体风险的男性包括核型异常的不育男性(如性染色体数量异常的携带者和结构重排的携带者)和核型正常的不育男性(如减数分裂异常、精子参数异常,主要表现为严重的少精子症和非梗阻性无精子症、化疗/放疗治疗后、复发性着床失败或不明原因反复流产的临床病史,以及既往妊娠患有染色体病等)。

- 精子非整倍体对不育男性的影响包括临床方面[体外受精/卵细胞质内单精子注射(IVF/ICSI)后较低的着床率和妊娠率,以及较高的流产率],胚胎水平(异常胚胎和嵌合体的高发率),以及对后代的影响(影响子代精子中的染色体,导致儿童患染色体病的风险更高)。

L. R. Vivó (✉)

PGD Molecular Cytogenetics, Igenomix, Valencia, Spain

e-mail：lorena. rodrigo@ igenomix. com

© Springer Nature Switzerland AG 2020

M. Arafa et al. （eds.）, *Genetics of Male Infertility*,

https://doi. org/10. 1007/978 – 3 – 030 – 37972 – 8_20

- 对精子的荧光原位杂交(FISH)检测可用于评估不育问题和后代的遗传风险。当 FISH 结果异常时,应提供遗传咨询,包括夫妻可用的不同临床选择,例如产前检测、非整倍体的植入前遗传学筛查或精子捐赠。

案　例

一对夫妻去年在妊娠早期流产 1 次(妊娠 8 周时),他们是自然受孕,并且通过阴道超声检测到了孕囊。流产物的染色体分析显示为异常的 45,X 核型。

家族史:女方有一个姐姐,男方有两个兄弟。这对夫妻的家族中没有流产的病史。

女方病史:32 岁,染色体核型正常,46,XX。既往体健。去年在全麻下做了一次刮宫术。职业是护士。月经初潮 12 岁,月经周期 5/28。体检结果正常,无先天性或后天性子宫畸形。血栓研究(因子 Ⅱ、因子 Ⅴ、MTHFR)、免疫学和内分泌结果均正常。

男方病史:33 岁,染色体核型正常,46,XY。职业是卡车司机。体检结果正常。患有中度少精症(精子浓度:$10 \times 10^6 / mL$)。没有 Y 染色体微缺失。

最可能的诊断是男性因素不育。

流产物染色体核型为 45,X 和中度少精子症提示男性因素不育。对精子进行荧光原位杂交(FISH)分析,证实性染色体非整倍体精子的高发生率。通过植入前遗传学检测(PGT-A):获得 9 个卵母细胞,8 个卵母细胞在卵细胞质内单精子注射(ICSI)后正确受精,通过二代测序(NGS)分析 6 个囊胚,并获得了 2 个整倍体囊胚。其中一个整倍体囊胚已玻璃化。单胚移植另一个整倍体囊胚后妊娠。妊娠 14 周行羊膜穿刺显示核型正常为 46,XY。患者在孕 39 周时分娩了一个健康的孩子。

简　介

不孕不育影响着 10% ～15% 的育龄夫妻,其中男性因素约占 30%[1]。ICSI 可提高严重男性因素不育夫妻的妊娠概率。然而,ICSI 妊娠的产前检测显示,在少精症的患者中,新的性染色体非整倍体和结构重排的发生率很高[2-3]。

在约 60% 的早期妊娠流产中出现散发性染色体异常[4]。对早期妊娠流产的分子分析显示,通过辅助生殖技术(ART)受孕的夫妻非整倍体流产的发生率(62.7%)高于自然受孕夫妻(40.6%)。这一发病率在精子数少于 500 万的严重少精子症患者中甚至更高,有高达 75% 的非整倍体流产[5]。

胚胎中的非整倍体可以在有丝分裂中产生,也可以在减数分裂中产生。当非整倍体精子与整倍体卵母细胞受精时,由于雄配子减数分裂异常导致的胚胎非整倍体发生了。因此,精子非整倍体检测在临床上可作为一种确定男性不育可能原因的工具。

如何分析精子非整倍体:技术方面

1970 年,研究者利用特定染色体区域的差异性染色,首次实现了精子的染色体研究[6]。该技术估计的总非整倍体率过高,归因于该技术的低染色体特异性。1987 年,一项新技术使精子与无透明带的仓鼠卵母细胞融合,提供了精子的全染色体含量信息[7]。然而,这种技术复杂、费力,且仅限于能受精的精子的分析。20 世纪 80 年代中期使用特定放射性同位素标记 DNA 探针的原位杂交技术的发展[8],以及 20 世纪 90 年代使用非放射性同位素的原位杂交技术,最终使荧光原位杂交(FISH)技术的标准化得以更准确地分析精子中染色体数目的异常[9]。

FISH 使用荧光标记的 DNA 探针指向间期精子核内的特定 DNA 序列。该技术可以对许多精子进行快速和相对简单的评估,并可用于荧光显微镜下识别射精、附睾和睾丸样本的染色体结构和数目异常。

由于精蛋白间的二硫键,精子中的核染色质高度浓缩。在杂交前,精子必须被固定以保持其形态,并允许 DNA 探针的渗透性,而且必须在玻片上扩散。然后用还原剂将细胞核解聚,使双链 DNA 变性,以使荧光 DNA 探针进入并与特定的互补序列共杂交。

不同组合的着丝粒、位点特异性和亚端粒荧光 DNA 探针用于精子的 FISH 分析。对于结构性重排携带者的分离研究,如易位和倒位,这些类型探针的组合是为每个特定的重排设计的。对于染色体数目异常的携带者,如克兰费尔特综合征和 XYY 综合征,以及正常核型的不育男性,被分析最多的是可存活的非整倍体染色体,如染色体 13、18、21、X 和 Y[10]。然而,当考虑与减数分裂父源有关的染色体时,其他染色体也可以加入分析。

使用荧光显微镜观察荧光信号,每种荧光都有特定的滤光片。荧光信号模式的分析可以手动或自动使用信号分析系统,包括手动修正异常信号模式。根据 Blanco 及其合著者所描述的标准,可以将精子分类(图 20.1)[11]:

- 单倍体正常精子:每个被评估的常染色体有 1 个信号,性染色体(X 或 Y)有 1 个信号。
- 二体精子:1 条被评估的染色体有 2 个信号,其余被评估的染色体有 1 个信号。
- 二倍体精子:每条被评估的染色体都有 2 个信号。
- 无染色体精子:1 条被评估染色体无信号,其余被评估的染色体有 1 个信号。

在临床应用中,建议每条染色体至少分析 1000 个精子,尽管在精子数少的射精样本和无精子症患者的睾丸样本中,这一数量可能更少。在分析中通常不考虑缺体,因为它们可能代表一个杂交问题。与正常精子可育男性的对照组相比,如果评估的样本显示染色体数目异常[非整倍体和(或)二倍体]的精子数增加,则该样本被归类为异常 FISH 结果。

精子非整倍体检测的适应证

在临床中,精子的 FISH 检测适用于精子有高风险非整倍体的不育男性。在核型方面,当出现以下两种情况时建议进行精子非整倍体的检测:

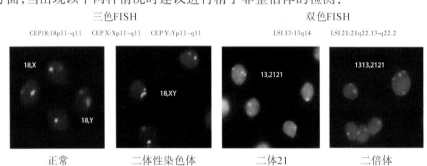

图 20.1　应用荧光显微镜评价 FISH 信号。使用与 18 号、X、Y 染色体有关的三色着丝点探针(CEP)及与 13、21 号染色体有关的双色基因座特定探针(LSI)与精子杂交。若常染色体和性染色体各自一个信号的精子属于正常单倍体;当出现其中一个染色体上有两个信号,而其他均只有一个信号,则被认为是异常二体;所有染色体都有两个信号的精子被认为是异常的二倍体

1. 异常核型的不育男性

• 性染色体数目异常

– 克兰费尔特综合征(47,XXY)及 47,XYY 综合征者有较高概率出现精子数量少、精子质量差及异常染色体组成[12-15]。Blanco 及其同事发现在这些男性的精子中,性染色体非整倍体的发生率为 1% ~20%,二倍体的发生率为 1%[16]。

• 染色体结构异常

– 染色体结构异常,常见如罗伯逊易位、相互易位及倒位,由于精子发生过程中的各种变化,临床可以表现为精液质量正常、少精子症,甚至无精子症。在精子发生后,其精子的染色体不平衡率在一定范围内波动[17],罗伯逊易位的发生率约10% ~40%,相互易位约为 50% ~65%,倒位约为 1% ~55%[18]。

2. 正常核型的不育男性

• 减数分裂异常

– 减数分裂粗线期重组率较低的不育男性,其非整倍精子发生率高[19-20]。无重组位点的性囊泡细胞与精子性染色体二倍体之间有重要的关系[21]。此外,Peinado 等的文章中提到,在低重组率的非梗阻性无精子症患者中约 80% 出现异常的精液结果,与对照组相比,所有分析的染色体二体率增加了 4 倍[22]。

• 精液参数异常

– 对少精子症患者的经典减数分裂研究,揭示了在减数分裂过程中异常染色体配对与精子减少有直接关联[23-24]。而且,多个研究也发现了非整倍体和二倍体精子的产生与少精子症有关[25-28],特别是精子数少于 5×10^6 的患者中[29-31]。在无精子症患者的睾丸精液标本中也观察到这一现象,在非梗阻性无精子症患者中更显著[32-37],出现异常的精液结果的概率高达 42%[38]。

– 在精子活力或形态学方面的相关性尚不明确。与活力差或者不运动的精子相比,活力好的精子也表现出了相似的非整倍体[39]和二倍体的发生率[40]。然而,另一些人则发现少数与精子鞭毛畸形有关的严重弱精子症男性中,精子运动和精子非整倍体增加之间存在负相关[41-42]。在精子形态研究中,Gole LA 等发现,与正常精液者相比,畸形精子症患者非整倍体精子的发生率增加了 4 倍[43]。Burrello 的文献中也提到,与正常精子形态者相比,形态异常者非整倍体精子的发生率增加了 4.4 倍[44]。而另一些人则观察到,不育男性中不同大小和形状的精子的非整倍体的发生率相似[45]。然而,对于具有大头和多尾精子的严重畸形精子症患者,我们普遍认为其有较高的精子非整倍体、二倍体和多倍体的风险[25,46-47]。

- 放疗和化疗

  - 根据不同的类型和持续时间,化疗和放疗可能具有性腺毒性,并可能不同程度地影响精子发生。因此,在治疗 6 个月后,与基础水平相比,二倍体精子、常染色体和性染色体非整倍体的精子增加了 5 倍[48-50]。一般来说,这些比例会在治疗后的 18~24 个月下降到基础水平[51]。几项研究还描述了霍奇金淋巴瘤与精子发生受损之间的联系,一些研究发现在任何治疗前,其非整倍体精子都有明显增加[52-53]。这些数据表明,癌症的出现本身就引起了减数分裂的异常。

- 不明原因的反复流产史

  - 文献中报道了反复流产(RPL)患者中发生的减数分裂异常[23-24]和精子染色体非整倍体[29,54-60]。大多数文献报道了精子中 18 号染色体和性染色体的二倍体及超单倍体的发生率的增加[55]。此外,在患有 RPL 的夫妻中,非整倍体精子增多的男性比例更高[61]。

- 反复植入失败

  - 多个研究将异常 FISH 的精液结果与 ICSI 周期中低妊娠率和低植入率联系起来[62-64]。一项对≥3 次 ICSI 周期失败患者的研究中,观察到其中 31.6% 的患者的性染色体二倍体精子增加[29]。

- 既往有染色体病的妊娠史

  - 育有父源染色体异常后代的男性,如唐氏综合征(21 三体)、克兰费尔特综合征(XXY 三体)和特纳综合征(X 单体),其后代也受到影响,非整倍体精子发生率约为 1%~20%[65-68]。

精子非整倍体的影响

第一批将精子非整倍体与临床结果联系起来的报道,描述了精子非整倍体高发的不育患者在常规 IVF/ICSI 后的低持续妊娠率[32]或无妊娠[69-70]。

Calogero 等认为精子非整倍体率增加的不育患者中有 90% 进行 ICSI 后没有妊娠[71]。在 FISH 结果异常和正常的夫妻中,Rubio 等观察到相似的受精率(74.5% vs. 71.5%),但 FISH 结果异常的夫妻妊娠率(23.6% vs. 36.5%)较低且流产率较高(80.0% vs. 54.8%)[29]。Burrello 等也得到类似的结果,与非整倍体精子发生率较低的患者(34%)相比,非整倍体精子发生率 >1.55% 的患者(13%)的植入率较低[63]。

另外两项小型研究支持总精子非整倍体率与临床妊娠之间的关联。Petit 和合作者的第一项研究发现，总精子非整倍体率较高的患者临床妊娠率较低，考虑到总非整倍体率和二倍体率——总精子非整倍体率在 ≥4 个 ICSI 周期后没有妊娠的夫妻中为 9%，在 1~3 个 ICSI 周期后有一次妊娠的夫妻中为 4.3%，而在可育捐赠者中为 0.9%[62]。2 年后，Nicopoullos 和合作者描述了总精子非整倍体率每增加 1%，原临床妊娠率就会比现在高 2.6 倍[64]。

在第 3 天的胚胎活检中进行非整倍体植入前遗传学检测（PGT-A），并对一组染色体进行 FISH 分析，显示在减数分裂受损或精子非整倍体增加的少精子症和无精子症患者中，染色体异常的胚胎发生率很高（43%~78%），嵌合体发病率也很高（35%~68%）[12,72-78]。Sánchez-Castro 和合作者描述了非整倍体精子的百分比与胚胎之间的相关性[77]。作者发现，在精子数量 <2000 万，精子非整倍体总比例为 3% 的患者中，有 64.8% 的染色体异常胚胎；而在精子非整倍体总比例为 1.7% 的无精子患者中 41.1% 的非整倍体胚胎，发病率较低。

一年后，Rodrigo 等根据精子中的染色体异常观察到对胚胎的不同影响[12]。当精子样本中 FISH 结果异常且性染色体二倍体单独增加时，PGT-A 显示具有性染色体非整倍体的胚胎增加，但三倍体胚胎未增加。然而，当精子样本的 FISH 结果异常且二倍体精子增加时，PGT-A 分析显示三倍体胚胎显著增加，但性染色体非整倍体没有增加。当精子 FISH 分析显示具有性染色体二体和二倍体增加时，性染色体和三倍体胚胎的非整倍体增加。因此，临床意义可能因精子异常的类型而异。具有性染色体非整倍体的精子主要产生可存活的非整倍体胚胎，但二倍体精子产生的三倍体胚胎大多在分娩前流产。

虽然大多数胚胎染色体异常会导致流产或无法植入，但一些研究报道了正在进行的妊娠，其中父亲显示出与在其子女中观察到的染色体异常相关的精子染色体异常增加。Blanco 等发现两名患有唐氏综合征儿童的男性的 21 号染色体二倍体精子发生率高（0.75% 和 0.78%），并且确定了额外的 21 号染色体是父源性的[65]。同样，在流产或有性染色体非整倍体后代的夫妻中，如特纳综合征或克兰费尔特综合征的报道中，FISH 分析描述了性染色体非整倍体精子的高发生率（20%~24.7%）[66-68,79-81]。

生殖咨询

精子 FISH 分析作为男性不育的临床诊断工具可以评估临床结局,如不育问题或后代的遗传风险。当发现异常 FISH 结果时,应向患者提供遗传咨询。

在 FISH 结果异常的患者中,PGT-A 被认为是一种可以提高健康妊娠可能性的替代方法[72,76-77]。与筛查有限数量染色体的 FISH 分析相比,胚胎非整倍体筛查全部 24 条染色体的新方法,如阵列比较基因组杂交(aCGH)或 NGS,为不同适应证(包括男性因素不育)提供了更好的临床结果[82]。也可以为患者提供额外的临床选择,如在非整倍体或二倍体精子略有增加的情况下进行产前检测,或在严重减数分裂异常导致异常精子大量增加时选择精子捐赠。

检索标准

• PubMed 搜索"Sperm aneuploidy in humans related to infertility(人类精子非整倍体与不育有关)""chemotherapy and radiotherapy treatments(化学疗法和放射疗法)""normal and obnormal karyotypes(正常和异常核型)"及"sperm parameters(精子参数)"($n = 1699$)。

– 通过标题和摘要筛选文章:

排除与动物相关的文章。

排除与易位、倒位和性腺体非整倍体不同的结构重排载体相关的排除文章。

• 共被引用 82 篇。

参考文献

请登录 www.wpxa.com 查询下载,或扫描二维码查询。

第 4 部分

遗传性不育症:未来展望

第21章 精子DNA碎片化：治疗方案和循证医学

Ahmad Majzoub , Mohamed Arafa , Haitham Elbardisi , Ashok Agarwal

要 点

- 精子DNA碎片化(SDF)是一种评价男性生育力的很有价值的指标,因为它可以影响受精率和胚胎发育。
- 最常用的SDF检测方法包括末端脱氧核糖核苷酸转移酶介导的dUTP缺口末端标记(TUNEL)、单细胞凝胶电泳(彗星试验)、精子染色质扩散(SCD)测试和精子染色质结构分析(SCSA)。
- SDF检测的适应证包括不明原因不育、反复流产、精索静脉曲张、反复辅助生殖助孕失败,以及有不良生活方式的男性。
- 生活方式改善、频繁射精、抗氧化剂、精索静脉曲张切除术、精子选择和使用睾丸精子进行卵细胞质内单精子注射(ICSI),都是可以在高SDF水平患者中采取的治疗方式。

A. Majzoub (✉) · M. Arafa · H. Elbardisi

Department of Urology , Hamad Medical Corporation , Doha , Qatar

A. Agarwal

Cleveland Clinic , Cleveland , OH , USA

© Springer Nature Switzerland AG 2020

M. Arafa et al. （eds.）, *Genetics of Male Infertility*,

https：//doi. org/10. 1007/978 – 3 –030 –37972 –8_21

简　介

根据世界卫生组织(WHO)定义,男性不育或女性不孕是指育龄夫妻在没有采取任何避孕措施的情况下进行正常的性生活 1 年,仍无法妊娠[1]。大约 15% 的育龄夫妻受到不孕不育的影响,其中男性因素占比高达 50%[2]。男性不育被定义为男性不能让有生育能力的女性妊娠。在间隔 1 周和 4 周采集的两份精液样本中,至少有一份样本的精子数量、活力和(或)形态发生变化,即可诊断为"男性因素"引起的不育[1]。已知的男性不育的原因只占所有不育病例的 30% ~ 50%,而其余 50% ~ 70% 的原因不明,这部分不育被称为特发性不育[3]。诊断和治疗特发性不育男性仍然是一项艰巨的任务,这些男性最终需要借助辅助生殖技术(ART)来克服他们的不育障碍[4]。

虽然精液分析仍然是男性生育力评估的基础检查,但由于精子数量和质量的个体差异,导致它并不总是能够真实反映男性生育力状况的最佳预测因子。此外,还有高达 40% 的不育男性的精液参数是在正常参考范围内的[2]。

DNA 碎片化检测是测定精液中具有碎片化 DNA 的精子的百分比[5]。精子 DNA 碎片化(SDF)是目前公认的导致男性不育的重要原因[3]。DNA 是细胞或精子的重要组成部分,因此高水平的 SDF 可能会影响各种妊娠相关标志,包括胚胎质量和囊胚发育[6-8]。

本章的目的是阐述最常用的 SDF 检测方法,强调 SDF 检测的临床适应证,并探索高 SDF 的潜在治疗方法。

SDF 检测方法

目前已经有几种技术在临床上被用于定量 DNA 的损伤。最常用的方法包括末端脱氧核糖核苷酸转移酶介导的 dUTP 缺口末端标记(TUNEL)、单细胞凝胶电泳(彗星试验)、精子染色质扩散(SCD)试验和精子染色质结构分析(SCSA)。前两种方法可以直接检测 DNA 碎片,而后两种方法则是分析染色质对变性的敏感性,从染色质的完整性和致密性的角度了解细胞核状态。因此,各种方法都可以反映出精子 DNA 活性的不同特性。

TUNEL 法

TUNEL 法被认为是检测 SDF 最有效的方法之一[8]。这种方法是利用特定的酶在受损 DNA 链的 3'-羟基末端插入一种经过修饰和标记的 dUTP,从而来检测单链和双链 DNA 断裂。修饰后的 dUTP 可以通过多种方式进行标记:直接用荧光素标记,或者用标记抗体或链霉亲和素进行间接标记。收集和添加标记的 dUTP 后,在显微镜下观测精子,对 DNA 受损的精子进行定量计数[8]。

TUNEL 法被认为是检测由自主性细胞死亡(凋亡)引起的 DNA 损伤的首选方法。然而,这种方法特异度不高,因为它也可以检出由其他方式引起的细胞死亡,如化学品或毒素暴露[9]。

单细胞凝胶电泳(彗星试验)

与 TUNEL 法类似,彗星试验也可以检测到 DNA 中的单链和双链断裂(图 21.1),这是一种快速、灵敏的检测技术。它最初是由 Ostling 和 Johansson 在 1984 年开发的,后来由 Singh 等人在 1988 年进行了改良[10]。在这种方法中,精子被放置在琼脂糖凝胶平板上,以保证细胞中的所有蛋白质都能被溶解。将 DNA 置于碱性/中性介质中进行电泳。这使受损和断裂的 DNA 片段比未受损的 DNA 片段更快地从细胞核中迁移出来。用荧光染料染色后,显示出"彗星"的形状,其中未受损的 DNA 片段位于彗星的"头部",迁移的受损 DNA 片段位于彗星的"尾部"。这种检测的结果分析为:"尾巴"的数量越多,受损的 DNA 片段量就越多[10]。

精子染色质扩散法(SCD)

SCD 评估精子染色质的扩散能力,是一种简单、快速、准确、重复性高的 DNA 碎片化分析方法。通常加入盐酸后,精子染色质会变性,盐酸会导致单链 DNA 的产生。变性后,加入裂解液,确保从细胞中去除所有的核蛋白[11]。这将导致正常的 DNA 从中心扩散出来,产生可以在显微镜下观察到的晕圈[12]。然而,碎片化的 DNA 对变性和裂解没有产生相应的反应,在显微镜下不会形成晕圈。因此,DNA 碎片化与形成的扩散百分比成反比。

与 TUNEL 法和彗星试验不同,SCD 不依赖于荧光颜色或强度的测定。相反,它依赖于没有扩散(很少或没有形成晕圈)的精子百分比,这很容易确定[13]。

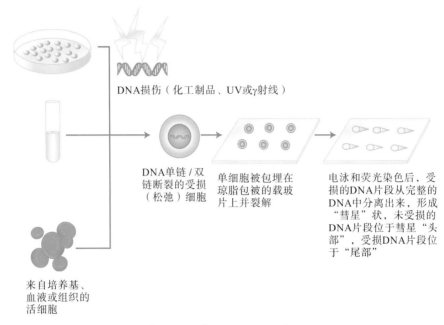

DNA损伤（化工制品、UV或γ射线）

DNA单链/双链断裂的受损（松弛）细胞

单细胞被包埋在琼脂包被的载玻片上并裂解

电泳和荧光染色后，受损的DNA片段从完整的DNA中分离出来，形成"彗星"状，未受损的DNA片段位于彗星"头部"，受损DNA片段位于"尾部"

来自培养基、血液或组织的活细胞

图21.1　彗星试验方法示意图

精子染色质结构分析（SCSA）

这种方法是测量DNA对变性的敏感性,而变性最常见于DNA片段[7]。SCSA是一种流式细胞术检测法,可以同时测量两个核参数。加入酸性溶液后,碎片化的DNA比正常DNA变性的程度更高。然后向溶液中加入橙色染料(吖啶橙),并进行流式细胞分析。精子在特定波长的光束下通过,导致它们呈现橙色(碎片化的DNA)或绿色(正常的DNA)。通过计算机测量绿色和橙色精子细胞的百分比,采用特定的SCSA软件绘制结果,最终给出两项参数:DNA碎片化指数(DFI)和具有高DNA可染性的精子百分比(HDS)[14]。

正常的DFI被认为低于15%。DFI范围在16%～29%的样本被认为是良好或具有一定的生育潜力,而百分比大于30%的样本则被认为生育结局不佳[15]。

HDS百分比反映了未成熟精子的百分比,如果其升高,则预示着妊娠可能失败[15]。

使用流式细胞术检测的优势是精确度和准确性高,可以避免人眼偏差,而且测量速度极快(每秒可以评估约250个细胞)[14]。

SDF 检测的适应证

在临床实践中，SDF 检测越来越多地用于评估男性不育症。最近，一项对来自全球 18 个国家的 65 名专业人员进行的调查报告称，81.6% 的反馈者通常是用 TUNEL 和 SCSA 方法进行 SDF 评估[7]。这项调查是"精子 DNA 碎片化"特刊的一部分，在其中我们已经列出了 SDF 检测的最佳临床应用场景。这些由转化医学学会认可的指南确定了以下 SDF 检测的临床适应证。

临床静脉曲张

静脉曲张是睾丸静脉引流血管异常，由旁静脉丛和（或）睾提肌丛的扩张和肿胀引起。这是一种非常常见的疾病，存在于大约 20% 的普通男性人群中[16]。虽然临床精索静脉曲张患者中有相当一部分是可生育的，但这种疾病被认为是最常见的可纠正的不育原因，约 40% 的原发性不育男性和高达 80% 的继发性不育男性都存在这种情况[16]。精索静脉曲张治疗对生育能力的影响一直存在争议。合适检测人群的选择至关重要，这也是 SDF 检测受益的关键。精索静脉曲张导致的 DNA 损伤可由多种因素引起，大多与睾丸高热和睾丸内瘀血导致的缺氧和氧化损伤有关[8]。

与未患精索静脉曲张的男性相比，患有精索静脉曲张的不育男性的 SDF 水平明显更差。这与精液常规参数更差、早期精子凋亡和异常线粒体膜电位有关[17]。此外，多项研究显示，精索静脉曲张切除术后 SDF 水平显著改善，这与传统精液参数的改善相一致，最重要的是与更高的妊娠率相一致[18]。

这些发现促使 Agarwal 等人建议对临床精索静脉曲张患者进行 SDF 检测，以帮助更好地筛选手术患者[8]。

不明原因不育、反复流产或宫内人工授精失败

尽管进行了正常的生育力评估和精液分析，但仍存在 10% ~30% 的男性不育情况出现[8]。在这些男性中进行的 SDF 检测显示出较高的 DFI[8]。这同样适用于反复流产和宫内人工授精（IUI）失败的夫妻[8]。

SDF 检测适用于不明原因不育的男性，因为研究表明即使在常规精液参数正常的男性中，也可能检测到高水平的 SDF[8,19-20]。

在一项包含了 25 对不明原因不孕不育夫妻的前瞻性研究中,SDF 高于 20% 和 30% 的患者比例分别为 43% 和 29%。25 对夫妻都接受了卵巢刺激和 IUI 治疗。当 SDF 率超过 20% 时,生育的夫妻比例显著降低[19]。

另一项研究显示了类似的结果,当男性伴侣的 SDF 水平较低时,成功妊娠的概率较高(7 ~ 8.7 倍)[20-21]。Saleh 等人观察到,通过 SCSA 分析评估的 DFI 在精子染色质结构正常的不育男性中[23%;四分位距(15% ~ 32%)]比正常生育对照组的[15%;四分位距(11% ~ 20%)]更高[22]。

反复自然流产(RSA)是指妊娠 20 周前 2 次或 2 次以上的自然流产,高 SDF 与 RSA 也有关。一项对 45 对患有 RSA 的夫妻进行评估的研究发现,他们的 SDF 率(1.2 倍)高于对照组[分别为(28.1 ±4.9)$vs.$ (21.7 ±4.7);$P < 0.05$)][23]。

对体外受精(IVF)和卵细胞质内单精子注射(ICSI)的影响

在常规 IVF 过程中,由于配子长期暴露于培养基中,理论上会增加氧化应激和 SDF 水平,从而影响 IVF 的结果。相反,在 ICSI 过程中,精子被直接注射到卵子中,卵子利用其能量在受精后立即修复所有 DNA 损伤[24]。这一观点在一定程度上被大量系统综述所证实,这些综述报告了 SDF 水平对常规 IVF(而非 ICSI)的妊娠率有着显著负面影响[25-26]。另一方面,有报道称无论是 IVF 或 ICSI,SDF 水平和流产率之间均存在显著的相关性[27]。Zini 和 Sigman 的一项系统综述显示,SDF 与 IVF 和 ICSI 后流产率显著增加相关,合并比值比(OR)为 2.48[95% CI(1.52,4.04);$P < 0.000\ 1$][28]。

危险因素

SDF 检测适用于暴露在可能导致高氧化应激危险因素中的男性。危险因素可能是不可改变的,如衰老。年龄的增长与精子 DNA 损伤频率的增加有关[6]。

SDF 检测有助于促使不育男性改善其生活方式,以避免他们接触可改变的危险因素,这些因素包括吸烟、肥胖、职业接触(铅和镉)、有机氯污染物或农药(多氯联苯和二氯二苯三氯乙烷的代谢物)、双酚 A(广泛用于塑料容器的化合物)[8]。

有研究采用 Halosperm 试剂盒评估了吸烟和饮酒对精子参数和 SDF 的影响,结果显示包括精液体积、变性精子百分比和 SDF 在内的所有参数均与吸烟显著相关,吸烟和饮酒(单独或合并)均会对精子参数和 SDF 产生不利影响[29]。

另一项研究还将肥胖与精子 DNA 损伤相关联,发现在 OR 为 2.5[95% CI

(1.2,5.1)]的肥胖男性中,通过 TUNEL 法检出精子 DNA 损伤率是增加的[30]。

治 疗

保守治疗和建议

可以通过几种保守的方式来降低 SDF 水平。射精禁欲时间会影响 SDF 水平,通过重复射精缩短禁欲时间将会得到更低的 SDF 值[31-32]。Agarwal 等人报道,与更长时间的禁欲相比,1~2 d 的射精禁欲时间可以使 SDF 显著降低。虽然理想的射精停止时间尚未确定,但可以建议患者在其妻子排卵期间进行重复射精,以最大限度地减少 SDF 对妊娠的可能影响。

也可以建议患者避免接触与引起 SDF 有关的危险因素,包括:①物理因素,如辐射和热量、香烟烟雾和空气中的污染物。②抗癌药物等化学制剂,以及感染性传播疾病。③生物学因素,如男性年龄增加、体重指数升高和糖尿病。

应该控制感染,因为多项研究表明,男性生殖器感染和炎症会使 SDF 增加 8%~35%[33]。炎症可以导致氧化应激的产生,从而引起 DNA 修饰和损伤。

临床治疗:抗氧化剂

如前所述,氧化应激是 SDF 发生的重要原因。

精液中的抗氧化剂是由谷胱甘肽过氧化物酶、超氧化物歧化酶和过氧化氢酶等酶,维生素 A、E、C 和 B 复合物等非酶类化合物,还有泛酸、辅酶 Q10 和肉碱,以及锌、硒和铜等微量营养元素组成的。它们通过淬灭或中和活性氧物质的影响并保持平衡的氧化还原电位来提供保护。

精子特别容易受到活性氧的损害(图 21.2)。活性氧会影响精子的活性,破坏其 DNA 结构,加速细胞凋亡。因此,抗氧化剂作为不育男性,特别是患有 SDF 男性的治疗药物将是有效的。

抗氧化剂是可以在饮食中补充或作为口服补充剂的化合物。无论是哪种病因,它们都可以作为治疗不育症的最常见方法[34-35]。

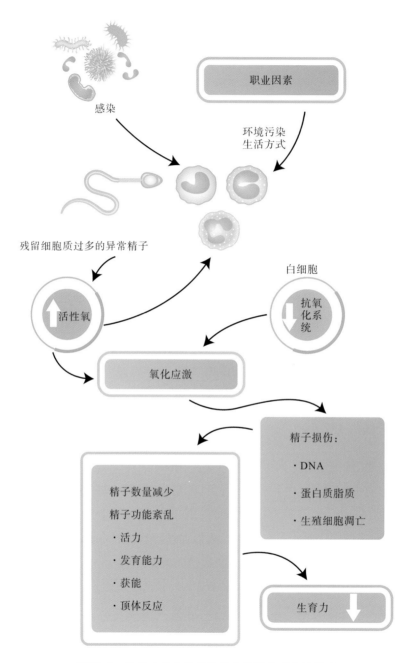

图21.2 氧化应激和抗氧化剂在男性生育中的作用

研究表明,用抗氧化剂治疗 DFI > 30% 的男性 30 ~ 90 d 后,DFI 出现了显著下降[36]。

许多研究证明了抗氧化剂在不育男性，特别是在 SDF 患者中的重要性。

以下抗氧化剂的组合已经被证明可以在基本精液参数和 DNA 损伤方面改善精子质量：左旋肉碱、维生素 C、辅酶 Q10、维生素 E、锌、维生素 B_9、硒和维生素 B_{12}[37]。

谷胱甘肽是一种主要的抗氧化剂，因为它可以通过中和有害的自由基来减少氧化损伤。它与硒有协同作用。一项观察性研究表明，使用谷胱甘肽 2 个月，精子浓度显著提高，氧化 DNA 损伤显著减少[35]。

用二十二碳六烯酸（DHA）治疗不育男性使 SDF 水平显著降低（$P < 0.001$），但对精液参数影响不大[38]。

除了前面提到的抗氧化剂，左旋肉碱在细胞能量的产生中具有举足轻重的作用；此外，它对于线粒体对长链脂肪酸的氧化是必需的。它还可以保护细胞膜和 DNA 免受氧自由基的损伤。人体内含量最高的左旋肉碱存在于附睾液中，其浓度比循环血液中的浓度高 2000 倍左右[39]。一项前瞻性观察研究表明，将左旋肉碱与维生素 C、维生素 E、维生素 B_9、维生素 B_{12}、辅酶 Q10、锌、硒结合将使 SDF 水平降低，同时将使 1 级精索静脉曲张男性的精子浓度增加[40]。

最后，在精液中含量很高的番茄红素可以防止脂质和 DNA 氧化，并中和活性氧。2015 年发表的一项研究报道，对 21 例患有特发性不育症但精液正常的男性和 23 例精液异常的男性进行了研究。经过 3 个月的治疗，不育男性使用番茄红素后，精浆中 AA/DHA 比值显著增大，并提高了自然妊娠率（16%）和 IVF 妊娠率（42%）[41]。

手术治疗——精索静脉曲张结扎

精索静脉曲张结扎术，也称为精索静脉曲张切除术，是治疗男性不育症最常用的手术。这种手术可以以不同的解剖方式进行，如开放手术、腹腔镜手术、显微精索静脉曲张切除术[42]。精索静脉曲张切除术的适应证包括：精液参数受损的不育症、性腺功能减退、阴囊疼痛、睾丸发育不良（主要发生在儿童身上）或严重精索静脉曲张导致的形体问题[43]。

关于精索静脉曲张和不育，美国泌尿外科协会建议当出现以下情况时，应给予期望生育的夫妻的男方精索静脉曲张治疗：有既往不育史、可触及的精索静脉曲张、女性生育能力正常或可纠正的不育症,以及男性有一个或多个异常精液参数或精子功能检测结果[44]。

静脉曲张可以通过经皮闭塞/栓塞(通过静脉注射特定材料闭塞精索静脉曲张)或手术结扎/切除精索静脉曲张,以防止静脉回流来治疗[42]。

手术切除仍然是精索静脉曲张最常用的治疗方法,而经皮闭塞是手术修复后持续或复发性精索静脉曲张的一种治疗选择[42]。精索静脉曲张切除术对 DNA 损伤的影响见表 21.1。

一项对 72 例至少有 1 年不育史的男性进行的前瞻性研究发现,精索静脉曲张切除术后,DFI 显著下降,从 34.5% 降至 28.2%($P=0.024$)。所有其他精子参数(数量、浓度、活力和形态)都显著改善[45]。

另一项基于 7 项研究的 meta 分析中,强调了精索静脉曲张切除术在恢复生育能力、减少 SDF 方面的重要作用,并得出它可以改善精子 DNA 完整性的结论[46]。

在最近一篇关于精索静脉曲张切除术作用的综述中[47],Roque 和 Esteves 得出结论,目前的证据证实了精索静脉曲张切除术作为一种既能减少导致精子 DNA 损伤的氧化应激又能潜在改善生育能力手段的有效性[47]。

辅助生殖治疗

在辅助生殖过程中,可以进行多种治疗,以尽量减少或消除高 SDF 水平对生殖结局的不利影响。这些治疗包括以下内容。

精子选择技术

精子选择技术最近被用于 ART 中,最常见的是在 ICSI 周期中。这些技术被认为提高了选择结构完整且具有高 DNA 完整性的成熟精子进行受精的机会。这些技术包括根据表面电荷、精子凋亡、精子双折射、超高倍镜下精子形态和与透明质酸结合的能力来选择最佳精子[48]。目前两种排除 DNA 受损精子的技术,即活动精子细胞器形态学检查(MSOME)和使用透明质酸选择精子的生理性 ICSI(PICSI)受到了大量关注。

表 21.1　精索静脉曲张切除术对精子 DNA 碎片化影响的研究总结

研究	设计	患者	结果
Zini,2005	回顾性队列	37 例精索静脉曲张患者行显微手术治疗	精索静脉曲张切除术后平均 SDF 降低(术前:27.7%,术后:24.6%;$P=0.04$)
Sakamoto,2008	回顾性队列	30 例患有 2 级或 3 级精索静脉曲张的不育男性(15 例少精子症患者和 15 例精子正常的患者)接受了显微手术治疗	治疗 6 个月后,TUNEL 阳性精子明显减少(治疗前:79.6%,治疗后:27.5%;$P<0.001$)
Werthman,2008	回顾性队列	11 例临床精索静脉曲张患者和 DFI > 27% 的患者,进行了显微手术切除	11 例患者中有 10 例在精索静脉曲张切除术后 3 ~ 6 个月 SDF 显著下降 11 例患者中有 7 例显示 DFI 下降至正常水平,DFI 的平均变化百分比为 24%
Moskovtsev,2009	回顾性队列	临床精索静脉曲张患者单独使用口服抗氧化剂治疗(37 名男性),或同时接受显微外科鞘膜下精索静脉曲张切除术和口服抗氧化剂治疗(9 名男性)	78% 同时接受精索静脉曲张切除术和口服抗氧化剂治疗的患者,SDF 下降(术前:44.7%,术后:28.4%;$P<0.03$) 仅口服抗氧化剂的患者 SDF 没有改善(术前:45.3%,术后:42.5%)
Smit,2010	前瞻性队列	对49 例临床精索静脉曲张和少精子症患者进行了腹股沟高位结扎术(36 例男性),或显微手术精索静脉曲张切除术(8 例男性)	治疗后 SDF 改善(治疗前:35.2%,治疗后:30.2%;$P=0.019$) 37% 的夫妻自然妊娠,24% 的夫妻在治疗后通过辅助生殖妊娠 自然妊娠或辅助生殖的夫妻术后平均 DFI 明显低于未妊娠的夫妻(自然妊娠:30.1% *vs.* 37.5%,辅助生殖:21.3% *vs.* 36.9%)
Zini,2011	前瞻性队列	对25 例临床精索静脉曲张伴精液参数异常的患者进行了显微手术切除	在精索静脉曲张切除术后 4 个月和 6 个月观察到 SDF 改善(术前:18%;4 个月:10%;6 个月:7%)
Lacerda,2011	前瞻性队列	21 名患有 2 级或 3 级精索静脉曲张的青少年(年龄 15 ~ 19 岁)接受了显微手术治疗	精索静脉曲张切除术后,细胞核 DNA 完整的精子(彗星I级)增加(49.6% ~64.5%,$P=0.011$)

续 表

研究	设计	患者	结果
La Vignera, 2012	未详细 说明	对30例3级左侧精索静脉曲张和少弱精子症患者进行了显微手术切除	精索静脉曲张切除术后4个月SDF显著降低(5.0% ~ 2.1%,$P < 0.05$),术后结果与健康对照组相似(2.0%)
Li,2012	未详细 说明	对19例临床精索静脉曲张患者进行了显微手术切除	男性精索静脉曲张患者的SDF高于对照组(28.4% *vs.* 17.4%,$P = 0.007$) 术后3个月DFI下降(28.4% ~ 2.4%,$P = 0.018$),术后结果与对照组相似
Baker,2013	回顾性 队列	对24例临床精索静脉曲张患者行显微手术切除	精索静脉曲张切除术后SDF下降(40.8% ~ 24.5%) 术前SDF越高,术后改善越大 妊娠夫妻和非妊娠夫妻术后SDF无差异(22.2% *vs.* 25.7%)
Kadioglu, 2014	回顾性 队列	92例临床左侧精索静脉曲张伴精液异常的不育患者行显微手术治疗	精索静脉曲张切除术后6个月SDF下降(42.6% ~ 20.5%,$P < 0.001$) 术前SDF越高,术后改善越大
Ni,2014	前瞻性 队列	42例左侧精索静脉曲张伴精液参数异常的不育男性,行显微精索静脉曲张切除术	术前组的DFI值高于对照组(27.4% *vs.* 11.5%,$P < 0.01$) 妊娠患者的DFI值(20.6%)低于术前值(27.4%)和非妊娠患者(24.7%) 精索静脉曲张切除术后妊娠患者的DFI值与对照组没有显著差异(20.6% *vs.* 11.5%)
Pourmand, 2014	随机对 照试验	100例左侧精索静脉曲张或亚临床精索静脉曲张的不育患者,只行精索静脉曲张切除术(组1),或行精索静脉曲张切除术加口服左旋肉碱6个月(组2)	在精索静脉曲张切除术后,两组患者的SDF均有改善(第1组:14.0%降至9.5%;第2组:13.9%降至8.5%) 各组之间的结果没有差异

续 表

研究	设计	患者	结果
Telli,2015	前瞻性队列	对72 例患有精索静脉曲张和少精子症的不育患者进行了直视下的腹股沟精索静脉曲张切除术	精索静脉曲张切除术后 SDF 下降(34.5% 降至 28.2%),平均随访 6.2 个月
Tavalaee,2015	未详细说明	23 例 2 级或 3 级左侧精索静脉曲张不育患者,行精索静脉曲张切除术	精索静脉曲张切除术后 3 个月 SDF 改善(15.9% 降至 10.8%,$P < 0.001$)
Mohammed,2015	前瞻性队列	75 例精索静脉曲张伴精液参数改变的不育患者,行显微镜下精索静脉曲张切除术	术前患者的 DFI 值高于对照组(32.4% $vs.$ 18.2%,$P = 0.003$) 精索静脉曲张切除术后,DFI 明显下降(32.4% 降至 20.0%,$P = 0.05$) 1 年内妊娠的患者的 DFI 值明显低于未妊娠的患者(16.4% $vs.$ 24.2%,$P = 0.04$)
Alhathal,2016	前瞻性队列	对29 例精索静脉曲张、精液参数异常的不育患者,行显微手术治疗	术前患者的 DFI 明显高于对照组(20.0% $vs.$ 7.4%,$P = 0.01$) 精索静脉曲张切除术后,DFI 明显改善(20.0% 降至 12.0%,$P = 0.001$)
Ni,2016	未详细说明	51 例精索静脉曲张伴精液异常患者,行显微腹膜后高位结扎术	临床精索静脉曲张患者的 SDF(20.6% ~30.0%)高于亚临床精索静脉曲张患者(14.9%)和对照组(12.0%) 临床精索静脉曲张和精液参数改变患者的 SDF 降低,与精索静脉曲张的临床分级无关 妊娠患者的 SDF 低于非妊娠患者
Abdelbaki,2017	前瞻性对照队列	60 例精索静脉曲张伴精液参数异常的不育患者行腹腔镜下腹股沟精索静脉曲张切除术	精索静脉曲张患者的 DFI 值高于对照组(29.9% $vs.$ 7.6%) 精索静脉曲张切除术后 3 个月,DFI 改善(29.9% 降至 18.8%,$P < 0.001$)

评估这些精子选择方式的研究显示出了相互矛盾的结果。Parmegiani 等人报道,在使用 PICSI 时[49],用 SCD 测出 SDF 相对减少了 67.9%。而 Rashki Ghaleno 等人报道,在 ICSI 之前,PICSI 不是一种可靠的排除高 SDF 精子的方法[50]。在检查多磺酸黏多糖有效性的研究中也报道了类似的发现[51-52]。一份报告评估了 448 个 ICSI 周期,这些周期来自因 SDF 水平高而导致男性不育的夫妻,与接受 ICSI (28.7%)和 PICSI(38.3%)的患者相比,无干预组的活产率较低(24.2%)[53]。其他精子选择技术,如上游技术和密度梯度离心去除单链和双链 DNA 损伤精子的能力也被评估。结果表明,这些方法在消除含有双链 DNA 损伤的精子和具有高度损伤(降解)DNA 的精子方面同样有效,并且密度梯度离心在选择没有单链 DNA 损伤的精子方面比向上游技术更有效[54]。

精子回收技术

精子回收的目标是获得质量最好、数量足够的精子,以便立即使用和冷冻保存(如果可能),并尽量减少对生殖道的损伤。

精子回收技术最初是为对拟行 ART 治疗的无精子男性,从其附睾和睾丸中获得精子而开发的外科方法。

然而,它们在高 SDF 患者中的使用基于大多数情况下,在附睾运输过程中加速了精子的损伤,这表明睾丸精子应该比射精精子含有更低水平的 SDF。一些报道证实了这一现象,与睾丸精子相比,射精精子中的 SDF 水平明显更高[55-57]。

有证据表明,附睾和射精精子中的 DNA 碎片比睾丸精子中的多[53]。2017 年,对 143 例患者的 5 项研究进行的系统综述和 meta 分析中,对睾丸和射精精子进行了 SDF 比较。睾丸精子的临床妊娠率和活产率均高于射精精子。而且,睾丸精子 ICSI 的流产率较低[58]。

我们对 36 名高 SDF 水平的男性进行了一项前瞻性研究,这些男性在射精前经历过一个 ICSI 周期的治疗。随后的 ICSI 周期使用的是睾丸精子抽吸术(TESA)获得的精子。将之前射精的 ICSI 的结果与 TESA-ICSI 的结果进行比较。虽然使用射精精子和睾丸精子的受精率和胚胎分级没有差异,但 TESA 组的临床妊娠率明显高于射精组(38.89% vs.13.8%)。此外,TESA 组有 17 例活产,射精组仅有 3 例活产(P<0.000 1)。

用睾丸精子代替射精精子是基于睾丸精子质量更好的假设。在比较相同患者的睾丸精子和射精精子时,学者发现睾丸精子的 SDF 较低[59]。

结　论

SDF 对男性生育能力的作用一直是该领域非常值得探究的课题。有多种方法可用于临床精索静脉曲张、不明原因不育、反复流产、辅助生殖治疗失败及有生活方式相关危险因素的患者。目前,研究者们已经提出了许多旨在减少 SDF 的干预措施,包括生活方式的改变、抗氧化剂的使用、精索静脉曲张切除术、精子选择或在 ICSI 中使用睾丸精子。需要进一步的研究来阐明这类患者的理想治疗方案。

检索标准

在 PubMed、Medline、Cochrane、Google Scholar 和 ScienceDirect 等数据库进行了广泛的文献搜索。从过去 50 年(截至 2018 年 8 月)发表的研究中提取信息。文献搜索仅限于用英语写的文章。"Sperm DNA damage and fragmentation(精子 DNA 损伤和碎片化)"和"male infertility(男性不育)"是进行文献检索的主要关键词。著作中的章节和科学会议上发表的与精子 DNA 损伤相关的数据也纳入了这篇综述中。

参考文献

请登录 www. wpxa. com 查询下载,或扫描二维码查询。

第22章　CRISPR/Cas 基因编辑技术治疗男性不育

Douglas T. Carrell，*Jingtao Guo*，*Kenneth I. Aston*

要　点

- CRISPR/Cas 基因编辑技术能够高效且精确地编辑基因组。
- 从安全性和效率方面考虑,基因编辑技术用于常规治疗之前,还需要进一步改进。
- 导致男性不育的基因突变的发现,为应用基因编辑技术恢复生育能力创造了条件。

D. T. Carrell (✉)

Departments of Surgery（Andrology）and Human Genetics，University of Utah School of Medicine，Salt Lake City，UT，USA

e-mail：douglas. carrell@ hsc. utah. edu

J. Guo

Huntsman Cancer Institute and Andrology Lab，Department of Oncological Sciences and Surgery，University of Utah School of Medicine，Salt Lake City，UT，USA

K. I. Aston

Department of Surgery，University of Utah School of Medicine，Salt Lake City，UT，USA

© Springer Nature Switzerland AG 2020

M. Arafa et al.（eds.），*Genetics of Male Infertility*，

https://doi. org/10. 1007/978 – 3 – 030 – 37972 – 8_22

- 人精原干细胞(SSC)是人类睾丸中唯一的种系干细胞类型。对 SSC 生物学和体外培养系统的深入了解,将使不育男性恢复生育能力的新治疗成为可能。
- 随着基因编辑技术向更常规的临床应用发展,伦理和安全监督对于使用该技术治疗人类疾病至关重要。

简 介

不育症是一种复杂的疾病,每年影响全球约 2400 多万男性[1]。由遗传原因导致的男性不育约占 15%,大多数患者仍被归类为不明原因的男性不育,因此,有大量的遗传病理学患者有待确定[2]。过去 20 年,遗传技术的进步使其可能会成为解决男性不育的重要手段,不仅能够更好地治疗男性不育,最终还能通过新的基因治疗技术解决潜在的基因突变[3-6]。虽然还未应用于临床,但研究从未停止,至少在基因编辑技术的改进领域已经有了一些突破,相信这一目标在不久的将来会实现。

自从人们认识到基因突变在致病中的作用以来,基因治疗一直是许多疾病治疗的最终目标,并始终在逐步进展。1962 年,Szybalska 等报道将人的次黄嘌呤磷酰核糖转移酶基因(HGRPT⁺)转移到人的 HPRT 基因缺陷的突变细胞株内(HGRPT⁻),使受体细胞表达 HPRT,完成了第一例哺乳动物细胞内 DNA 介导的基因转移[7]。2007 年诺贝尔生理学或医学奖分别授予 Mario Capecchi、Oliver Smithies 和 Martin Evans,因为他们在基因编辑、同源重组和使用干细胞引发整个生物体的基因改变方面取得了重要突破。尽管在这些方面取得了进步,基因编辑仍然具有效率相对较低、出错风险较高的缺点[8]。最近 CRISPR/Cas 技术的引入极大地提高了基因编辑的可行性,减少了脱靶错误和风险[9]。此外,CRISPR 技术是比较灵便的,可以通过修改扩展成新的工具,包括使用表观遗传基因编辑,以解决新的遗传疾病,包括不孕不育[10]。早期的动物研究已经开始利用 CRISPR/Cas 技术解决精子发生缺陷的问题[11-12]。

临床研究和治疗显然需要更多的安全和伦理监管,利用基因编辑纠正男性不育症正成为人们关注的焦点。男性不育的基因治疗有 3 种策略:①体内基因治疗;②睾丸活检,培养人精原干细胞(SSC),然后进行体外基因编辑转移回睾丸;③体外基因编辑精原细胞,产生的精子进行卵细胞质内单精子注射(ICSI)(图 22.1)。

目前,每一种策略都有优缺点,而且无法预测对于不育男性最成功的最终疗法。本章回顾了未来以全面和安全的方式实施基因编辑技术所必需的基础。

虽然 CRISPR 技术功能强大,但对男性不育的基因编辑途径保持客观的看法是很重要的。为了让基因编辑成为治疗男性不育的真正选择,还需要多个领域同时发展。本文将重点介绍基因编辑成功治疗男性不育症的 3 个基础领域。首先,我们迫切需要更好地了解不育的遗传基础,并鉴定导致男性不育的特定基因突变。其次,我们对 SSC 生物学理解的最新进展必须用于改进和完善体外 SSC 培养技术。最后,CRISPR 技术肯定会继续进步,以提高安全性和效率,但伦理问题和严格的监督问题也需要解决。

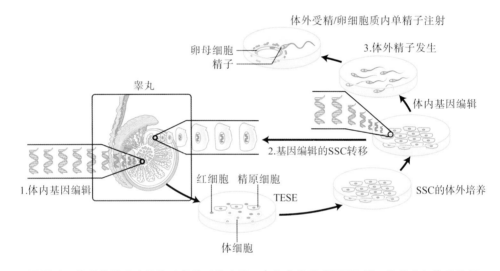

图 22.1　基因编辑治疗男性不育的可能途径。在体内使用 CRISPR/Cas 技术进行基因编辑是侵入性最小的,在某些方面也是最直接的选择,但靶向 SSC 的效率和血睾屏障的影响给实际应用设立了巨大的障碍。最可能的途径包括从睾丸活检组织中分离 SSC,随后进行体外基因编辑,然后将 SSC 移植到睾丸。鉴于体外诱导多能干细胞(IPSC)分化的最新进展,可以想象未来的方向可能包括经历体外精子发生的 SSC 细胞。TESE:睾丸切开取精术

更好地了解男性不育的遗传基础

将基因治疗策略应用于治疗男性不育症的一个关键点,是确定突变原因。过去几年该领域取得了重大进展,主要是由于全基因组分析方法的可行性增加,但绝大多数男性不育的潜在遗传原因仍未明确[3,13-14]。

了解男性不育的遗传基础存在几个主要障碍:精子发生的分子复杂性、疾病的

显著异质性、男性不育基因型分类的挑战、假定变异的功能验证工具的缺乏、样本资源有限，以及在这一领域取得进展所需的实验规模的资金限制。

后两项挑战正在通过组建大型咨询机构和合作来克服，如美国国立卫生研究院资助的男性不育遗传学计划（GEMINI）（https://gemini.conradlab.org/）和国际男性不育基因组学联盟（IMIGC）（http://www.imigc.org/[15]），而且越来越多的人认识到全球不育治疗需要高昂的费用，这促使国家卫生研究所和其他供资机构增加了研究经费。

男性不育的遗传基础研究面临的挑战

产生功能性精子过程的内在复杂性，是男性不育的遗传研究面临的挑战。事实上，已证明睾丸是人体中转录活性最强的组织之一，有近 16 000 个人类蛋白（占全部人类蛋白的 82%）表达，包括 2200 多个在睾丸中表达升高的蛋白（www.proteinatlas.org）。成功的精子发生不仅需要 SSC 的正常功能，还需要其他类型的睾丸细胞的正常功能，这些细胞为精子发生创造适当的生存环境，提供适当的内分泌信号和反应。有数百个基因的突变可能导致不育表型。

由于形成正常和有功能的精子需要几千个基因的同时表达，因此，任一基因突变所导致的表型都会根据所涉及的途径而发生很大的变化[16]。有许多不同的男性不育表型，从正常的精子发生（基于目前可用的评估工具评估）到射精时完全没有精子，称为无精子症。无精子症可分为物理障碍或解剖学异常阻止精子释放[阻塞性无精子症（OA）]，以及睾丸中没有精子产生[非阻塞性无精子症（NOA）]。NOA 的特征是睾丸中完全没有生殖细胞[纯睾丸支持细胞综合征（SCOS）]或精子发生在受精前任一阶段的阻滞[成熟阻滞（MA）]。除了无精子症表型外，在不育男性中，通常会观察到精子数减少（少精子症）、活力减少（弱精子症）、异常精子形态增加（畸形精子症），或这些异常的任何组合。其他异常包括小头畸形、大头畸形、圆头精子症和精子获能/顶体反应缺陷，影响精子结合、透明带穿透或与卵膜融合等。

影响精子发生或精子功能及没有特征的缺陷给男性不育的表型研究带来了重大挑战，进一步复杂化了对潜在遗传原因的研究。男性生育状况的主要评估是标准化精液分析，它提供了精子数量、形态和活力的粗略定量测量[17]。众所周知，精液分析诊断不育症具有很大的局限性[18-19]。

不育相关潜在缺陷的辅助检测包括内分泌检测、精子结合和穿透检测、精子 DNA 损伤或精液活性氧(ROS)负荷检测、精子非整倍体检测和超微结构分析[20]。这些辅助检测很少被使用,它们的诊断价值也存在广泛的争议[21-23]。显然,如果使用得当,这些测试可以提供额外的有用信息,但除了 DNA 碎片化检测之外,其他检测的临床适应证没有形成共识,而越来越多的实验证据支持了 DNA 碎片化检测的临床相关性[20-21]。

除了这些检测,还有基因筛查,包括 Y 染色体微缺失(YCMD)分析和核型,建议在精子数量严重减少的情况下进行。这些筛查可以成功识别 15% ~ 25% 的 NOA 或严重少精子症男性的潜在病因[5]。

对可能在男性不育中起作用的基因突变进行功能验证主要是通过动物模型实验,包括果蝇、斑马鱼、小鼠及其他动物模型。在动物模型中进行的基因敲除实验,为精子发生和男性生育所需的基因提供了功能验证。例如,JAX 列出了近 400 个显示雄性不育表型的小鼠模型。

虽然动物模型在评估男性生殖基因功能中有较高的价值[24],但依赖动物模型仍有显著的缺点,包括与动物模型相关的高经济和时间成本,以及特定的物种差异。体外培养人类男性生殖细胞技术的发展,必将为扩展功能验证工具提供条件,以加速我们对男性不育遗传基础的理解。

寻找导致男性不育的遗传变异

尽管在男性不育表型分类方面存在多样性和局限性,但在过去几十年里,男性不育的潜在遗传基础方面取得了重大进展,随着基因组和生物信息学工具的改进,这一进展正在加速。如前所述,YCMD 和核型异常在发生严重精子损伤(最明显的是克兰费尔特综合征)中的作用早在 20 世纪中期就已为人所知[25-26],这些遗传病因占 NOA 或严重少精子症男性的 15% ~ 25%[27]。

自从这些突变被发现,多年来靶向基因重测序研究一直是男性不育基因研究的主要内容,在过去的 10 年或更长的时间里,我们见证了测序的飞速发展,实现了在一次实验中研究多个甚至整个人类基因组。这使我们可以在没有先验假设的情况下找到与男性不育相关的基因组变异[28]。

早期的全基因组实验利用了单核苷酸多态性(SNP)微阵列或阵列比较基因组杂交(aCGH),以不育组和对照组的比较为基础,识别与男性不育表型相关的 SNP

和拷贝数变异(CNV)。这些全基因组关联研究(GWAS)通常侧重于 NOA 和严重少精子症表型,因为这是男性不育最严重的代表,而且根据目前可用的诊断工具相对容易分类。

这些研究在识别高可信度变异方面大多不成功,但它们是鉴定精子发生严重损伤的遗传结构重要的第一步。尽管在中国人群中进行的最大的研究确定了全基因组意义上的 SNP 关联,但正如预期的那样,通过男性不育 GWAS 获得的数据证实,常见变异不会显著增加男性不育的风险。然而,使用基于数组的方法确定了两个重要的趋势。首先,与对照组相比,不育男性的 CNV 基因组负荷增加了;其次,我们观察到不育男性的纯合性增加了[29-32]。这两个特征都表明遗传变异对男性不育有较强的影响。

随着过去 10 年测序成本的急剧减少,全外显子组(WES)和全基因组测序(WGS)越来越多地用于男性不育的研究。此外,大型公共可用的人类基因组序列数据库,如 ExAC(http://exac.broadinstitute.org/),包含 60 000 个非相关个体的外显子,可作为确定变异的背景频率参考数据库,因此显著提高了识别男性不育或其他疾病相关的罕见变异的统计能力[33]。

已知导致男性不育的遗传变异

迄今为止,寻找与男性不育相关的高可信度遗传变异最有效的策略是 WES 或 WGS,将两个或更多兄弟具有相同不育表型的家庭,尤其是有较高血缘关系的家庭。随着更大、表型良好的男性不育群体的聚集和分析工具的完善,基于群体的研究识别导致不育的突变的能力将显著提升。表 22.1 展示了与各种男性不育表型相关的最高可信、复发性遗传变异。

可能是由于更离散的表型,导致精子质量缺陷的遗传变异近年来已经有了一些表征。精子质量缺陷包括圆头精子症、精子鞭毛多发形态异常(MMAF)——原发性纤毛运动障碍(PCD)、无头畸形和巨精子症[3,15,34-35]。

圆头精子症是一种精子缺乏顶体的症状,因此不能受精和激活卵母细胞。*DPY19L2*、*PICK*1、*SPATA*16 和 *ZPBP* 这 4 种基因的突变在男性圆头精子症患者中已被确认[3,15,34,36-38],并且大部分患者中都发现了 *DPY19L2* 突变(大多数患者该基因完全缺失)[37-38]。

表 22.1　高可信度遗传变异

基因/区域	突变类型	表型	参考文献
TEX11	半合子 FS、剪接和框内缺失	NOA	[46,112 – 113]
MCM8	纯合剪接位点突变	NOA	[55]
SUN5	纯合或复合杂合点突变,纯合缺失 – 插入	无头畸形精子症	[43,114 – 115]
AURKC	杂合缺失/点突变、纯合无义突变	巨精子症	[42,116]
DPY19L2	纯合基因缺失或点突变	圆头精子症	[37,117 – 118]
SPATA16	纯合部分基因缺失,错义突变	圆头精子症	[36,119]
DNAH1	纯合错义突变,移码突变	MMAF	[39,120 – 121]
AZF 缺失	微缺失	NOA 或少精子症	[26]
克兰费尔特综合征	染色体增加	NOA 或少精子症	[122]
CFAP43	杂合点突变	MMAF	[41,123]
CFAP44	纯合子和复合杂合子移码及点突变	MMAF	[41,123]
CATSPER1	杂合插入突变	弱精子症	[124]
FANCM	杂合移码/剪接变异,纯合无义突变	NOA	[57]

该表列出了最有可能与男性不育相关的基因,其中一些是基因编辑的早期目标。NOA:非梗阻性无精子症;MMAF:精子鞭毛多发形态异常

顾名思义,MMAF 的特点是精子鞭毛异常,并伴有精子活力的缺失。与 MMAF 相关的最具特征的突变基因 DNAH1[39]。该基因的双等位基因突变导致一种形式的 MMAF、PCD,其中鞭毛和纤毛的分子结构被破坏,引起精子缺陷及与纤毛缺陷相关的其他疾病,如慢性呼吸道感染。先前与 MMAF 相关的其他基因包括 SEPT12、CFAP43、CFAP44、DNAH9、AKAP3 和 AKAP4[3,13,15,40 – 41]。

巨精子症被定义为大头和多鞭毛精子,所有精子都显示核型异常,最常见的是四倍体。在 80% 的巨精子症男性中发现 AURKC 突变[35,42]。

无头畸形精子症是一种由于中心粒 – 尾部附着形成失败,而导致精子头部与尾部分离的情况。SUN5 的双等位基因突变似乎与 50% 的头部畸形病例有关[43-44]。BRDT 的纯合子突变最近也在一例无头畸形精子症患者中发现[45]。

由于影响精子发生的相关基因众多,寻找与精子数量缺陷(NOA 和严重少精子症)相关的遗传变异也很复杂。近年来越来越多的 NOA 变体被发现,其证据可靠程度不一。其中包括 TEX11[46]、TEX15[47]、SRA1[48]、MAGEB4[49]、DMRT1[30]、

SPINK2[50]、NPAS2[51]、TDRD9[52]、TEX14[53]、MEIOB[53]、DNAH6[53]、SYCE1[54]、MCM8[55]、CCDC155[56]、NANOS2[56]、SPO11[56]、WNK3[56]和FANCM[57]，而且还有更多基因被逐渐发现。

基因治疗的候选基因

通过男性不育协会的努力和下一代测序方法的应用，男性不育的高可信遗传变异基因被越来越多地发现，但目前确认与男性不育有关的突变数量很少。相信在不远的将来，随着我们对男性不育的遗传基础的理解加深，以及当前基因治疗工具的成熟和新工具的出现，这种情况肯定会改变。

早期基因治疗可能针对导致 NOA 的基因突变进行试验，对于希望使用自己配子的 NOA 患者来说，目前没有可行的方法。此外，目前可用的方法在修改基因大片段的能力有限，所以点突变或小缺失是目前最合适的候选。X 或 Y 染色体上的突变或在隐性模型下起作用的复合杂合突变将作为早期候选，因为只需要修改单个基因座。理想情况下，复发性突变将是最优选择，因为这将允许对多个患者进行治疗。最后，将仅在睾丸中表达的基因作为目标进行靶向修复，在一定程度上能减轻意外的风险。考虑到这些要求，目前还没有最理想的候选基因可以用于初步研究。合适的早期候选基因包括 TEX11、SUN5 和 AURKC，因为有证据证明了它们在男性不育中的作用、突变的性质及它们的睾丸特异性表达。

表观遗传变异与男性不育

与身体其他细胞相比，精子染色质具有独特的"包装"。简而言之，大约95%的基因组被鱼精蛋白包裹，鱼精蛋白是一种小型碱性蛋白质，可在更紧密地包裹基因组的同时使 DNA 沉默。保留的与组蛋白相关的大约5%的精子基因组仅限于关键发育基因、一些 miRNA 和印记基因。这些发育基因具有类似于干细胞中某些基因的独特二价特征，而且这些标记似乎与正常的胚胎发生能力有关[58-59]。

大量研究报道，精子表观基因组的特殊改变，包括异常的 DNA 甲基化特征和异常的组蛋白修饰，都与男性不育有关[6,60]。虽然这些研究并不能证明因果关系，但某些关键基因上特定表观遗传标记的丢失，导致基因沉默或过度激活，可能是男性不育的原因。显然这方面需要进一步研究，但需要强调的是，这种表观遗传变异可能最终为纠正男性不育提供额外的靶点。

此外，已经有研究清楚地表明，男性的衰老与越来越多的表观遗传改变有关，包括与神经精神疾病(如孤独症)相关的基因异常,这是一种已知与父亲高龄有关的遗传缺陷[61-62]。此外,特定的环境障碍与精子的某些表观遗传改变模式有关[63-64]。因此,未来的基因编辑可能包括减轻环境因素对后代的表观遗传风险。这样的假设在现在还为时过早,但却引起了研究者浓厚的兴趣。

了解 SSC 生物学

SSC 生物学研究

SSC 是哺乳动物雄性生殖系中唯一的一类干细胞[65]。与其他类型的干细胞不同,SSC 具有一种独特的发育模式:首先,作为干细胞,它们需要在自我更新和分化之间取得平衡,这将产生它们最终的功能产物——成熟的精子。其次,作为生殖系统的一部分,它们需要为早期胚胎发育过程中的转录和表观遗传变化做好准备[66-67]。因此,SSC 不仅是研究干细胞如何发育的一个很好的研究模型,而且还为我们更好地理解和治疗男性生育能力提供了基础。

小鼠 SSC 的研究得益于相对简单和高效的转基因系统,该系统允许组织和细胞类型特异性的基因扰动及谱系追踪[68-69]。此外,生殖细胞移植和 SSC 体外培养系统的建立,为在体内和体外协同验证假设提供了更多机会[70-71]。有了这些技术,使我们对小鼠 SSC 发育的生理和分子机制有了更全面的了解[65]。根据组织学研究,小鼠初始 SSC 为单个型A_{single}(A_s)精原细胞,随着进一步的增殖分化成 A_{paired}(A_{pr})和 $A_{aligned}$(A_{al})型 SSC[72]。然后这些 A 型精原细胞继续分化为中间型和 B 型精原细胞,并可在视黄酸的激活下进入减数分裂[65]。在小鼠 SSC 的自我更新和分化过程中,内源性和外源性因素都起着重要的作用。例如,GDNF、FGF、CXCL12 是细胞微环境分泌的支持 SSC 自我更新的配体,而 ZBTB16、ETV5、ID4 是重要的转录因子,在小鼠 SSC 中特异性表达,参与 SSC 的自我更新[65,73-75]。

由于技术上的限制和研究材料的缺乏,人类 SSC 的研究相对较少。虽然看起来很相似,但是人类和小鼠的 SSC 在许多方面都不同。从形态上看,在人类睾丸中,一般精原细胞分为暗型精原细胞 A_{dark}(A_d)和亮型精原细胞 A_{pale}(A_p),其中 A_d 是较静止的干细胞群,这与小鼠的 A_s、A_p 和 A_{al} 精原细胞不同[76-79]。此外,当研究人员试图用小鼠方案培养人类 SSC 时,这些人类 SSC 在 3 周内失去了干细胞功能,甚至变异为非生殖细胞[80-81]。这些观察结果表明,人类和小鼠 SSC 发育的潜在机制之间可能存在根本差异。由于人类体外培养建立不成功,以及生殖细胞移植在人类中的不可行性,人类 SSC 的研究更加滞后,我们迫切需要更多地了解人类 SSC。虽然有研究人员已经宣称在人类 SSC 培养中取得了成功[82],但所培养的细胞是否为 SSC 仍存在疑问,且缺乏来自其他实验室的证实[65,83]。由于 SSC 存在于睾丸复杂的管状结构中,因此在体外培养 SSC 的一种替代方法可能是与其他睾丸细胞共同培养,包括像支持细胞和间质细胞的微环境/支持细胞,它们可以形成类似睾丸小管的自组装类器官[84-85]。

近年来,随着高通量测序技术的发展[86],特别是单细胞 RNA 测序(scRNA-seq),彻底改变了我们研究人类 SSC 和生殖细胞系的方式。通过在单细胞水平上对转录组进行分析,scRNA-seq 解决了几个技术和概念上的挑战。首先,传统的 SSC 分析主要依赖于细胞表面标记物,通过磁珠或荧光激活的细胞分选(MACS 或 FACS)来富集[87-88]。由于 SSC 只占睾丸的不到 1%,为了下游分析挑选出足够的 SSC 需要相对大量的睾丸组织。然而,使用 scRNA-seq 不需要细胞富集,从而节省了大量组织用于重复实验或其他目的。其次,标记是否代表最真实的 SSC 仍存在争议[65]。由于 scRNA-seq 分析不依赖于任何形式的富集,它允许我们对所有来自睾丸的精原细胞进行谱系分析,并在之后研究它们与 SSC 的关系。第三,scRNA-seq 分析为寻找人类 SSC 中的细胞异质性提供了一个很好的机会[89]。最后,通过对来自整个睾丸的单个细胞进行无偏倚的单细胞转录组分析,我们还可以看到人类睾丸中其他类型的生殖细胞和体细胞,以及它们与 SSC 的相互作用。多个实验室最近报道了人类 SSC 和睾丸的单细胞转录组研究,这些数据和分析为研究人员更好地理解人类 SSC 奠定了基础[90-92]。例如,有研究表明,人类 SSC 是一个异质性群体,其发展需要多种细胞状态,从最常见的状态过渡到高度增殖和代谢活跃状态[87,90]。有许多信号分子和转录因子参与了这些关键的转变。这些内源性和外源性通路将作为未来人类 SSC 培养的重要指导方针。

SSC 的体外培养

利用人类 SSC 研究的最新进展,研究人员正在尝试体外培养 SSC,这具有科学和临床意义。在基础科学方面,SSC 体外培养将为未来的研究和应用提供丰富的研究材料,将极大地促进目前人类 SSC 的研究。

在临床方面,人类 SSC 的体外培养系统对生殖干细胞治疗(GSCT)具有重要意义[93]。众所周知,癌症患者在接受治疗后,幸存者不孕不育的风险往往显著升高[83]。对于成年患者,他们可以通过在治疗前保存精子进行体外受精(IVF)而生育后代,而患有癌症的却不能这样做,因为那时还没有开始精子发生,这意味着他们失去了生育后代的机会。因此,SSC 体外培养被提议作为一种帮助癌症幸存者(尤其是儿童癌症幸存者)通过 GSCT 恢复生育能力的方法,在治疗前从癌症患者身上取小睾丸活检,在体外培养他们的 SSC,然后将 SSC 移植回患者体内[93]。那些移植的 SSC 应该能够在睾丸中定植和重新繁殖,睾丸精子发生正常,并且无需担心免疫反应。因此,SSC 体外培养的成功建立对 GSCT 的临床应用至关重要。

SSC 培养对于人类 SSC 基因编辑治疗不育的应用是必不可少的,如果诊断出不育的遗传原因,SSC 可以通过培养和基因操作来纠正突变的基因(图 22.1)。移植后,矫正后的 SSC 应该能够产生正常和功能良好的精子。虽然体内编辑仍然是一种选择,但体外编辑的优势包括多种技术的应用和周期的灵活性,以及对患者的安全性。总之,研究 SSC 生物学对基础科学和临床都有巨大的影响。随着近年来的研究进展,人类 SSC 培养系统有望在不久的将来取得成功。

SSC 基因编辑与 CRISPR 技术

由于 CRISPR/Cas 系统的优势,基因编辑技术近年来在准确性、范围和效率方面都取得了进步[94]。Capechi 和 Smithies 开创的早期重组 DNA 技术相对粗糙,通过同源重组进行基因操作,这种技术的效率非常低($10^3 \sim 10^9$ 个细胞中有 1 个),而且非常不准确,遗传整合常发生在非目标位点[95]。虽然,该技术使用的归巢核酸内切酶具有较大的识别范围,提高了切割效率,但是该技术在目标识别的准确性和灵活性方面还有一些限制,以及非同源末端连接(NHEJ)的重组修复不准确等问题[96-97]。锌指核酸酶(ZFN)和转录激活因子样效应因子(TALE)与核酸酶结合的引入提高了目标识别的灵活性和准确性,但需要对每个目标位点的核酸酶进行烦琐的重新设计[98-99]。因此,虽然该领域取得了进展,但在 CRISPR/Cas 作为基因编辑工具之前,这些技术的临床应用进展缓慢。

CRISPR 是成簇的规律间隔的短回文重复序列,这些序列首先在大肠杆菌中发现,随后在 40% 的细菌和 90% 的古细菌中发现大量 CRISPR[100-102]。在细菌基因组中发现,CRISPR 与称为 CRISPR 相关(Cas)基因的基因相邻,并且 CRISPR 和 Cas 蛋白被同时用于细菌适应性免疫[103]。从 2007 年开始,CRISPR/Cas 系统的机制得到了更好的阐明,包括 Cas 蛋白是由特定的 CRISPR RNA 引导的,从而引领了基因编辑技术,相比早期核酸酶系统具有更高的准确性和灵活性[94,104]。使用短的向导 RNA 序列,Cas 核酸酶可以准确地靶向特异基因组目标位点(图 22.2)。

虽然没有在本文中阐述,但在自然界中存在几种基于与 CRSPR 相关的 Cas 酶的 CRSPR/Cas 系统,它们在许多方面和潜在用途上存在差异[105]。这类 Cas 酶及工程化 Cas 分子的使用是研究的重点,通过改善细胞整合,增加灵活性,提高靶点的准确性,可以促进更好的体外使用系统。由于大多数 CRSPR/Cas 编辑技术使用病毒将 CRSPR/Cas 复合体整合到细胞中,因此减小 CRSPR/Cas 复合体是工程研究的一个特定目标[106]。

Cas 酶在自然界中种类多样,促进了 CRISPR/Cas 技术在传统基因编辑之外的广泛应用。例如,一个活跃的研究领域是表观遗传编辑,可以编辑特定的表观遗传标记,包括 DNA 甲基化和组蛋白修饰[94]。例如,dCas(一种非活性形式 Cas)与 DNA 甲基转移酶 3A(DNMT 3A)的融合可导致位点特异性 DNA 甲基化[107]。同样,位点特异性脱甲基化可以通过 10 ~ 11 易位蛋白(TET)和 dCas 与位点特异性引导 RNA 的融合来促进(图 22.2)[108]。鉴于表观遗传异常越来越多地与男性不育联系在一起,应用 CRISPR/Cas 技术来解决表观遗传缺陷是有意义并且可行的。男性不育相关的表观遗传特征可能与男性不育不是因果关系,但未来的 CRISPR/Cas 研究将有助于阐明它们在不育中的作用及纠正的可能性。此外,在某些情况下,衰老和环境暴露与特定的异常精子表观遗传特征相关,因此有可能纠正由于此类暴露或生活方式而导致的异常表观遗传特征[63-64]。虽然这些应用仍处于理论阶段,但在临床上的潜力是显而易见的。

考虑到 CRISPR/Cas 基因编辑系统的优势和治疗严重疾病的潜力,未来这些工具将不可避免地应用于各种领域,也为生殖系编辑提供了特殊的优势和机会。鉴于目前普遍使用睾丸活检组织获取精子进行 ICSI,IVF 实验室已经具备了体外分离培养 SSC 的技术[109]。此外,将 SSC 转移回睾丸在动物模型中已经是很成熟的技术[110-111]。但是在体内基因编辑中,血睾屏障带来了特有的问题,并可能阻碍未来体内基因编辑的成功。同时,未来的动物研究将尝试体内技术,以及更成熟的体外技术。

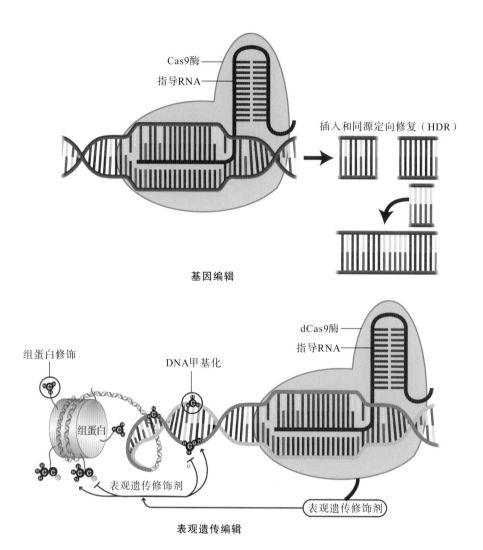

插入和同源定向修复（HDR）

基因编辑

表观遗传编辑

图 22.2　CRISPR/Cas 进行基因和表观遗传编辑。图中以简化的方式说明了 CRISPR/Cas 基因编辑和表观遗传编辑的基本机制。在这两种情况下，Cas 酶通过引导 RNA 序列被定向到目标位点，在基因编辑中，Cas 9 酶在目标位点诱导双链 DNA 断裂。然而，在表观遗传编辑中，使用了无酶切活性的 Cas 酶（dCas 9）来防止双链断裂。dCas 9 分子与表观遗传修饰剂（如 TET 或 DMNT 酶）融合，有助于在目标位点进行表观遗传修饰。在基因编辑中，目标 DNA 被切割，然后可以插入新的 DNA 并进行同源定向修复（HDR）

结　论

最近关于 CRISPR/Cas 技术在未来潜力方面的宣传,促进了基因编辑的发展,并在易用性、效率、准确性和灵活性方面有显著改进。其用于治疗男性不育症的前景是明确的。然而,真正的障碍仍然存在,由于目前大多数男性不育的病例没有确定遗传学病因,还需要进一步鉴定导致男性不育的关键遗传变异。新出现的证据表明,这些原因包括罕见的变异和复杂的多基因变异,这可能会减缓确定原因并通过基因编辑对患者进行治疗的进程[3]。

自然界已知的 CRISPR/Cas 系统的灵活性,以及通过工程引入新系统可能会导致 CRISPR/Cas 超越传统基因编辑的新用途。最明显的是表观遗传编辑的潜力,目前已进入研究阶段。表观遗传编辑将带来新的挑战,如保持稳定性,但也有可能解决男性生育能力的潜力,包括衰老和环境暴露对父亲的影响,这可能会将风险传递给后代。

此外,关于 CRISPR/Cas 技术使用的伦理和安全问题仍然存在,包括脱靶的风险、免疫原性,以及伦理上可接受的使用范围和使用前的批准程序。显然,在安全和监督问题方面必须取得进一步进展。同时,最近的临床进步,包括男性不育症的治疗方面,为基因治疗的进展打开了大门。

检索标准

使用 PubMed 和 Google Scholar 对医学文献进行了全面的检索。关键词"genetics(遗传学)""epigenetics(表观遗传学)""exome(外显子组)""GWAS""CNV""mutation(突变)""CRISPR""gene editing(基因编辑)""gene therapy(基因治疗)""male infertility(男性不育)""spermatogenesis(精子发生)""azoospermia(无精子症)""NOA""spermatogonial stem cells(精原干细胞)""spermatogonia(精原细胞)"及"single cell sequencing(单细胞测序)"用于研究鉴定和数据提取。

参考文献

请登录 www.wpxa.com 查询下载,或扫描二维码查询。

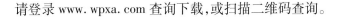